令和４年度診療報酬改定ー栄養関連の主な変更項目

2022 年 4 月　建帛社

【新　設】

◆　周術期栄養管理実施加算 270 点(1 手術に１回)

管理栄養士が行う手術の前後に必要な栄養管理について算定する。全身麻酔を実施した患者が対象。

※主な算定要件

・専任の管理栄養士が医師と連携し，周術期における栄養管理計画を作成し，術前・術後の栄養管理（スクリーニング，アセスメント，モニタリング，再評価等）を適切に実施した場合に算定できる。

・早期栄養介入管理加算は別に算定できない。

◆　入院栄養管理体制加算 270 点/回(入院初日及び退院時)

特定機能病院の入院患者に対して，病棟に配置された常勤管理栄養士が患者の状態に応じたきめ細かな栄養管理を行う体制について，入院初日及び退院時にそれぞれ１回に限り算定する。

※主な算定要件

・病棟管理栄養士の管理事項

ア　入院前の食生活等の情報収集，入退院支援部門との連携，入院患者に対する栄養スクリーニング，食物アレルギーの確認，栄養状態の評価及び栄養管理計画の策定

イ　栄養状態に対する定期的評価，必要に応じたミールラウンド，栄養食事指導または患者の病態等に応じた食事内容の調整等

ウ　医師，看護師等との当該患者の栄養管理状況等の共有

・栄養サポートチーム加算及び入院栄養食事指導料との併算定はできない。

【見直し】

◆　摂食嚥下機能回復体制加算(摂食機能療法)：摂食嚥下支援加算を改定し，名称を変更

摂食嚥下障害を有する患者への多職種チームによる摂食機能療法（摂食嚥下リハビリテーション）に対して算定する。

摂食嚥下機能回復体制加算1 210 点(週1回)　摂食嚥下機能回復体制加算2 190 点(週1回)

摂食嚥下機能回復体制加算3 120 点(週1回)

※主な算定要件と施設基準

・内視鏡下機能検査または嚥下造影（月１回以上）の結果に基づく，嚥下機能支援計画書の作成。

・週１回以上のカンファレンスの実施とその結果に基づく上記計画書の変更等の実施。

・加算１，加算２は，以下の職種による摂食嚥下支援チームの設置

　・医師または歯科医師（専任）

　・適切な研修を修了した看護師（専任）または言語聴覚士（専従）

　・管理栄養士（専任）　（※必要に応じて他の職種：カンファレンス参加）

・加算３は，チームの設置は不要。専任の医師，看護師または言語聴覚士の従事で算定可（ただし，療養病棟入院料１または入院料２を算定している療養病床患者に限る）。

・施設の経口摂取回復率実績 35％以上が，加算１を算定できる。

◆　外来栄養食事指導料の要件の変更

・外来栄養食事指導料１初回を下記に変更（2 回目以降は従来と同じ）

初　回	対面	260 点/回	情報通信機器等を用いた場合	235 点/回

・外来栄養食事指導料２を下記に変更

初　回	対面	250 点/回	情報通信機器等を用いた場合	225 点/回
２回目以降	対面	190 点/回	情報通信機器等を用いた場合	170 点/回

・外来化学療法実施の悪性腫瘍の患者に対して，医師の指示に基づき当該保険医療機関の専門的な知識を有する管理栄養士が具体的な献立等によって指導を行った場合に限り，260 点を算定（月１回に限る）。

◆　早期栄養介入管理加算の加算点数の変更（施設基準の追加・変更もあるがここでは略）

・400 点→250 点(ただし，入室後早期から経腸栄養を開始した場合は，400 点)

◆　入院基本料及び特定入院料に係る褥瘡対策の実施内容の明確化

・施設基準の「褥瘡対策の基準」に２項目を追加し，入院患者に対する褥瘡対策を推進する。

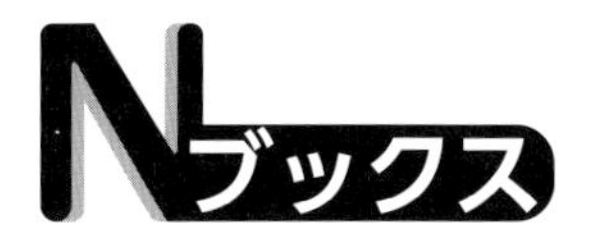

新版　給食経営管理論〔第2版〕

編著　岩井　達・名倉秀子・松崎政三

共著　青木るみ子・朝見祐也・上延麻耶・大池教子
大中佳子・岡本節子・風見公子・齋藤長徳
西村一弘・西村智子・宮原公子・森本恭子

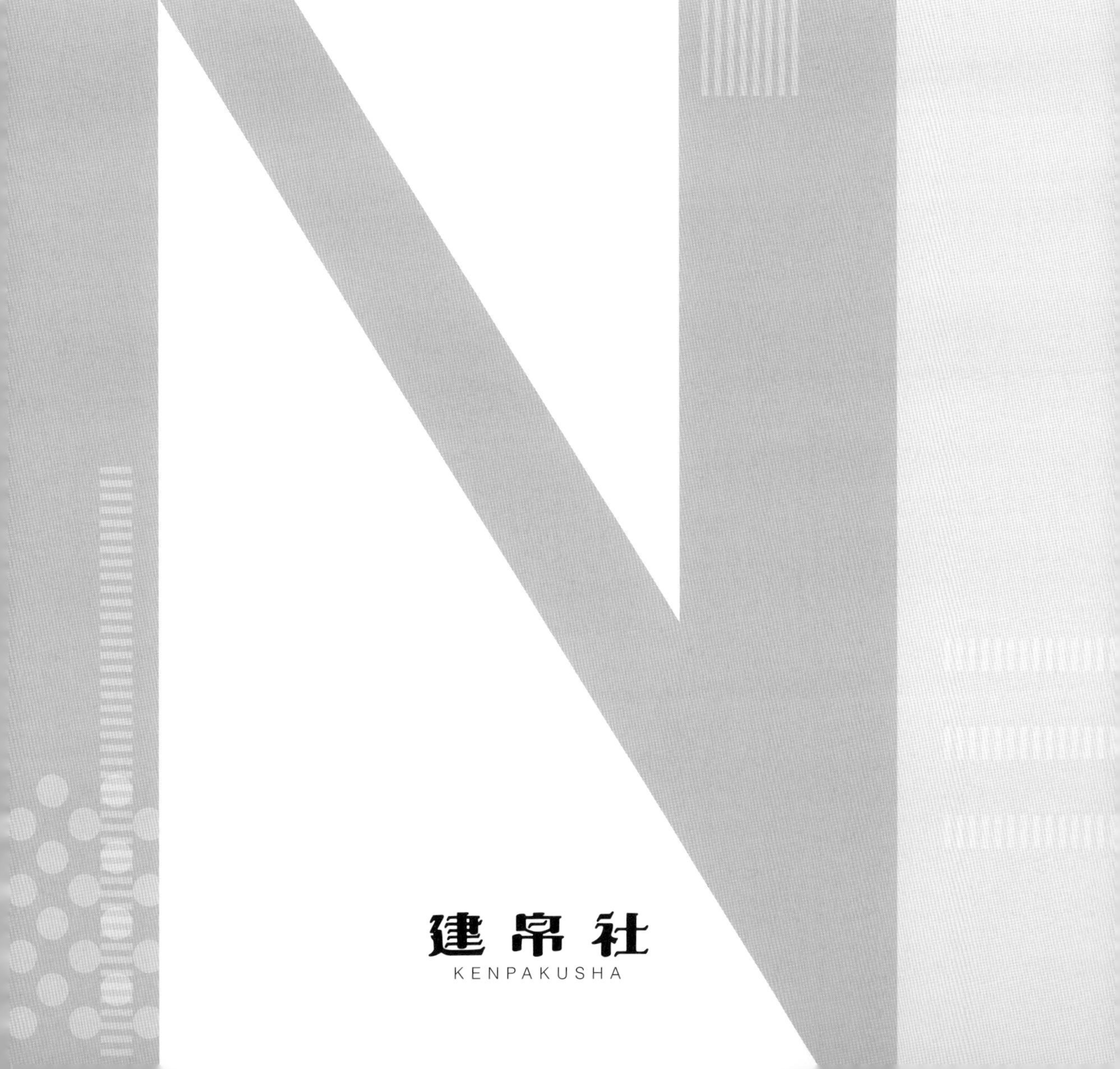

はじめに

2002年4月施行の改正栄養士法では，従来の管理栄養士課程における「給食管理」が「給食経営管理論」と改変され講義4単位，学内実習1単位以上，臨地実習として「給食の運営」にかかわる校外実習を含め1単位と規定されている。さらに，教科目標として「給食運営や関連の資源を総合的に判断し，栄養面，安全面，経済面全般のマネジメントを行う能力を養うこととし，マーケティングの原理や応用について理解するとともに，組織管理などマネジメントの基本的な考え方や方法を修得する」と提示している。2019年には管理栄養士養成課程のコアカリキュラムや，国家試験出題基準が改定され，「日本人の食事摂取基準（2020年版）」も公表された。

2019年のコアカリキュラムの教育目標として，給食管理の理論，組織管理・マネジメント，給食経営におけるマーケティング，給食経営システム，食材料・生産管理，給食施設における危機管理対策などが求められる。また，国家試験出題基準では，①給食の意義および給食経営管理について，②特定多数人に食事を提供する栄養・食事管理について，③給食の運営方法とそのマネジメントについての理解が求められている。

本書の構成は，「序章　本書を学ぶにあたって」に詳しく述べられているが，「第Ⅰ部　給食・給食経営管理の概念と概要」「第Ⅱ部　給食の運営管理（オペレーション管理）」「第Ⅲ部　献立業務の管理」「第Ⅳ部　給食のマネジメント業務」，全19章からなる。そこでは，コアカリキュラムの教育目標に変更はないが，国家試験出題基準とは異なった構成になっている。そこで，国家試験出題基準項目と本書の該当箇所の一覧を表で示し，読者が国家試験対応に問題なく取り組めるように工夫した。

このように本書は，管理栄養士国家試験を視野に入れ，かつ，実践の場で役に立つ学びを重視している。管理栄養士・栄養士養成校でのテキストであるとともに，すでに管理栄養士・栄養士として働く若い経験の浅いリーダーの手引き書として，業務上必要とされる図表例などを多く掲載した。

給食を取り巻く環境の変化に対してグローバルな視点でとらえるマネジメントが求められている今，本書は，「日本人の食事摂取基準（2020年版）」の改定を機に，管理栄養士国家試験ほか，最新の情報に基づき，「Nブックス」シリーズの1冊として刊行を続けていた『給食経営管理論』（2004年初版，2015年第5版発行）を全面的に改め，「新版」として同じく「Nブックス」の1冊に加えるものである。

本書を利用された皆さんが，専門性の高い，実践力に優れた管理栄養士・栄養士に育つことを期待している。

2020年6月

編著者一同

第２版にあたって

本書刊行後，2021（令和３）年２月に「学校給食実施基準」が改定された。また，同年４月には介護報酬が改定され，管理栄養士関連の加算等にも変更があった。

それらを見直し，また，一部に新著者を迎えて第２版とする。これまでにも増して管理栄養士・栄養士養成教育の一助となれば幸甚である。

2021年９月

編著者一同

給食経営管理論

目　次

序章

本書を学ぶにあたって

1. マネジメント論とは

“経営の神様”といわれたP.F.ドラッカーは，マネジメント論を「Art & Science」と，説いている。Artは教養科目や芸術と訳されているが，経営者の経験から培った経営感覚による経営術を意味する。Scienceは科学であり，理論と方法論を体系化したものである。本書『給食経営管理論』を学ぶことはすなわち，多くの管理者が経験した管理術を学ぶことであり，給食の運営（オペレーション）における業務管理を容易にすることを意味するものである。

2. 給食部門のマネジメント

給食部門におけるマネジメントは大きく3つに分類される。①給食の運営（オペレーション）を管理する業務，②医療施設や介護施設での患者への栄養管理（臨床栄養）業務，そして③給食または栄養部門の長および組織内の中間管理職としての業務の3つである。

①と②の業務内容に関しては，管理栄養士・栄養士養成校などでの専門教育によって，必要な知識と技術の習得が整えられ，多くの管理栄養士や栄養士たちによって実証されている。ところが，③の組織内における中間管理職教育に関しては，十分な教育・訓練がなされてないように見受けられる。その理由として，一部の管理栄養士を除いて卒業後すぐに中間管理職（栄養部長や課長など）に就任することはなく，この分野の教育・訓練の緊急性が低いこと，またマネジメントの専門知識と経験を有している教員が不足していることにも由来しているようである。

給食部門の中間管理職としてのマネジメントには，部門目標と運営方針の設定，事業計画の策定，規則・マニュアルなどの作成，栄養管理システム，品質保証システムや生産（調理）・サービス（提供）システムなどのシステム構築，人材の採用面接や人事考課，教育プログラムの策定，監査対策，上司や経営者への企画書や報告書の作成などが含まれる。他部門，業者，上司などとの交渉・調整業務や部下への説明説得なども求められ，コミュニケーションの手法を身に付ける必要がある。また，マネジメントのあり方が職場のモラルや業務の効率化と効果・成果に直結する。つまり，給食のマネジメントにも Art と Science を兼ねた「給食マネジメント教育」が必要である。

わが国の給食業務を牽引してきた管理栄養士や栄養士のなかには卓越したリーダーシップと給食への使命感を抱き給食部門を発展させてきた先人たちがいた。その薫陶を受けた世代が今，引退の時期を迎えようとしている。その一方で，給食業務の外部委託化が進み，別組織による分業制が生じ，じっくり人材を育てる土壌が失われてきている。また，給食業務にもグローバル化が確実に浸透し，海外の食材料の利用や外国人労働者の受け入れなどの課題が目前に迫っており，グローバルな視点でのマネジメント教育の必要性から，人材育成のシステム化，プログラム化，手引書となるテキスト化が喫緊の課題である。

3. 本書の構成

本書は給食のオペレーション管理を中心に4部から構成されている。Ⅰ部とⅡ部では従来の「給食の運営管理」の運営手順に従い，専門用語の定義と解説，運営に際しての管理活動の意義や手順について述べている。Ⅲ部では給食・栄養業務の中心となる「献立管理業務」について，IT 化が進むなかでの効率的な献立管理の手法を解説するとともに，給食栄養業務での献立の役割と意義，目的を解説し，給食・栄養業務における献立の重要性を明らかにし，献立のシステム化とそれに付随する標準化レシピの作成手法を示している。Ⅳ部では給食・栄養部門の長，リーダーとしての「マネジメント業務」には何が含まれるか，その手法について分類し解説している。これらの構成は管理栄養士国家試験出題基準とは異なっており，各章が国家試験出題基準のどの部分に相当する項目かを p.4 に表として示した。

Ⅳ部の管理栄養士・栄養士に求められる8つのマネジメント機能については，①「マネジメントの概念」でマネジメントの定義・役割・目的・必要な能力や知識・技術，②「5つのマネジメント機能」を給食業務に当てはめて給食をマネジメントするための具体的なプロセスと活動内容，③目標設定と事業計画書の書き方，マネジメントの PDCA，④給食組織を支援する様々なサブシステムの構築法，補完関係，⑤人材育成と養成の手法（実習生受け入れの意義も含め）および人事労務関連法規，⑥給食における監査と品質保証の手法および帳票の整理法など，⑦給食設備と配膳システムと生産システムの違い，その長所・短所と特徴，⑧給食組織のリーダーの役割と手法に分類し，解説している。

このような意味から，本書は管理栄養士・栄養士養成校での学生へのテキストでもあり，かつ，職場で業務上必要とされる図表例などを多く掲載して，すでに管理栄養士・栄養士として働く若い人や経験の浅い職場のリーダーの手引書となるテキストを目指した。

4. グローバル時代の管理栄養士・栄養士

社会全体の構造改革が進むなか，栄養・給食業務も変革が求められている。マネジメント思考で栄養・給食業務をとらえ，給食を取り巻く環境の変化に対して，グローバルな視点でとらえるマネジメントが求められている。海外からの観光客や外国人労働者の受け入れに備えて，食事の提供方法を従来の給食のあり方から，個別対応，多様なニーズに対応できる複数の献立を提供するシステムを構築する必要がある。

これからの10年，20年後に求められる栄養・給食業務のリーダーには，環境の変化と時代のニーズ（needs）と求め（wants）を敏感にキャッチし，職場に反映させることのできる創造力と調整能力にたけたマネジメント能力が求められる。こうした管理栄養士・栄養士が育ち，社会での活躍が求められている。管理栄養士・栄養士には栄養と食の専門家であると同時に，ミクロ（micro）の世界の知識（栄養・代謝）を，マクロ（macro）の世界である食（food）や食生活（meal management）などの実践可能なあり方に転換するTranslator（通訳者）としての役割と，病院や学校をはじめとした給食施設での食の流通・調理・食の提供など様々な分野のCoordinator（調整者）としての役割がある。このように管理栄養士・栄養士の業務は多岐にわたるため，それぞれの分野の専門家を育て統括するマネジメント能力が欠かせないのである。

本書がその一助となることを願う。

「給食経営管理論」管理栄養士国家試験出題基準（2019年3月改定）と本書の対照表

大項目	中項目	小項目	本書の該当箇所	
1 給食の概念	A 給食の概要	a 給食の意義と目的 b 健康増進法における特定給食施設	第1章	
	B 給食システム	a 給食システムの概念 b トータルシステムとサブシステム	第15章	
	C 給食施設の特徴と管理栄養士の役割・関連法規	a 医療施設 b 高齢者・介護福祉施設 c 児童福祉施設 d 障害者福祉施設 e 学校 f 事業所	第2章	
2 給食経営管理の概念	A 経営管理の概要	a 経営管理の意義と目的 b 経営管理の機能と展開 c 給食運営業務の外部委託	第3章	第13章
	B 給食の資源と管理	a 給食の資源と管理 b 給食の原価構成と収支構造 c 給食運営における人的資源 d 大量調理機器の種類と機能		第10章 第16章 第17章
	C 給食とマーケティング	a マーケティングの原理 b 給食におけるマーケティングの活用		第18章
	D 給食経営と組織	a 組織の構築 b 給食組織と関連分野との連携 c 給食業務従事者の教育・訓練		第14章
3 栄養・食事管理	A 栄養・食事のアセスメント	a 利用者の身体状況，生活習慣，食事摂取状況；給食と給食以外の食事 b 利用者の病状，摂食機能 c 利用者の嗜好・満足度調査 d 食事の摂取量	第4章	
	B 食事の計画	a 給与エネルギー量と給与栄養素量の計画 b 栄養補給法および食事形態の計画 c 献立作成基準 d 食品構成の意義 e 献立の役割，機能 f 個別対応の方法		第12章
	C 食事計画の実施，評価，改善	a 利用者の状況に応じた食事提供とPDCAサイクル b 栄養教育教材としての給食の役割 c 適切な食品・料理選択のための情報提供 d 評価と改善		
4 給食経営における品質管理、生産管理、提供管理	A 品質と標準化	a 給食経営における品質と品質管理の意義 b 給食の品質基準と献立の標準化 c 調理工程と調理作業の標準化 d 大量調理の特性と品質	第5章 第12章 (4Ab) 第17章	
	B 食材料	a 食材料の選択 b 購買と検収 c 食材料の保管・在庫管理	第6章	
	C 生産（調理）と提供	a 給食のオペレーションシステム b 生産計画と人員配置；調理工程，作業工程 c 生産性とその要因	第7章	
	D 提供サービス	a 配膳・配食における精度管理，配食・配膳システム b 食事環境と設備	第8章	
5 給食の安全・衛生	A 安全・衛生の概要	a 安全・衛生の意義と目的 b 施設と設備 c 危機管理対策；インシデント，アクシデント	第9章	第10章 (5Ab)
	B 安全・衛生の実際	a 給食におけるHACCPシステムの運用 b 衛生教育；一般的衛生管理プログラム c 大量調理施設衛生管理マニュアル		
	C 事故・災害時対策	a 事故の種類 b 事故の状況把握と対応 c 災害時の給食の役割と対策の意義 d 災害時のための貯蔵と献立		第19章

第1章

給食の概要

学習のポイント

給食経営管理を学ぶにあたり，給食対象者（利用者）を含めた給食の全体像を理解する。給食と一般のフードサービスとの違いや，特定給食施設についての法的根拠を理解する。また，安全性・嗜好性・経済性・便宜性といった給食の意義と目的を理解する。

1．給食の概念

給食とは，特定の対象者に食事を提供することである。給食を提供するには，栄養・食事管理，食材料管理，生産管理（調理），作業管理，品質管理，サービス・提供管理，安全・衛生管理，施設・衛生管理，事務管理などの様々な**給食システム**を必要とし，それらを機能させるためには，人，物，資金，情報などの**資源**が必要となる。

過去には利用者の経済的負担の軽減を主眼に給食が提供された例もみられるが，最近では安心・安全はもちろんのこと，利用者の様々な期待に応え，満足度の充実が図られるよう，食事も含め質の高いサービスを効率的に提供することが図られている。

給食とは，特定の集団（組織）に属する多数の人々を対象に，対象者ごとの**給食の目的をもった**栄養管理の実施プロセスにおいて，**継続的かつ計画的に食事を提供する**ことである。対象者に提供する食事は，望ましい食習慣を形成する**栄養教育・指導の媒体**でもある。また，継続して給食を経験することによって，対象者自らが食事を自己管理できるように導くことも給食の役割である。さらに，対象者の家族あるいは地域をとおして社会の食に対する意識の向上も期待される。

給食の対象となる特定の集団には，医療施設，学校，事業所，福祉施設（児童・高齢者）などがある。

一方，飲食店，宿泊施設等の一般フードサービスは，多数人に継続的に食事を提供しているが，喫食の対象者が特定されていないところが，給食とは大きく異なる。また，給食の場合には，目的が対象者のニーズに即したエネルギー・栄養素の量的・質的な管理や食習慣など総合的な栄養管理を重視しているのに対して，一般のフードサービスでは売れる商品を重視して栄養面の配慮は少なく，対象者の嗜好，娯楽性，利便性，あるいは経済的側面に焦点を当てて食事を提供している傾向にある（図1-1）。

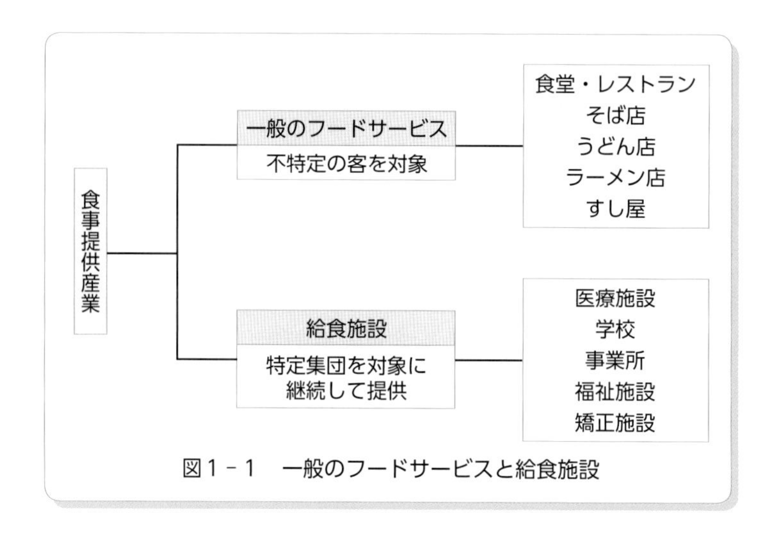

図１－１　一般のフードサービスと給食施設

2. 特定給食施設

前記の給食を提供している施設を給食施設と呼ぶ。そのうち，対象者が特定されており，給食の質などが対象者の栄養状態に少なからず影響を及ぼす給食施設は特定給食施設として，原則的に食数の規模によって健康増進法〔2003（平成15）年５月１日施行〕に則して運営される。

特定給食施設は，健康増進法および健康増進法施行規則によって「特定かつ多数の者に対して継続的に，１回100食以上または１日250食以上の食事を供給する施設とする」（法第20条第１項，則第５条）と規定されており*[1]，特定給食施設を設置したものは，事業開始から１月以内に，所在地の都道府県知事に届け出ることになっている（法第20条第１項，則第６条）。さらに特定給食施設への管理栄養士配置の義務規定（医学的な管理を要する特定給食施設で，継続的に１回300食以上または１日750食以上の食事の提供，それ以外は継続的に１回500食以上または１日1,500食以上）および管理栄養士・栄養士の配置努力規定（前記以外の特定給食施設に栄養士または管理栄養士を，１回300食または１日750食以上の食事の提供では少なくとも１人は管理栄養士）がなされており（法第21条，則第７条・第８条），医学管理の必要な場合や食数が多い大規模給食施設の栄養管理の重要性が示されている（図１－２）。この背景には，病態など個人差が大きく多種多様かつ複雑化に対応することや，大集団規模での特性（健康状態，食習慣など）による管理のなかでも個人対応が求められ，情報量も多くさらに複雑化している現状がある。管理栄養士の配置を義務付けるのは，管理栄養士がこれらをマネジメントするという役割のあらわれである。

さらに管理栄養士・栄養士が行う栄養管理，または配置基準等については，医療法

*[1] 継続的に１回100食以上または１日250食以上の食数規模に満たない給食施設であっても，都道府県，政令市，特別区などの行政単位で栄養管理が必要と判断された施設を小規模給食施設という。なお，適切な栄養管理については，健康増進法施行規則第９条（栄養管理の基準）に則り，行政指導の根幹となっている。

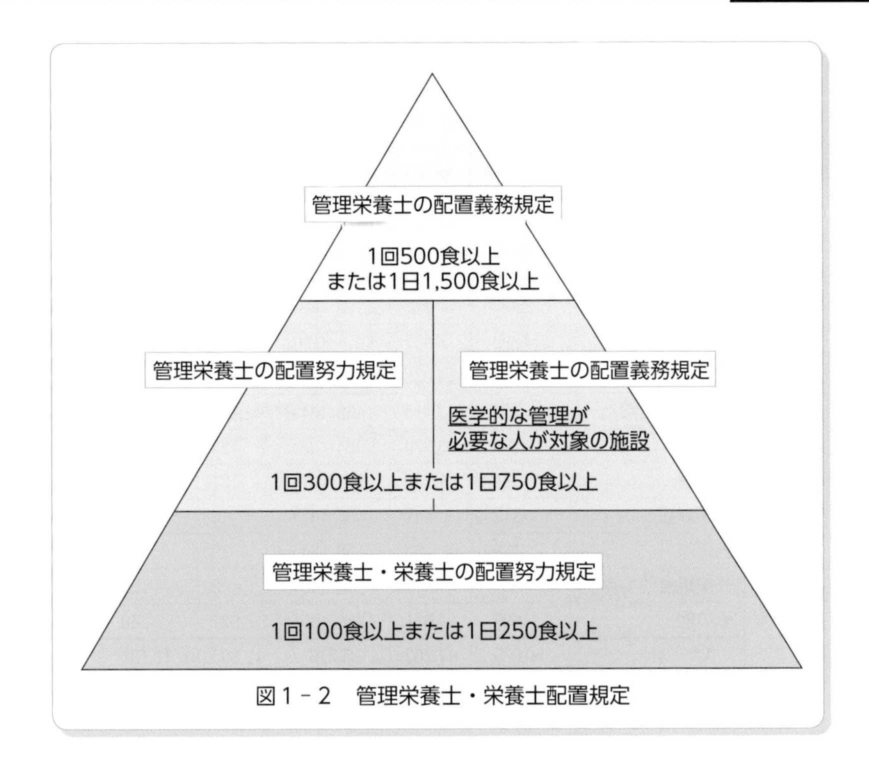

図1－2　管理栄養士・栄養士配置規定

（診療報酬），老人福祉法，介護保険法（介護報酬），児童福祉法，学校給食法などにより規定されている。なお配置規定には，必置，条件必置，努力義務に分かれている。

2018（平成30）年度衛生行政報告例では，管理栄養士・栄養士は92,247の給食施設に配属となっており，うち特定給食施設は50,985施設である。管理栄養士のいる施設では，病院・介護老人保健施設・老人福祉施設の配置率が高いことがわかる（**表1－1**）。特に医学的管理が必要な病院にあっては患者個々への精度の高い栄養管理が求められるため，1施設当たりの管理栄養士数も多くなっている。一方で児童福祉施設の管理栄養士・栄養士の配置状況が昨今課題となっている。

なお，健康増進法では特定給食施設での栄養管理が適切に行われるよう「都道府県知事は，特定給食施設の設置者に対し，規定による栄養管理の実施を確保するため必要があると認めるときは，当該栄養管理の実施に関し必要な指導及び助言をすることができる」としている（法第22条）。さらに，適切な栄養管理の命令に違反した場合は「50万円以下の罰金に処する」として罰則規定を設けている（法第72条）。このように特定給食施設では，専門職（管理栄養士・栄養士）による適切な栄養管理が重要であることを示している。適切な栄養管理については，健康増進法施行規則第9条（栄養管理の基準）に，利用者の定期的栄養状態等の把握，品質管理，栄養情報の提供，安全・衛生管理などが規定されている。これらの法的根拠を**表1－2**に整理して示した。

表１－１　給食施設数および施設ごとの管理栄養士・栄養士配置状況

施設区分	総　数		管理栄養士のいる施設		栄養士のみの施設		どちらもいない施設	
	特定給食施設	その他施設	特定給食施設	その他施設	特定給食施設	その他施設	特定給食施設	その他施設
学　校	15,631	1,948	6,983 (45)	320	3,883	324	4,765	1,304
病　院	5,666	2,720	5,654 (100)	2,550	10	75	2	95
介護老人保健施設	2,853	933	2,783 (98)	820	62	77	8	36
老人福祉施設	4,899	8,867	4,411 (90)	4,210	439	2,285	49	2,372
児童福祉施設	13,749	14,038	3,126 (23)	2,508	5,792	5,305	4,831	6,225
社会福祉施設	774	3,415	468 (61)	1,226	247	1,175	59	1,014
事業所	5,495	3,279	1,524 (28)	183	1,119	305	2,852	2,791
寄宿舎	554	1,280	149 (27)	131	180	172	225	977
矯正施設	112	41	53 (47)	4	4	2	55	35
自衛隊	189	53	158 (84)	19	25	17	6	17
一般給食センター	367	17	166 (45)	3	120	5	81	9
その他	696	4,671	244 (35)	921	250	1,305	202	2,445
計	50,985	41,262	25,719	12,895	12,131	11,047	13,135	17,320

（　）は配置率％

資料）平成30年度衛生行政報告例より

3．給食の意義と目的

特定給食施設では，特定多数の利用者が継続して１日に1～3回の食事をすることから食生活へ大きな影響を与えることになる。利用者の食生活を考慮して管理栄養士・栄養士による栄養管理をもとに栄養素などの必要量および食品の質・量や組合せなどに配慮して提供する食事は，QOL（生活の質：quality of life）の向上，健康の保持・増進や疾病の治癒・重症化予防に寄与し，また利用者の適切な栄養補給とともに適切な栄養情報を提供することで，正しい知識の理解や普及を得て，正しい食習慣の育成に有用である*2。

特定給食施設では１回に大量の食事を調製することから，食材料の購入・保管，作業管理など各種管理活動によって原価を抑制し，利用者の食事への経済的負担を軽減することが可能である。また，利用者の業務時間に合わせた給食提供などによる利便性の向上も特定給食施設での特徴である。さらに，特定給食施設では安全・衛生管理を徹底して，利用者に安全で，楽しく，おいしい食事を提供することが求められ，利用者の満足度を向上させる計画が必要とされる。さらに適切な給食は，今後の食生活の媒体として，その質や量を利用者自らが実践で学ぶ機会でもある。

このように特定給食施設の意義は，広義には食環境整備をとおして利用者の健康の

*2 健康日本21（第２次）の栄養・食生活（社会環境）に関する目標のなかでも，「利用者に応じた食事の計画，調理及び栄養の評価，改善を実施している特定給食施設の割合の増加」の目標が設定されている（管理栄養士・栄養士を配置している施設の割合，中間評価2017年73.5%を2022年度に80%にする）。

表1－2　特定給食施設の法的根拠

健康増進法 （平成14年8月2日法律第103号）	健康増進法施行規則 （平成15年4月30日厚生労働省令第86号）
第5章　特定給食施設 （特定給食施設） 第20条　特定給食施設（特定かつ多数の者に対して継続的に食事を供給する施設のうち栄養管理が必要なものとして厚生労働省令で定めるものをいう。以下同じ。）を設置した者は，その事業の開始の日から1月以内に，その施設の所在地の都道府県知事に，厚生労働省令で定める事項を届け出なければならない。	第5条　法第20条第1項の厚生労働省令で定める施設は，継続的に1回100食以上又は1日250食以上の食事を供給する施設とする。 第6条　法第20条1項の厚生労働省令で定める事項は，次のとおりとする。 一　給食施設の名称及び所在地 二　給食施設の設置者の氏名及び住所（法人にあっては，〈略〉） 三　給食施設の種類 四　給食の開始日又は開始予定日 五　1日の予定給食数及び各食ごとの予定給食数 六　管理栄養士及び栄養士の員数
（管理栄養士の配置義務規定） 第21条　特定給食施設であって特別の栄養管理が必要なものとして厚生労働省令で定めるところにより都道府県知事が指定するものの設置者は，当該特定給食施設に管理栄養士を置かなければならない。	第7条　法第21条第1項の規定により都道府県知事が指定する施設は，次のとおりとする。 一　医学的な管理を必要とする者に食事を供給する特定給食施設であって，継続的に1回300食以上又は1日750食以上の食事を供給するもの 二　前号に掲げる特定給食施設以外の管理栄養士による特別な栄養管理を必要とする特定給食施設であって，継続的に1回500食以上又は1日1,500食以上の食事を供給するもの
（栄養士，管理栄養士配置努力） 2　前項に規定する特定給食施設以外の特定給食施設の設置者は，厚生労働省令の定めるところにより，当該特定給食施設に栄養士又は管理栄養士を置くように努めなければならない。	（特定給食施設における栄養士等） 第8条　法第21条第2項の規定により栄養士又は管理栄養士を置くように努めなければならない特定給食施設のうち，1回300食又は1日750食以上の食事を供給するものの設置者は，当該施設に置かれる栄養士のうち少なくとも1人は管理栄養士であるように努めなければならない。
（栄養管理） 3　特定給食施設の設置者は，前2項に定めるもののほか，厚生労働省令で定める基準に従って，適切な栄養管理を行わなければならない。	（栄養管理の基準） 第9条　法第21条第3項の厚生労働省令で定める基準は，次のとおりとする。 一　当該特定給食施設を利用して食事の供給を受ける者（以下「利用者」という。）の身体の状況，栄養状態，生活習慣等（以下「身体の状況等」という。）を定期的に把握し，これらに基づき，適当な熱量及び栄養素の量を満たす食事の提供及びその品質管理を行うとともに，これらの評価を行うよう努めること。 二　食事の献立は，身体の状況等のほか，利用者の日常の食事の摂取量，嗜好等に配慮して作成するよう努めること。 三　献立表の掲示並びに熱量及びたんぱく質，脂質，食塩等の主な栄養成分の表示等により，利用者に対して，栄養に関する情報の提供を行うこと。 四　献立表その他必要な帳簿等を適正に作成し，当該施設に備え付けること。 五　衛生の管理については，食品衛生法（昭和22年法律第223号）その他関係法令の定めるところによること。

保持・増進，経済的負担の軽減，利便性の向上を図ることであり，娯楽的要素を充足しながら正しい食習慣を育成する栄養教育的意義ももっている。狭義には，対象者別，または給食施設種類別による目的があり，医療，介護，福祉，教育など，その区分によって大きく特性は異なり目標も異なる。

第2章

給食施設の特徴と管理栄養士・栄養士の役割

学習のポイント

各特定給食施設の目的とともに，各施設での利用者の健康の保持・増進を図るための特徴を，栄養，献立の両面から理解する。また，その際の管理栄養士・栄養士の役割や，関連法規として健康増進法，学校給食法，食品衛生法の概要を学ぶ。

1. 特定給食施設の種類・目的・役割

1.1 医療施設

(1) 施設の種類

医療施設とは，医師や歯科医師が医業を行う施設をいう。医療法が定めるところにより，病院と診療所に区分される（表2-1）。

(2) 給食の意義・目的

医療施設の食事は，様々な疾病が原因で治療・回復および増悪防止を目的に加療する患者を対象としている。医師の指示にしたがい，管理栄養士・栄養士が給与栄養目標量および食品構成を設定し献立作成を行い，治療食として食事を提供している。病

表2-1　医療施設の種類

種類		特徴
病院	一般病院	20床以上　通院・入院
	精神科病院	精神病床のみを有する
	特定機能病院	400床以上　診療科数16以上 高度の医療の提供 高度の医療技術の開発・評価 高度の医療に関する研修 高度な医療安全管理体制
	地域医療支援病院	200床以上 他医療機関からの紹介患者に医療を提供する 救急医療を提供する能力を有する 地域医療従事者に対する教育を行う かかりつけ医を支援する
診療所	有床診療所	19床以下
	無床診療所	入院なし

院給食の意義・目的は次のようにまとめられる。

① 栄養状態の改善により，疾病の治療・改善を図る。

② 健康の保持・増進。

③ 生活習慣病の予防。

④ 患者やその家族に対する栄養教育・指導，食生活の改善。

これらを踏まえた上で，患者に対して適切な栄養補給，栄養教育・指導などによる栄養・食事管理を行うことにより，QOLの向上を図る。

(3) 給食の特徴

疾病の治療のために外来・入院，在宅などの形態を通じて医療の提供を受け，QOLを高めることを目的とする患者が対象となる。年齢，疾病種別，病状の程度，治療期間等は様々であるが，このような実態の異なる条件下で，給食の提供は年間休むことなく行われる。入院中は，原則1日3回の食事を提供し，特別な患者（幼児・学童・妊婦・糖尿病など）を除いては，間食の提供はない。

食事の区分（病院給食では「食種」とよぶ）は約束食事箋に明記されており，一般治療食（常食・全粥食など）と特別治療食からなる（表2-2）。食種は医療施設ごとに設定され，入院患者の栄養アセスメントから栄養計画がなされ，栄養管理された食事の提供ができるよう約束食事箋に食品構成や給与栄養量が明記されている。

食事は医師の指示により，患者の病態や症状に応じて，約束食事箋に基づきオーダーされ，適切な入院時食事療養が行われる。

(4) 栄養・食事管理の実際

栄養・食事療法による病院の栄養補給法の分類は，経消化管栄養法と経静脈栄養法に大別され，栄養管理業務担当部門としては，経消化管栄養法に対応した経口栄養法と経管栄養法を行っている。入院患者に提供する食事は経口栄養法を用い，入院時食事療養として一般治療食（特別な食事制限なし）と特別治療食に大別される。

一般治療食においても個々の患者ごとに適正な給与栄養目標量が定められるべきではあるが，実際には入院患者の栄養アセスメント結果を総合的にみて，厚生労働省の示す表2-3の栄養比率や，「日本人の食事摂取基準」を参考に，年齢区分別荷重平均給与栄養目標量を算出し，入院患者給与栄養目標量の中央値を給食として提供する。

表2-2　病院給食の食種（例）

区　分	食　種（例）
一般治療食	常食　全粥食　七分粥食　五分粥食　三分粥食　流動食
特別治療食	（疾患別） 糖尿病食　心臓病食　腎臓病食　肝臓病食　膵臓病食　など （栄養成分別） エネルギーコントロール食　たんぱく質コントロール食 塩分コントロール食　脂質コントロール食　など

表２－３　一般治療食患者の食物内容評価のための栄養比率

	穀類エネルギー比 $\frac{\text{穀類エネルギー}}{\text{総エネルギー}} \times 100$	動物性たんぱく質比 $\frac{\text{動物性たんぱく質}}{\text{総たんぱく質}} \times 100$
幼児食（1～5歳）	50%以下	50%程度
学齢児食（6～17歳）	55%以下	45～50%程度
成人食（18歳以上）	60%以下	40～45%程度

（注）男女共通とする。
資料）平成７年３月厚生省保健医療局長・健康政策局長通知

特別治療食の場合は，患者個々に病状は異なるため，医師と管理栄養士の間で疾病ごとに治療食の方針を決めておく必要があり，それを受けて，各医療施設の約束食事箋が設定されている。

（5）入院時食事療養

医療施設に入院している患者を対象とした給食は，入院時食事療養として扱われる。「入院時食事療養費に係る食事療養及び入院時生活療養費に係る生活療養の実施上の留意事項について」（平成18年3月6日保医発第0306009号，最終改正令和2年3月5日保医発0305第14号）では，「食事は医療の一環として提供されるべきものであり，それぞれ患者の病状に応じて必要とする栄養量が与えられ，食事の質の向上と患者サービスの改善をめざして行われるべきものである」とある。入院時食事療養制度には，保険医療機関が厚生労働大臣の定める基準に基づいて都道府県に届出を行い受理された場合に適用される入院時食事療養（Ⅰ）と，届出をしていない保険医療機関に適用される入院時食事療養（Ⅱ）の２種類がある。

入院患者の食事は，院内約束食事箋に基づいた各食種のなかより提供される。食種は，診療報酬の算定区分から主に一般治療食と特別治療食に区分される（**表２－２**）。実施に当たっての留意事項は，巻末資料を参照されたい（p.224）。

診療報酬において，特別治療食は疾患別により，特別食加算（76円／食，2020年現在）が加算される。これらの献立の食種類は，それぞれの医療機関の特徴を踏まえ，約束食事箋に示す。約束食事箋には，病院内で提供する食事の基準，各食種の栄養量，食品構成などの約束事項が示されている。食種名は医療機関ごとに異なるが，疾患別または栄養成分別に表示される。

1）特別食加算

特別食加算は，入院時食事療養（Ⅰ）の届出を行った保険医療機関において，医師の発行する食事箋に基づき，「入院時食事療養及び入院時生活療養の食事の提供たる療養の基準等」（平成6年厚生省告示第238号，最終改正平成28年3月4日厚生労働省告示第63号）に示された特別食が提供された場合に，１食単位で１日３食を限度として算定する。

流動食（市販されているものに限る）のみを経管栄養法により提供したときは，算定

表2－4　特別食加算

	加算・非加算対象の食種
特別食加算（治療食）	腎臓食（心臓疾患，妊娠高血圧症候群等の減塩食療法は腎臓食に準ずる） 　心臓疾患の減塩食療法：食塩相当量が6g/日未満 　妊娠高血圧症候群の減塩食療法：日本高血圧学会，日本妊娠高血圧学会等の基準に準ずる 肝臓食：肝庇護食，肝炎食，肝硬変食，閉鎖性黄疸食（胆石症および胆嚢炎による閉鎖性黄疸の場合も含む） 糖尿食 胃潰瘍食（流動食・手術前後に与える高カロリー食は非加算）には以下を含む 　十二指腸潰瘍食，侵襲の大きな消化管手術の術後食，クローン病や潰瘍性大腸炎等の患者に対する低残渣食 特別な場合の検査食：潜血食，大腸X線検査・大腸内視鏡検査のための低残渣食で調理済食品を使用した場合 貧血食：血中ヘモグロビン濃度が10g/dL以下，原因が鉄欠乏に由来する患者 膵臓食 脂質異常症食：高度肥満症（肥満度が+70%以上またはBMIが35以上）に対する食事を含む 　空腹時定常状態におけるLDL－コレステロール値が140mg/dL以上またはHDL－コレステロール値が40mg/dL 　未満，もしくは中性脂肪値が150mg/dL以上である患者 痛風食 てんかん食：難治性てんかん（外傷性のものを含む）の患者に対し，グルコースに代わりケトン体を熱量源とし 　て供給することを目的に炭水化物量の制限および脂質量の増加が厳格に行われた治療食のこと。グルコーストランスポーター1欠損症またはミトコンドリア脳筋症の患者に対する食事を含む フェニールケトン尿症食，楓糖尿症食，ホモシスチン尿症食，ガラクトース血症食 治療乳：乳児栄養障害（離乳を終わらない者の栄養障害）に対する直接調製する治療乳 無菌食：無菌治療室管理加算を算定している患者 経管栄養で特別食加算の対象となる食事を提供した場合
非加算	・高血圧症に対する減塩食療法 ・治療乳既製品（プレミルク等）を用いる場合や，添加含水炭素の選定使用等 ・胆石症に対する食事 ・肝臓がんに対する食事 ・胃潰瘍やがんなど胃疾患の術前後に提供する流動食・高カロリー食 ・膵臓がんに対する食事 ・高尿酸血症食 ・アレルギー食 ・食道疾患に対する食事 ・離乳食，幼児食，調乳 ・嚥下食 ・一般食（常食，分粥食，流動食）

資料）令和2年3月5日保医発0305第14号「入院時食事療養費に係る食事療養及び入院時生活療養費に係る生活療養の実施上の留意事項について」
「診療報酬の算定方法の一部を改正する件」（令和2年厚生労働省告示第57号）

しない。特別食の献立表が作成されていることが条件となる。

加算の対象となる特別食は，医師の発行する食事箋に基づいて提供される患者の年齢，病状等に対応した栄養量および内容を有する治療食，無菌食および特別な場合の検査食をいうものであり，治療乳を除く乳児の人工栄養のための調乳，離乳食，幼児食等並びに治療食のうちで単なる流動食および軟食は除かれる（表2－4）。

2）食堂加算

入院時食事療養（Ⅰ）の届出を行っている保険医療機関であって，食堂で食事の提供が行われた場合，1日につき50円／人（2020年現在）を算定する。食堂の床面積は，病床1床当たり0.5m^{2}以上とする。

3）特別料金の支払を受けることによる食事の提供

入院患者に提供される食事に関して多様なニーズがあることに対応して，患者から特別の料金（17円／食，2020年現在）の支払を受ける特別メニューの食事を別に提供した場合は，下記の要件を満たした場合に患者より妥当な範囲内で徴収できる。

［算定要件］ 提供に際しては，患者への十分な情報提供（各病棟内の見やすい場所にメニューや特別料金の掲示をする）を行い，同意が得られた場合に，あらかじめ提示した金額を患者から徴収して提供する（行事食など）。

複数メニューの選択など特別メニューの食事を提供する場合は医師の確認を得る必要がある。基本となるメニュー以外のものを患者が選択した場合に限り，追加的な費用として，17円／食を標準として徴収できる。

４）医療施設の給食業務委託

医療施設での給食業務委託は，1986（昭和61）年に認可され，1993（平成5）年の「医療法の一部を改正する法律の一部の施行について」（巻末資料，p.228）のなかで，医療施設における給食業務委託の内容や方法が示された。さらに，1996（平成8）年に医療法施行規則が改正され，医療施設における給食の院外調理が認められた。患者からの入院中の食事に対する要望の多様化，また医療施設側として患者サービスのニーズへの対応の必要性などが，院外調理が認められた背景にある。

【院外調理方式】

医療施設の入院患者に提供する食事を病院外の調理加工施設で生産（調理）を行う方法である。院外調理方式は，クックチル，クックフリーズ，真空調理の３つに大きく分類される（第7章参照）。それぞれの医療施設の給食提供方式に対応した調理法を選択して実施されている。食事の提供に際しては，喫食前に院内の調理施設で再加熱を行うことが原則である。院外調理としてクックサーブ方式（第7章参照）を取り入れる場合は，医療施設と調理加工施設が近接していなければならない。なお，これらの調理に当たっては，HACCP（第9章参照）に基づく安全・衛生管理が行われる必要がある。

（6）給食経営

保険医療機関の給食における収入源は，診療報酬の入院時食事療養費である。入院患者に提供する食事（給食）の生産・提供にかかわる費用は，入院時食療養費を基本として運営される。給食の生産・提供にかかわる費用とは，調理従事者の人件費・食材料費・水道光熱費や消耗品などの経費および施設設備費などである。入院時食事療養費（Ⅰ）640円／食は，管理栄養士または栄養士による食事療養が行われ，患者の年齢，病状によって適切な栄養量の食事であり，適時適温で食事を提供していることが要件となっている。入院時食事療養費（Ⅰ）以外の医療施設での入院患者への食事療養は，入院時食事療養費（Ⅱ）として506円／食の算定となる（**表2-5**）。

（7）管理栄養士・栄養士の役割

管理栄養士・栄養士は，入院・外来の傷病者に対し栄養管理を行い，栄養・食事療

表2－5　給食の費用　　2020年4月

診療報酬		給食の生産部門の費用項目
入院時食事療養費	（Ⅰ）* 640円／食 （Ⅱ）506円／食	調理従事者の人件費（栄養士・調理員）
流動食のみを経管栄養法で提供の場合	（Ⅰ）* 575円／食 （Ⅱ）460円／食	食材料費
特別食加算	76円／食	その他経費：水道光熱費，消耗品など
食堂加算	50円／日	厨房機器・設備費

* 栄養士または管理栄養士による食事療養が行われていることを算定要件としている。

法をもって病状の改善，栄養状態の改善に貢献する。

患者の病状や栄養状態を栄養アセスメントにより把握し，医師の指示のもと患者個々に栄養管理計画書を作成する。給与栄養目標量を算出し，適切な栄養補給を行う。医学的な栄養管理を行うため，医師を中心とした栄養サポートチーム（NST；nutrition support team）など，様々な栄養管理体制がとられている。管理栄養士は栄養サポートチームの中心的な役割を担い，多職種の医療スタッフと連携をとりながら専門的な角度から患者に対し適切な栄養管理を行う。

患者ごとに症状や身体状況をアセスメントし，病態に合わせた食形態や適切な給与栄養量を充足した食事を提供し，栄養評価を行いながら，病状の改善に努める。

管理栄養士・栄養士の栄養管理の評価として診療報酬において管理栄養士・栄養士の配置を規定している（巻末資料，p.231参照）。

（8）栄養教育・指導

医療施設における栄養教育・指導は，患者の病態に応じた食事の提供をとおして，栄養治療（栄養・食事療法）に基づき疾患の悪化を防ぎ，再発を予防する三次予防としての教育的役割が大きいといえる。栄養・食事療法を正しく理解し，退院後の食事管理を患者自らができる管理能力を身に付けることが目的となる。したがって，栄養教育・指導は管理栄養士が中心となって行うが，医師・看護師など多職種の専門職と連携をとり，治療方針，支援のあり方を共通認識としておくことが重要となる。

1．2　高齢者・介護福祉施設

（1）施設の種類

高齢者・介護福祉施設は，介護保険法によるものと，老人福祉法によるものがある。介護保険法によるものとしては，介護老人福祉施設，介護老人保健施設などがあり，老人福祉法によるものとしては，特別養護老人ホーム，養護老人ホーム，軽費老人ホーム，短期入所施設（ショートステイ）などがある（表2－6）。

このうち，軽費老人ホームは，比較的安い料金で日常生活の支援が受けられ，地方自治体や社会福祉法人などが運営する福祉施設で，近親者などからのサポートを受けることが困難などの高齢者が入居できる。軽費老人ホームの種類は，軽費老人ホーム

表２－６　主な高齢者・介護福祉施設

<table>
<tr><th colspan="3">種　類</th><th colspan="2">特　徴</th><th>栄養士の配置</th></tr>
<tr><td rowspan="3">介護保険施設
65 歳以上</td><td colspan="2">特別養護老人ホーム（特養）(介護保険法では「介護老人福祉施設」)</td><td colspan="2">要介護３以上　終の棲家
介護保険の施設給付対象施設</td><td>1 名（入所定員 41 名以上）</td></tr>
<tr><td colspan="2">介護老人保健施設
（老健）</td><td colspan="2">リハビリ目的
介護保険の施設給付対象施設</td><td>1 名（入所定員 100 名以上）</td></tr>
<tr><td colspan="2">介護療養型医療施設
（療養病床）</td><td colspan="2">介護と医療の提供有り
介護保険の施設給付対象施設
医療保険</td><td>1 名（病床数 100 床以上）</td></tr>
<tr><td rowspan="4">軽費老人ホーム
60 歳以上</td><td rowspan="2">軽費老人ホーム</td><td>A 型</td><td colspan="2">食事サービスの提供有り
独居生活が難しい高齢者が対象
介護が必要な人は入居不可</td><td>1 名（入所定員 41 名以上）</td></tr>
<tr><td>B 型</td><td colspan="2">自炊
独居生活が難しい高齢者が対象
介護が必要な人は入居不可</td><td>—</td></tr>
<tr><td rowspan="2">ケアハウス</td><td>一般型</td><td colspan="2">食事・生活支援サービスの提供
介護保険の居宅サービス給付を受けることができる。</td><td>1 名（入所定員 41 名以上）</td></tr>
<tr><td>介護型
65 歳以上</td><td colspan="2">食事・生活支援・介護サービスの提供
要介護 1，2
介護保険の居宅サービス給付を受けることができる。</td><td>1 名（入所定員 41 名以上）</td></tr>
<tr><td rowspan="3">地域密着型サービス（施設）</td><td>小規模多機能型居宅介護</td><td>デイサービス
（通所）
ショートステイ</td><td colspan="2">入浴・食事・生活支援サービスの提供
訪問介護を受けることができる。</td><td>ショートステイ 1 名（利用定員 41 名以上）</td></tr>
<tr><td>看護小規模多機能型居宅介護</td><td>デイケア
（通所リハビリテーション）
ショートステイ</td><td colspan="2">「訪問看護」と「小規模多機能型居宅介護」を組み合わせて提供するサービス</td><td>ショートステイ 1 名（病床数 100 床以上）</td></tr>
<tr><td>認知症対応型共同生活介護</td><td>グループホーム</td><td colspan="2">身の回りのことができる認知症の人が，共同生活を営む施設</td><td>—</td></tr>
<tr><td>養護施設</td><td colspan="2">養護老人ホーム</td><td>生活環境や経済的に困窮した高齢者を保護・養護し，社会復帰の支援をする施設</td><td>身の回りのことができる自立した高齢者が対象</td><td>1 名（入所定員 51 名以上）</td></tr>
</table>

Ａ型・Ｂ型，ケアハウス（一般型・介護型）に分けられる。Ａ型・Ｂ型ともに，介護の必要がある人は入居できない。ケアハウスは，軽費老人ホームＣ型とも呼ばれ，一般型と介護型があり，どちらも食事の提供や生活支援を受けることができる。一般型ケアハウスは，介護が不要，または軽度の介護が必要な高齢者の入居が可能である。要介護２までは入居を継続できる。地域密着型サービスは，介護が必要になっても住み慣れた地域で生活が継続できるように，地域ぐるみで支援する仕組みのことで，施設や居宅で介護サービスを受けることができる。

（2）給食の意義・目的

急速に進む高齢社会に対応することを目的として，2000（平成 12）年に介護保険制度が創設され，保健・医療・福祉の総合的なサービスが提供できるシステムが構築された。「人生 100 年時代」に向けて，高齢者に対する人間性や個性の尊重を根幹として，対象者の健康の保持・増進，栄養状態の改善（低栄養，フレイル，サルコペニアの予防と改善），患者やその家族に対する栄養教育・指導，食生活の改善などにより，QOLの向上が目指される。

高齢者・介護福祉施設における給食では，食べることの期待を十分に満たし，心豊かに家庭的で温かい食事ができ，心身の自立を援助することを目的とする。

（3）給食の特徴

高齢者・介護福祉施設入所者への食事は，1日3回の食事の他，間食を提供している施設が多い。また，行事食も積極的に取り入れられている。食事を楽しみながらとってもらうことは，心身ともにQOLを高めることになる。

高齢者では心身の状態や栄養状態・摂食機能や身体的機能には個人差がある。咀嚼・嚥下機能の低下や唾液の分泌の低下により，食事が飲み込みにくくなる。また，疾病の後遺症などで麻痺があり，箸やスプーンを使えず，摂取に介助が必要な場合がある。このように高齢者は様々な身体的機能低下により摂取量が減り，低栄養につながりやすい。咀嚼・嚥下機能に合わせた軟かく水分の多い食事，きざみ食やミキサー食，とろみ食などの食事形態が必要になる。

（4）栄養・食事管理の実際

1）給与栄養目標量と食品構成

「日本人の食事摂取基準」により，年齢，性，身体活動レベル別の人員構成から施設ごとの荷重平均食事摂取基準量を求めて算出する。特別養護老人ホームにおいては，入所者に対して主治医の食事指示書により，病状に適した特別食とする。

2）食 事 形 態

入所者の摂食能力に適した食事形態とするが，多職種連携により，個々人の身体状況や精神状況を把握し，高齢者の自立性を失わせないような配慮が必要である。常食以外には，流動食，軟菜食，きざみ食，ミキサー食，とろみ食などがある。

3）献立計画と献立作成の配慮事項

施設の年間行事や給食目標に関連させた献立計画を立案し，献立作成に反映させる。献立作成に当たっての留意点は表2-7に示した。

（5）介護保険施設における施設サービスの介護報酬（巻末資料，p.233参照）

介護保険法の改正により，2005（平成17）年，基本食事サービス費が廃止され，食材料費と調理費（調理従事者の人件費，水道光熱費など）が利用者負担となった。また，栄養管理体制加算が創設され，常勤の管理栄養士・栄養士の配置が位置付けられた。さらに，管理栄養士による入所者の栄養管理を評価した栄養マネジメント加算が創設された。その後2009（平成21）年には栄養管理体制加算は廃止され，基本サービス費に包括された。さらに2021（令和3）年には，栄養マネジメント加算が廃止され，

表２－７　高齢者・介護福祉施設における献立作成の留意点

・身体状況の把握をし，個々人に適した献立・調理ができるようにする。
・行事食，旬の材料を取り入れ，変化に富んだ献立にする。
・食習慣や嗜好面の配慮をし，個人が長年培った食生活を尊重する。
・消化管機能が低下するので，消化のよい食材料を取り入れた献立にする。
・咀嚼・嚥下機能が低下するので，食べやすい工夫をする。
・障害に応じて自立ができる自助食器具の使用に配慮する。
・味付け，調理法の工夫により，喫食率を高める。
・便秘予防のために食物繊維が不足しない献立にする。
・食事量の減少や水分制限により，水分不足にならないようにする。
・個人の嗜好は重視しながら，食品に偏りのないよう注意する。

基本サービスとして状態に応じた栄養管理の計画的実施が求められるようになった。各加算については，巻末資料に示した（p.233）。

（６）給 食 経 営

給食における収入源は，利用者負担の食材料費と調理費（調理従事者の人件費，水道光熱費など）や介護報酬の療養食加算，栄養管理の評価として介護報酬の栄養マネジメント加算などであり，これらを基本に運営されている。

（７）管理栄養士・栄養士の役割

介護報酬において，栄養マネジメント加算をはじめとする入所者個人ごとの栄養ケア・マネジメントは，医師や歯科医師・看護師・介護支援専門員など多職種協働体制で行うが，管理栄養士が栄養ケアの中心的な役割を担うことになる。介護報酬において，再入所時栄養連携加算や栄養マネジメント強化加算等が近年創設されているが，介護保険施設における栄養ケア・マネジメントの重要性がますます高まり，咀嚼・嚥下機能など摂食機能の回復を促すような給食の提供を含め，入所者に対する適切な栄養ケア・マネジメント計画が望まれる。提供した食事の摂食状況の把握，モニタリングを行い，栄養状態・身体状態の変化を観察し，評価を行い，栄養補給方法を検討する。これらの栄養ケア・マネジメントに関し，多職種協働による計画を実施する能力が管理栄養士・栄養士には必要となる。

（８）栄養教育・指導

高齢者・介護福祉施設では，毎日の食事の場をとおして入所者の意識の変容を図り，現状維持もしくは改善を目指すことが栄養教育・指導の目的となる。その際には，施設職員の協力と入所者家族との連携が欠かせない。これら施設の給食では，年間行事や季節を考慮した行事食などの献立作成への取り組みが重要である。

1.3　児童福祉施設

（１）施設の種類

児童福祉施設とは，児童福祉法に基づいて児童福祉に関する事業を行う社会福祉施設である。18歳未満の者が対象となる施設で，母子支援施設や障害のある児童を支援する施設などがあり，以下のとおり，児童福祉法第7条に規定されている。

「この法律で，児童福祉施設とは，助産施設，乳児院，母子生活支援施設，保育所，幼保連携型認定こども園，児童厚生施設，児童養護施設，障害児入所施設，児童発達支援センター，児童心理治療施設，児童自立支援施設及び児童家庭支援センターとする。」

これらのうち，児童厚生施設と児童家庭支援センターを除く施設で食事が提供されている（表2-8）。

（2）給食の意義・目的

2000（平成12）年厚生省通知「児童福祉施設における給食業務の指導について」のなかで「児童福祉施設における給食は，入所児童の健全な発育及び健康の維持・増進の基礎であるとともに，おいしい，楽しいという情緒的機能や食事を大切にする考え方を教える等の教育的機能などがあり，その役割は極めて大きい。また，近年，がん，心臓病，脳卒中，糖尿病などの生活習慣病の増加が問題となっているが，その予防には子どもの頃からの正しい生活習慣，とりわけ食習慣が重要であると指摘されており，児童福祉施設における給食においても，（中略）正しい食習慣形成に向けた栄養指導に取り組む必要性が生じてきているところである」と記されている。また，2008（平成20）年告示の保育所保育指針にも初めて食育の重要性が盛り込まれた。さらに，2012（平成24）年には「保育所における食事の提供ガイドライン」が厚生労働省より示され，保育所における食事の提供の意義や栄養士の役割にまで言及されている。

したがって，必要なエネルギー・栄養素量の給与だけでなく，家庭的な環境のなかで，「食生活の自立」を念頭に子どもの食事・食生活の支援を行うことで，ひいては，子どもの健やかな発育・発達に資することを目指すことが大切である。食事提供とともに栄養教育・指導の手法を用いて，子どもとその保護者を支援していくことが必要である。

（3）給食の特徴

児童福祉施設の食事は，施設の種類により，子どもの心身の状況，生活状況が異なるため，施設の目的を踏まえ，入所している子どもの心身ともに健全な発育を促すエネルギー・栄養素や嗜好を考慮した献立とする。身体的，精神的問題のある子どもの実態に合わせた栄養ケア・マネジメントが必要である。

障害児施設においても，障害の状況や摂食状態を把握し，肥満や摂食障害など個人の栄養状態・身体状況に応じた栄養ケア・マネジメントが重要である。

（4）栄養・食事管理の実際

それぞれの児童福祉施設の栄養量について，厚生労働省〔2001（平成13）年〕の「児童福祉施設の年齢別・性別栄養所要量」と入所人員構成により荷重平均食事摂取基準

表２－８　児童福祉施設の種類

種　類	施設の目的	栄養士配置規定
第１種助産施設（病院） 第２種助産施設（助産所） （児童福祉法第 36 条）	保健上必要があるにもかかわらず，経済的理由により，入院助産を受けることができない妊産婦を入所させて，助産を受けさせることを目的とする。	医療法に準ずる 100 床で 1 名
乳児院 （児童福祉法第 37 条）	乳児（保健上，安定した生活環境の確保その他の理由により特に必要のある場合には，幼児を含む）を入院させて，これを養育し，あわせて退院した者について相談その他の援助を行うことを目的とする。 医学的管理を重視した職員構成や設備がある。	必置 乳児 10 人未満の場合を除く
母子生活支援施設 （児童福祉法第 38 条）	配偶者のない女子またはこれに準ずる事情の女子と児童を入所させて，保護し，自立の促進のために生活を支援し，あわせて退所した者について相談その他の援助を行うことを目的とする。	—
保育所 （児童福祉法第 39 条）	保育を必要とする乳児・幼児を日々保護者の下から通わせて保育を行うことを目的とする。	—
幼保連携型認定こども園 （児童福祉法第 39 条の 2）	義務教育およびその後の教育の基礎を培うものとしての満 3 歳以上の幼児に対する教育（教育基本法第 6 条第 1 項に規定する法律に定める学校において行われる教育をいう）および保育を必要とする乳児・幼児に対する保育を一体的に行い，これらの乳児または幼児の健やかな成長が図られるよう適当な環境を与えて，その心身の発達を助長することを目的とする。	他の施設に配置されている栄養士による必要な配慮が行われる体制にあること
児童養護施設 （児童福祉法第 41 条）	保護者のない児童（乳児を除く。ただし，安定した生活環境の確保その他の理由により特に必要のある場合には，乳児を含む），虐待されている児童その他環境上養護を要する児童を入所させて，これを養護し，あわせて退所した者に対する相談その他の自立のための援助を行うことを目的とする。	必置 入所者 41 人以上
障害児入所施設 １　福祉型障害児入所施設 ２　医療型障害児入所施設 （児童福祉法第 42 条）	障害児を入所させて，支援を行うことを目的とする。 １　保護，日常生活の指導および独立自活に必要な知識技能の付与 ２　保護，日常生活の指導，独立自活に必要な知識技能の付与および治療	１　必置 入所者 41 人以上 ２　医療法に準ずる 100 床で 1 名
児童発達支援センター （通所） １　福祉型児童発達支援センター ２　医療型児童発達支援センター （児童福祉法第 43 条）	障害児を日々保護者の下から通わせて，支援を提供する。 １　日常生活における基本的動作の指導，独立自活に必要な知識技能の付与または集団生活への適応のための訓練 ２　日常生活における基本的動作の指導，独立自活に必要な知識技能の付与または集団生活への適応のための訓練及び治療	１　必置 入所者 41 人以上 ２　医療法に準ずる 100 床で 1 名
児童心理治療施設 （児童福祉法第 43 条の 2）	家庭環境，学校における交友関係その他の環境上の理由により社会生活への適応が困難となった児童を，短期間，入所させ，または保護者の下から通わせて，社会生活に適応するために必要な心理に関する治療および生活指導を主として行い，あわせて退所した者について相談その他の援助を行うことを目的とする。	必置
児童自立支援施設 （児童福祉法第 44 条）	不良行為をなし，またはなすおそれのある児童および家庭環境その他の環境上の理由により生活指導等を要する児童を入所させ，または保護者の下から通わせて，個々の児童の状況に応じて必要な指導を行い，その自立を支援し，あわせて退所した者について相談その他の援助を行うことを目的とする。	必置 入所者 41 人以上

量を求め，それを給与栄養目標量とする。その際の留意点は表２－９に示す。

また，2015（平成 27）年には「児童福祉施設における『食事摂取基準』を活用した食事計画について」が示されている。さらに。2020（令和 2）～2024（令和 6）年度まで使用される「日本人の食事摂取基準（2020 年版）」においても，同様に活用が示されている。

表２－９　児童福祉施設の食事摂取基準量を決める際の留意点

- 入所児童の年齢幅が大きい場合など一律の荷重平均食事摂取基準量が適当でないときは，適宜年齢階層ごとに荷重平均食事摂取基準量を求めるなどの配慮が必要である。
- 乳児院については，荷重平均食事摂取基準量によらず乳児ごとの月齢階級別食事摂取基準量を用いる。
- 保育所における給食の給与栄養目標量については，３歳未満児および３歳以上児の区分別に，「保育所における給与栄養目標算出例」を参照して給食を行う。延長保育にともなうおやつの給与については，食事摂取基準量の10％程度，夕食の給与については食事摂取基準量の25～30％程度を目安とするが，保育時間や家庭での食事の状態を勘案し柔軟に対応する。また乳児については，乳児ごとの月齢階級別食事摂取基準量を用い保育の実態に合わせた取り扱いを行う。
- 児童の肥満や生活習慣病予防の観点からエネルギーの過剰摂取，たんぱく質や脂肪の過剰摂取にならないようにする。

１）保　育　所

保育所での食育の推進については，2018（平成30）年４月に施行された「保育所保育指針」において，保育所における食育は，「健康な生活の基本としての『食を営む力』の育成に向け，その基礎を培うことを目標」として，子どもが毎日の生活と遊びのなかで，食にかかわる体験を積み重ね，食べることを楽しみ，食事を楽しみ合う子どもに成長していくことや，乳幼児期にふさわしい食生活が展開され，適切な援助が行われるよう，食育の計画を作成し，保育の計画に位置付け，栄養士が配置されている場合は，専門性を生かした対応を図ること，とされている。

「食」に関する取り組みは，施設長の責任の下，保育士，栄養士，調理員，看護師など全職員が協力し，子どもの状況や各保育所の環境を生かして行うことが必要である。また，保育所においては，家庭との連携が重要であり，保護者に対し，食生活に関する相談・助言や給食を試食する機会の提供等をとおして，食への理解が深まるように支援していくことが求められる。

２）幼保連携型認定こども園

就学前の子どもに関する教育，保育等の総合的な提供の推進に関する法律（略称：認定こども園法）の規定に基づき，文部科学大臣と厚生労働大臣とが協議して定める施設の設備および運営に関する基準のなかで，食事の提供についても詳細に定められている。また，「幼保連携型認定こども園教育・保育要領」（内閣府・文部科学省・厚生労働省，2018年４月施行）において，「保育所保育指針」同様の内容が示されている。

３）授乳・離乳の支援ガイド

離乳食の開始・進行については，厚生労働省「授乳・離乳の支援ガイド」〔2019（平成31）年改定〕のなかで，「離乳食の進め方の目安」が提示されている。また，肥満予防や食物アレルギー，咀嚼機能の発達といった個別課題について，最近の知見を踏まえた解説を提示している。授乳・離乳への支援の基本は，授乳・離乳をとおして，母子の健康の維持とともに，親子のかかわりが健やかに形成されることが重要視される支援，乳汁や離乳食といった「もの」にのみ目が向けられるのではなく，一人ひとりの子どもの成長・発達が尊重される支援であるとしている。

（5）給 食 経 営

児童福祉施設における給食の収入源は，主に地方自治体，国，補助金，保護者の負担による。給食において保護者が負担するものは，主に食材料費である。福祉施設なので，負担額は保護者の所得により異なる。

（6）管理栄養士・栄養士の役割

児童福祉法では管理栄養士の配置に関する項目はないが，栄養士配置は児童福祉法の施設基準「児童福祉施設の設備及び運営に関する基準」で規定されている。施設の調理室の設置や食事に関する事項は以下のように規定されている。

第 11 条 児童福祉施設（助産施設を除く）において，入所している者に食事を提供するときは，当該児童福祉施設内で調理する方法（中略）により行わなければならない。

2 児童福祉施設において，入所している者に食事を提供するときは，その献立は，できる限り，変化に富み，入所している者の健全な発育に必要な栄養量を含有するものでなければならない。

3 食事は，前項の規定によるほか，食品の種類及び調理方法について栄養並びに入所している者の身体的状況及び嗜好を考慮したものでなければならない。

4 調理は，あらかじめ作成された献立に従って行わなければならない。ただし，少数の児童を対象として家庭的な環境の下で調理するときは，この限りでない。

5 児童福祉施設は，児童の健康な生活の基本としての食を営む力の育成に努めなければならない。

また，「児童福祉施設における食事の提供ガイド」〔2010（平成 22）年，厚生労働省〕では，「障害児施設における栄養ケア・マネジメントの導入」として，障害児が自立して快適な日常生活を営み，尊厳ある自己実現を目指すためには，障害児一人ひとりの栄養健康状態の維持や食生活の質の向上を図ることが不可欠である，としている。2009（平成 21）年より，障害児施設において，個別の障害児の栄養健康状態に着目した栄養ケア・マネジメントの実施が「栄養マネジメント加算」として評価されるなど，栄養ケア・マネジメントの重要性が高まってきている。したがって，管理栄養士・栄養士による，その適切な実施が求められている。詳細は障害者福祉施設の項に示す。

1.4　障害者福祉施設

（1）施設の種類

障害者福祉施設は，障害者支援施設と定義され，「身体」，「知的」，「精神」障害のある者を対象にした施設である。また，障害の定義に「難病等」を追加し，「障害福祉サービス等」の対象となる疾病が指定されている。障害の種類にかかわらず障害福祉サービスが利用できる。

（2）給食の意義・目的

障害者福祉施設における給食は，高齢者・介護福祉施設と同様，利用者の健康の保持・増進，栄養状態の改善（低栄養，フレイル，サルコペニアの予防と改善），患者やその家族に対する栄養教育・指導，食生活の改善などにより，QOL の向上が目指される。

(3) 給食の特徴

障害の状態や栄養状態・摂食機能や身体的機能は個人差が大きい。障害によっては四肢に麻痺があり，箸やスプーンを使えず，摂取に介助が必要な場合がある。また咀嚼・嚥下機能の低下がみられることがあり，個人の摂食状態に合わせた調理形態や食事を提供する必要がある。また，ADL（activities of daily living；日常活動作）の低下から，肥満などの生活習慣病にも注意しなければならない。障害者支援施設の食事については，「障害者の日常生活及び社会生活を総合的に支援するための法律に基づく障害者支援施設の設備及び運営に関する基準」に以下の通り規定されている。

第 29 条　障害者支援施設（施設入所支援を提供する場合に限る）は，正当な理由がなく，食事の提供を拒んではならない。

2　障害者支援施設は，食事の提供を行う場合には，食事の提供に当たり，あらかじめ，利用者に対しその内容及び費用に関して説明を行い，その同意を得なければならない。

3　障害者支援施設は，食事の提供に当たっては，利用者の心身の状況及び嗜好を考慮し，適切な時間に食事の提供を行うとともに，利用者の年齢及び障害の特性に応じた，適切な栄養量及び内容の食事の提供を行うため，必要な栄養管理を行わなければならない。

4　調理はあらかじめ作成された献立に従って行われなければならない。

5　障害者支援施設は，食事の提供を行う場合であって，障害者支援施設に栄養士を置かないときは，献立の内容，栄養価の算定及び調理の方法について保健所等の指導を受けるよう努めなければならない。

(4) 栄養・食事管理の実際

障害者福祉施設での栄養・食事管理は，高齢者・介護福祉施設のものに準じると考えてよい。

(5) 障害者福祉施設における障害福祉サービスなどの介護報酬

障害者福祉施設に管理栄養士・栄養士の配置規定はないが，障害に応じた適切な食事管理が必要である。管理栄養士・栄養士または調理員などによる食事に関する福祉サービスを行った場合，介護報酬において様々な加算が定められている（表 2-10）。

(6) 給食経営

給食における収入源は，利用者負担の食材料費と調理費（調理従事者の人件費，水道光熱費など）や障害福祉サービス費の報酬，療養食加算などである。

障害者福祉施設の管理栄養士・栄養士の人件費などの費用は，栄養管理の評価として障害福祉サービス報酬の栄養マネジメント加算などを基本に運営される。

表2-10 障害者福祉サービス等介護報酬（栄養関連） （1単位＝10円）

サービス報酬（算定額）	算定要件
生活介護，短期入所，自立訓練，就労移行支援，就労継続支援施設	
食事提供体制加算	食事提供のための体制を整えていることに対する評価で，サービス利用者の食費負担が原材料費相当のみとなるように設けられている。
施設入所支援・福祉型障害児入所施設	
栄養士配置加算（Ⅰ） 栄養士配置加算（Ⅱ）	（Ⅰ）常勤の管理栄養士または栄養士を1名以上配置。 （Ⅱ）管理栄養士または栄養士を1名以上配置。 利用者の日常生活状況，嗜好などを把握し，安全で衛生に留意し，適切な食事管理を行っていること。入居者数により加算単位が異なる。
療養食加算 （23単位／日）	栄養士配置加算が算定されていること。 治療の直接手段として，医師の発行する食事箋に基づき提供された適切な栄養量および内容を有する糖尿病食，腎臓病食，胃潰瘍食，脂質異常症食，痛風食および特別な場合の検査食とする。
栄養マネジメント加算 （12単位／日）	常勤の管理栄養士1名以上の配置。 入所者の栄養状態を施設入所時に把握し，医師，管理栄養士，看護師その他の職種の者が共同して，入所者ごとの摂食･嚥下機能および食形態にも配慮した栄養ケア計画を作成していること。 入所者ごとの栄養ケア計画に従い栄養管理を行っているとともに，入所者の栄養状態を定期的に記録していること。 入所者ごとの栄養ケア計画の進捗状況を定期的に評価し，必要に応じて当該計画を見直していること。
経口移行加算 （28単位／日）	管理栄養士または栄養士が，医師の指示に基づき，医師，管理栄養士，看護師その他の職種の者が共同して，現に経管により食事を摂取している入所者ごとに経口移行計画を作成し，計画に従った栄養管理および支援を行った場合に，計画作成の日から180日以内に限り，1日につき所定単位数を加算する（条件により180日超可）。ただし，栄養マネジメント加算を算定していない場合は，加算しない。
経口維持加算 （Ⅰ：400単位／月） （Ⅱ：100単位／月）	（Ⅰ）経口により食事を摂取する者であって，摂食機能障害を有し，誤嚥が認められる入所者に対して，医師または歯科医師の指示に基づき，医師，歯科医師，管理栄養士，看護師その他の職種の者が共同して，入所者の栄養管理をするための食事の観察および会議等を行い，経口維持計画を作成している場合であって，当該計画に従い，医師または歯科医師の指示（歯科医師が指示を行う場合は，当該指示を受ける管理栄養士等が医師の指導を受けている場合に限る）を受けた管理栄養士または栄養士が栄養管理を行った場合に，当該計画が作成された日から起算して6月以内の期間に限り，1月につき所定単位数を加算する。ただし，経口移行加算を算定している場合，栄養マネジメント加算を算定していない場合は，算定しない。 （Ⅱ）協力歯科医療機関を定めている指定障害者支援施設等が，上記（Ⅰ）を算定している場合であって，経口による継続的な食事の摂取を支援するための食事の観察および会議等に，医師，歯科医師，歯科衛生士または言語聴覚士が加わった場合は，1月につき所定単位数を加算する。

資料）厚生労働省：令和3年度障害福祉サービス等報酬改定の概要
平成18年厚生労働省告示第523号：障害者自立支援法に基づく指定障害福祉サービス等及び基準該当障害福祉サービスに要する費用の額の算定に関する基準

（7）管理栄養士・栄養士の役割

障害者福祉施設における栄養管理は，障害や栄養の状態・摂食機能や身体的機能，咀嚼・嚥下機能やADLに関しても入所者個人ごとの栄養アセスメントが必要である。

栄養マネジメント加算をはじめとする入所者個人ごとの栄養ケア・マネジメントは管理栄養士が栄養ケアの中心的な役割を担うことになる。高齢者・介護福祉施設と同様に咀嚼・嚥下機能など摂食機能の回復を促すような給食の提供を含め，入所者に対する適切な栄養ケア・マネジメント計画が望まれる。提供した食事の摂食状況の把握，モニタリングを行い，栄養状態・身体状態の変化を観察し，評価を行い，栄養補給方法を検討する。これらの栄養ケア・マネジメントに関し，多職種協働による計画を実施する能力が管理栄養士・栄養士には必要である。

1.5　学　　校

（1）学校給食の意義・目的

学校給食とは，学校に在籍する児童生徒への継続的な食事の提供をするものであり，その定義や目的，目標については，「①学校給食法」，「②夜間課程を置く高等学校における学校給食に関する法律」および「③特別支援学校の幼稚部及び高等部における学校給食に関する法律」に示されている。①～③の法律に示された学校給食の概要（法律の目的，給食の定義（学校給食の対象））を表2-11 に示した。学校給食の3法のうち，小中学校，義務教育学校（小学校課程から中学校課程までの一貫校），中等教育学校前期課程および特別支援学校小中学部を対象とする学校給食法には，以下の学校給食の目標が示されている。

① 適切な栄養の摂取による健康の保持増進を図ること。
② 日常生活における食事について正しい理解を深め，健全な食生活を営むことができる判断力を培い，及び望ましい食習慣を養うこと。
③ 学校生活を豊かにし，明るい社交性及び協同の精神を養うこと。
④ 食生活が自然の恩恵の上に成り立つものであることについての理解を深め，生命及び自然を尊重する精神並びに環境の保全に寄与する態度を養うこと。
⑤ 食生活が食にかかわる人々の様々な活動に支えられていることについての理解を深め，勤労を重んずる態度を養うこと。
⑥ 我が国や各地域の優れた伝統的な食文化についての理解を深めること。
⑦ 食料の生産，流通及び消費について，正しい理解に導くこと。

ここで示された学校給食の目標は，学校における教育の目的を実現するために掲げられている。

表2-11　学校給食関連法規に示された「法律の目的」「学校給食の定義（学校給食の対象）」

学校給食の法律	法律の目的	学校給食の定義（学校給食の対象）
学校給食法	この法律は，学校給食が児童および生徒の心身の健全な発達に資するものであり，かつ，児童および生徒の食に関する正しい理解と適切な判断力を養う上で重要な役割を果たすものであることにかんがみ，学校給食および学校給食を活用した食に関する指導の実施に関し必要な事項を定め，もって学校給食の普及充実および学校における食育の推進を図ることを目的とする。	この法律で「学校給食」とは，小学校，中学校，義務教育学校，中等教育学校の前期課程，特別支援学校の小学部および中学部において，当該学校に在籍する児童生徒に対し実施される給食をいう。
夜間課程を置く高等学校における学校給食に関する法律	この法律は，勤労青年教育の重要性にかんがみ，働きながら高等学校（中等教育学校の後期課程を含む）の夜間課程において学ぶ青年の身体の健全な発達に資し，あわせて国民の食生活の改善に寄与するため，夜間学校給食の実施に関し必要な事項を定め，かつ，その普及充実を図ることを目的とする。	この法律で「夜間学校給食」とは，夜間において授業を行う課程（以下「夜間課程」）を置く高等学校において，授業日の夕食時に，当該夜間課程において行う教育を受ける生徒に対し実施される給食をいう。
特別支援学校の幼稚部及び高等部における学校給食に関する法律	この法律は，特別支援学校における教育の特殊性にかんがみ，特別支援学校の幼稚部および高等部において学ぶ幼児・生徒の心身の健全な発達に資し，あわせて国民の食生活の改善に寄与するため，学校給食の実施に関し必要な事項を定め，かつ，その普及充実を図ることを目的とする。	この法律で「学校給食」とは，特別支援学校の幼稚部・高等部において，その幼児・生徒に対して実施される給食をいう。

（2）学校給食の特徴

1）対象者の特徴

学校給食の対象は，表2-11でも示したとおり，義務教育諸学校をはじめ，特別支援学校，高等学校夜間課程に在籍する幼児，児童および生徒である。これらの対象者は，心身ともに成長期にあるのが大きな特徴で，学校種によっては，対象者の年齢層の幅が大きい場合もある。なかには肥満ややせの問題をもつ者や疾病を抱える者，食物アレルギーをもつ者も存在し，個別対応が求められる場合がある。

2）学校給食の形態

学校給食の形態は，学校内に調理室を配置し，食事提供を行う単独校調理方式と，複数の学校の食事を一括して調理し，各学校へ配食する共同調理場方式がある。学校給食は，単独校調理方式のみでの運営であったが，1964（昭和39）年に学校給食共同調理場の施設設備の補助制度が設けられ，その後は，共同調理場方式が増加してきている。表2-12に示す文部科学省発表の「2018（平成30）年度学校給食実施状況等調査の結果」（以下，本節において「同調査」とする）によると，全国の小中学校では共同調理場方式の方が多い状況となっている。共同調理場が増えてきている背景として，諸経費の節約によるコストダウン，学校内の事務負担軽減，一括調理による合理化，食事内容の学校間格差解消などが理由にあげられる。しかし，共同調理場方式には，児童生徒の関心が反映しにくいことや，配送時の温度管理の難しさ，食中毒の発生時の範囲拡大などの課題もあり，共同調理場設置を慎重に検討する自治体も存在する。

学校給食の外部委託については，1985（昭和60）年に当時の文部省の「学校給食業務の運営の合理化について」の通知もあり，委託化が進んできている。外部委託の業務内容としては，調理，運搬，物資購入，食器洗浄などがあり，2018年度では，調理業務の委託率が公立学校で50.6％と高くなっている（文部科学省「同調査」）。なお，外部委託業務のうち，「献立作成」については，設置者が直接責任をもって実施すべきとして，委託の対象とされていない。

3）学校給食の提供形態

国公私立学校において学校給食を実施している学校数は，30,092校であり，実施率は95.2％である（文部科学省「同調査」）。学校給食の種類は，完全給食，補食給食およびミルク給食の3種があり，2018年度の状況では，完全給食での実施率が極めて高くなっている（表2-13）（文部科学省「同調査」）。なお，3種の学校給食の提供形態の特徴については，以下の通りである。

表2-12　小中学校における調理方式別の実施状況　（2018年度学校数）

	単独校調理方式	共同調理場方式	その他の調理方式	合　計
小学校	9,089（47.2％）	9,998（52.0％）	157（0.8％）	19,244（100％）
中学校	2,227（25.5％）	5,458（62.4％）	1,056（12.1％）	8,741（100％）

表2－13　小中学校における提供形態別の学校給食の実施状況　（2018年度）

学校種	学校総数	実施率（学校数比）			
		計	完全給食	補食給食	ミルク給食
小学校	19,635	99.1％（19,453校）	98.5％	0.3％	0.3％
中学校	10,151	89.9％（9,122校）	86.6％	0.4％	2.9％
義務教育学校	82	100.0％（82校）	100.0％	0.0％	0.0％
中等教育学校（前期課程）	52	63.5％（33校）	53.8％	0.0％	9.6％
特別支援学校	1,132	89.9％（1,018校）	88.8％	0.1％	1.1％
夜間定時制高等学校	565	68.0％（384校）	52.6％	15.2％	0.2％
計	31,617	95.2％（30,092校）	93.5％	0.6％	1.1％

① 完全給食：パンまたは米飯（これらに準ずる小麦粉食品，米加工食品その他の食品を含む）（主食）＋ミルク（牛乳）＋おかず

② 補食給食：ミルク（牛乳）＋おかず（主食は持参）

③ ミルク給食：ミルク（牛乳）のみの提供（弁当持参）

4）給　食　費

学校給食の費用は，学校給食施設の設置者が負担する経費（施設設備費，人件費など）と，食事の提供を受ける児童生徒の保護者の負担（食材料費）からなる。児童生徒の保護者の負担する食材料費である給食費は，2018年度の状況では，公立小中学校において，平均月額で小学校4,343円，中学校4,941円となっている（年間負担は11か月）（文部科学省「同調査」）。年間の平均給食回数が，小学校191回，中学校186回であり，1食当たりに換算すると，小学校250.1円，中学校292.2円である。近年，給食費を自治体負担とするところも出てきている。

（3）栄養・食事管理の実際

学校給食における栄養・食事管理は，児童生徒の栄養状態や発育状況，健康状態などを考慮し，適切に進めていく。学校給食の栄養・食事管理にあたっては，文部科学省「学校給食実施基準」，「夜間学校給食実施基準」，「特別支援学校の幼稚部及び高等部における学校給食実施基準」に示された「学校給食摂取基準」をもとに実施する。ここでは，上記3基準のうち，「学校給食実施基準」に示されている内容を中心に以下にまとめた。

1）学校給食摂取基準

学校給食摂取基準（表2－14）は，厚生労働省策定の「日本人の食事摂取基準（2020年版）」を参考とし，当該基準の考え方を踏まえたうえで，厚生労働科学研究費補助金事業の研究結果を勘案し，算出されている。学校給食摂取基準は，児童生徒の健康の増進および食育の推進を図るために望ましい栄養量を算出されている。以上のような背景から，当該基準は児童生徒の1人1回当たりの「全国的な平均値」を示したものであり，基準を活用して栄養・食事管理を行うにあたっては，児童生徒の個々の健康および生活活動等の実態さらに地域の実情等に十分配慮して「弾力的」に運用し

表２−14　学校給食摂取基準（幼児，児童生徒１人１回当たり）

区　分	学校給食摂取基準						１日の食事摂取基準に対する学校給食の割合
	特別支援学校の幼児の場合	児童（6〜7歳）の場合	児童（8歳〜9歳）の場合	児童（10歳〜11歳）の場合	生徒（12歳〜14歳）の場合	夜間課程および特別支援学校高等部生徒	
エネルギー（kcal）	490	530	650	780	830	860	33%
たんぱく質（%）	学校給食による摂取エネルギー全体の 13〜20%						
脂　肪（%）	学校給食による摂取エネルギー全体の 20〜30%						
ナトリウム（食塩相当量）（g）	1.5 未満	1.5 未満	2 未満	2.5 未満	2.5 未満	2.5 未満	33% 未満
カルシウム（mg）	290	290	350	360	450	360	50%
マグネシウム（mg）	30	40	50	70	120	130	児童 33% 生徒 40%
鉄　(mg)	2	2	3	3.5	4.5	4	40%
ビタミン A（μgRAE）	190	160	200	240	300	310	40%
ビタミン B_1（mg）	0.3	0.3	0.4	0.5	0.5	0.5	40%
ビタミン B_2（mg）	0.3	0.4	0.4	0.5	0.6	0.6	40%
ビタミン C（mg）	15	20	25	30	35	35	33%
食物繊維（g）	3 以上	4 以上	4.5 以上	5 以上	7 以上	7.5 以上	40% 以上

（注）1　表に掲げるもののほか，次に掲げるものについてもそれぞれ示した摂取量について配慮すること。
亜　鉛　児童（6〜7歳）　2mg　　児童（8〜9歳）　2mg
児童（10〜11歳）2mg　　生徒（12〜14歳）3mg
高校生　3mg　　幼児　1mg
2　この摂取基準は，全国的な平均値を示したものであるから，適用に当たっては，個々の健康及び生活活動等の実態並びに地域の実情等に十分配慮し，弾力的に運用すること。
3　献立の作成に当たっては，多様な食品を適切に組み合わせるよう配慮すること。
資料）［文部科学省：学校給食実施基準　夜間学校給食実施基準　特別支援学校の幼稚部および高等部における学校給食実施基準（最終改正：令和３年２月12日）］「学校給食摂取基準の策定について（報告）（令和２年12月）」

なければならないとされている。

2）学校給食における食品構成

学校給食の食品構成については，「学校給食摂取基準」を踏まえたうえで，さまざまな食品を適切に組み合わせ，児童生徒が各栄養素を適切に摂取しつつ，多くの食品に触れることができるようにしなければならない。また，これらを活用した食に関する指導や食事内容の充実を図るようにしなければならない。さらに，各地域の実情や家庭における食生活の実態を把握したうえで，日本型食生活の実践，わが国の伝統的な食文化の継承について十分配慮するように進めていく。特にカルシウム摂取に効果的である牛乳等についての使用に配慮し，家庭の食事においてカルシウムの摂取が不足している地域にあっては，積極的に牛乳，調理用牛乳，乳製品，小魚等についての使用に配慮することが求められる。

3）学校給食の食事内容の充実

学校給食の食事内容については，学校における食育を推進していくために，学級担任，教科担任および栄養教諭が連携し，給食時間をはじめ各教科において，学校給食を活かした食に関する指導を効果的に行うよう配慮していく。学校給食の献立は，内容が充実していなければ，指導に活用することは困難になる。献立作成にあたっての食事内容については，以下に示す点で注意が求められる。

① 献立に使用する食品や献立のねらいを明確にした献立計画を示すこと。
② 各教科等の食に関する指導と意図的に関連させた献立作成とすること。
③ 学校給食に地場産物の積極的な使用に努め，農林漁業体験等も含め，地場産物に係る食に関する指導に資するよう配慮すること。
④ わが国の伝統的食文化について興味・関心をもって学び，児童生徒がその歴史，ゆかり，食材などを学ぶ取り組みに資するよう配慮すること。また，地域の食文化等を学ぶ中で，世界の多様な食文化等の理解も深めることができるよう配慮すること。
⑤ 児童生徒が学校給食を通して，日常または将来の食事作りにつなげることができるよう，献立名や食品名が明確な献立作成に努めること。
⑥ 食物アレルギー等のある児童生徒に対しては，校内において校長，学級担任，栄養教諭，学校栄養職員，養護教諭，学校医等による指導体制を整備し，保護者や主治医との連携を図りつつ，可能な限り，個々の児童生徒の状況に応じた対応に努めること。

献立については，調理方法や児童生徒の嗜好についても，以下に示す点で配慮した作成が求められる。

① 魅力あるおいしい給食となるよう，調理技術の向上に努めること。
② 食事は調理後できるだけ短時間に適温で提供すること。調理にあたっては，衛生・安全に十分配慮すること。
③ 家庭における日常の食生活の指標になるように配慮すること。

(4) 学校給食の衛生管理

1) 学校給食衛生管理基準

学校給食は，成長段階である幼児，児童生徒を対象としており，比較的免疫力の弱い者が存在していることや，食中毒の際には食数の多い関係で被害が大きくなってしまうことなどから，極めて高度な衛生管理が求められる。高度な衛生管理の徹底を図るために，文部科学省は，「学校給食衛生管理基準」，「夜間学校給食衛生管理基準」および「特別支援学校の幼稚部及び高等部における学校給食衛生管理基準」を定めている。当該基準は，HACCP（p.114 参照）の考え方に基づき，施設・設備，食品の取扱い，調理作業，衛生管理体制などについて，詳細な基準が示されている。各学校給食施設は，当該基準の遵守を強く求められている。

(5) 管理栄養士・栄養士の役割

1) 学校給食の栄養関連職種

学校給食の栄養関連職種については，学校給食法第7条に学校給食栄養管理者として明記されている。学校給食栄養管理者は，義務教育諸学校および共同調理場において，学校給食の栄養に関する専門的事項をつかさどる職員とされており，「栄養教諭の免許状を有する者」，「栄養士免許を有する者」で学校給食の実施に必要な知識・経験を有する者でなければならないと規定されている。なお，「公立義務教育諸学校の学級編制及び教職員定数の標準に関する法律」では，学校給食栄養管理者のうち，栄養教諭以外の者は，学校栄養職員と定義されている。

２）学校における栄養教育・指導―「食に関する指導」

学校給食栄養管理者は，学校給食管理（栄養・食事管理，生産管理，衛生管理など）の業務に加え，「食に関する指導」の業務も求められている。

学校給食法第10条には，「学校給食を活用した食に関する指導」として栄養教諭の職務内容が示されている。栄養教諭は，児童生徒が健全な食生活を自ら営むことができる知識および態度を養うため，学校給食において摂取する食品と健康の保持増進との関連性についての指導，食に関して特別の配慮を必要とする児童生徒に対する個別的な指導，その他の学校給食を活用した食に関する実践的な指導を行うものとするとされている。なお，学校栄養職員については，栄養教諭に準じて指導を行うよう努めるものとされている。

1.6　事　業　所

(1) 事業所給食の法的根拠

事業所給食とは，企業や団体などで働く勤労者（従業員）を対象に提供される給食である（表2-15）。事業所給食の法的基盤は，1947（昭和22）年に制定された労働基準法および同法から派生した労働安全衛生法による。事業所の寮や研修所については

表２-15　対象別事業所給食の種類と特徴

種　類	給食の対象と特徴
オフィス給食	企業や官庁などの事務系および営業系従業員を対象とする。身体活動レベルは普通または低い者であり，量よりも質的な内容が求められる。近隣の外食産業との競合もあり，対象者の嗜好に配慮した選択可能な提供方式の導入や，ストレス軽減のための食環境整備も重要となる。昼食1回（主に平日）が主体となる。 ＊事業者は，労働者が有効に利用することができる休憩の設備を設けるように努めなければならない。(労働安全衛生規則　第613条) ＊事業者は，事業場において労働者に対し給食を行うときは，栄養の確保及び向上に必要な措置に努めなければならない。(労働安全衛生規則　第631条)
工場給食	製造業に従事する従業員が対象となる。製造業の種別や製造ラインの状況によって，身体活動レベルが異なるため，仕事内容に応じた給与栄養目標量を設定する。 勤務体制によって，昼食以外に朝食，夕食，夜食の提供もある。 ＊有害作業場には食堂の設置が義務づけられている。(労働安全衛生規則　第629条)
寄宿舎・研修所	寄宿舎では独身者，単身赴任者が対象となり，朝，夕２回の食事の提供を行う。 対象者の食生活の基盤となるため，栄養面だけでなく，家庭的な温かさをもち，変化のあるメニューづくりに努める。研修所では，平均研修期間を考慮しながらサイクルメニューなどの期間設定を行い，1日3回の食事の提供が行われる。 ＊常時30人以上の労働者を寄宿させる寄宿舎には，食堂の設置が義務づけられている。(事業所附属寄宿舎規定　第24条)

表2-16　事業所給食における栄養士配置規定

種　類	栄養士配置	規程法令
事業所	事業者は，事業場において，労働者に対し，1回100食以上または1日250食以上の給食を行うときは，栄養士を置くように努めなければならない。	労働安全衛生法 労働安全衛生規則　第632条
寄宿舎	1回300食以上の給食を行う場合には，栄養士を置かなければならない。	労働基準法 事業附属寄宿舎規程　第26条

労働基準法，労働基準法施行規則および事業附属寄宿舎規定，またオフィスおよび工場については労働安全衛生法，労働安全衛生規則により食堂の設置基準や栄養士配置規定が定められている（表2-16）。

（2）給食の意義・目的

事業所給食は産業給食ともいわれ，従業員の健康の保持・増進および生活習慣病予防を目的とする。また，福利厚生の一環として従業員の経済的負担を軽減するため，低価格で給食を提供する。さらには，勤労意欲や作業効率を高めることで労働生産性の向上に寄与することが求められる。

（3）事業所給食の特徴

事業所給食の対象者は，10歳代後半から60歳代と年齢層が幅広い。事業所によって，男女比率や職種，就業形態が異なるため身体活動レベルもさまざまである。事業所の就業形態によって，1日に提供される食事の回数が異なり，朝食，昼食，夕食，夜食のうち複数食を提供する施設もあるが，主に昼食1食を提供する施設が多い。

1）運営形態

事業所給食の運営形態には，直営方式と委託方式がある（図2-1）。

①　**直営方式**　企業や団体が福利厚生のため給食施設を設置し，給食部門を一部門とし，その組織体の従業員を使って給食の運営を行うことである。一般に事業主の運営方針を徹底しやすく，従業員とのコミュニケーションを図りやすいことから信頼関係を構築しやすいなどの利点がある。一方で，給食運営の専門的なノウハウをもっていないことや，人事・労務管理の煩雑さ，経済的負担の増加などの問題を抱えやすく，経営努力に欠けることがある。そのため，近年では企業の経営効率性の観点からも給食業務の外部委託が主流となっている。

②　**委託方式**　経営戦略の手法として，業務の一部または全部を外部の専門会社に委託することをアウトソーシングという。給食業務においても同様に，給食受託専門会社に業務を外部委託をすることにより，質の高い食事を提供することが可能となる。さらに，人事管理の簡素化や経済性の向上等，コスト面においても多くのメリットがある。しかし，給食受託専門会社にとって業務の効率性や収益性を重視することは避けられないため，利益追求に重点が置かれる場合は顧客サービスや給食の質的低

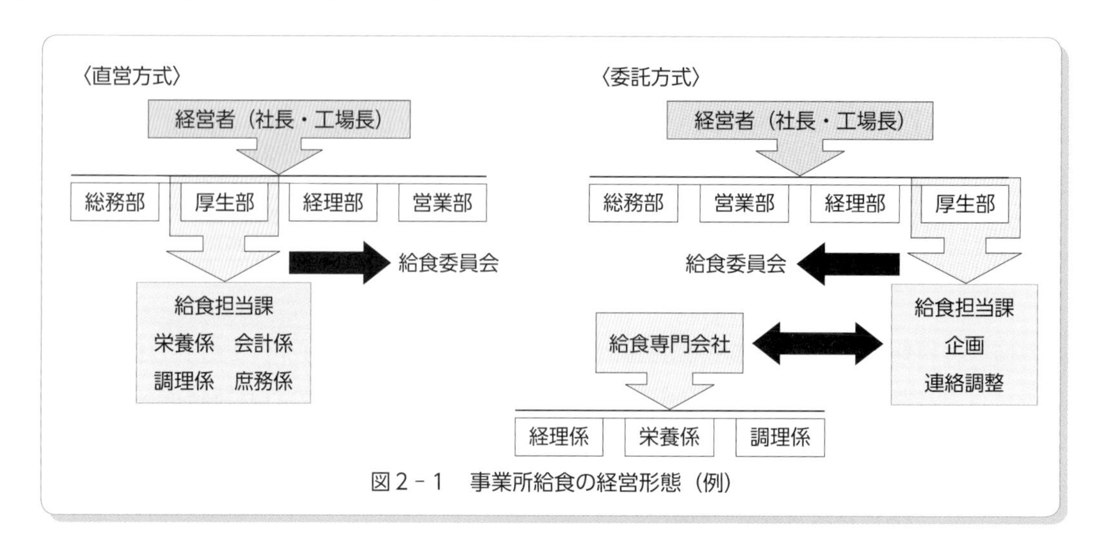

図２－１　事業所給食の経営形態（例）

表２－17　委託契約方式の種類と特徴

種　類	内　容	特　徴
食単価契約	1食当たりの価格を設定する方法	食数変動の少ない大規模施設で用いられる。利用者が支払う1食単価が給食会社の収益となるため，食数の変動により収益の影響を受けやすい。
管理費契約	食事単価を食材料費と管理費に区分して契約する方法	小規模施設で用いられる。食数の多少に関係なく，委託側が給食会社に対して管理費として一定額を補償するため，安定した収入が見込める。管理費（食材料費以外）の詳細は施設ごとの契約条件により異なる。食材料費は販売価格として利用者が支払う。
補助金制	食単価の一部を委託側は補助金として支払う方法	食数の少ない施設で用いられる。福利厚生の一環として，一定額または売り上げの一定割合の補助金を委託側が給食会社に支払う。

下を招くおそれがある。給食受託専門会社には，受託給食会社（委託），企業の子会社・系列会社など（準委託），地域または共同出資組合等（協同組合）がある。

2）委託の形態

①　委託業務の範囲　　委託業務の範囲によって，全面委託，部分委託（一部委託）に大別される。全面委託は給食運営業務全般（栄養食事管理・生産管理・人事管理など）を委託する方法で，部分委託は業務を部分的（食材料管理・調理・洗浄・清掃・衛生管理など）に委託する方法である。また，特定給食施設には健康増進法に基づき災害等への備えが義務付けられていることから，災害時の対応についても検討することが望ましい。

②　委託契約方式　　国内では経費による分類の委託契約方法が主流となり，食単価契約と管理費契約，補助金制がある（表２-17）。予定食数や給食施設規模によって採算性を検討し，契約方法が決定される。契約内容は，委託側（企業）と受託側（給食受託専門会社）双方の協議のもと決められ，「契約書」が取り交わされる。また，契約の詳細や追加・変更事項等は，別途「覚書」や「協議事項」，「確認事項」などを作成し，文書化する。

3）提供方式

給食の目的，献立作成基準等をもとに料理の組合わせにあわせた提供方式が検討される。また，対象者の多様なニーズを考慮した食事内容への対応も必要性が増している。栄養管理が行いやすい単一定食方式と対象者の嗜好に配慮しやすい選択可能な方式がある。後者は，料理の種類が複数となるため調理作業が煩雑になる。

① **単一定食方式**　主食，主菜，副菜などを組み合わせて，一種類の定食型献立を提供する方式である。給食対象者に食事選択の自由がないため，給与栄養目標量を満たす栄養バランスや残菜を少なくするための嗜好への配慮を要する。一方で，単一の献立であるため栄養管理や作業工程の管理が行いやすいというメリットがある。

② **複数献立方式**　複数の定食献立や定食献立と合わせて何種類かの一品料理を提供する方式である。

③ **カフェテリア方式**　主食，主菜，副菜など複数の料理を対象者が自由に組み合わせて選択できる方式である。食事選択の自由度が高く，対象者の嗜好に左右されやすいため，料理の組み合わせや栄養バランスのとり方などについて見本を示すなどの栄養教育を行う必要がある。

（4）栄養・食事管理の実際

主に健康な者を対象とした食事の提供が基本であるが，生活習慣病の罹患率の高い成人期が中心となるため，健康的な食事への要求は年々高まっている。事業所給食の関係法規には栄養士配置や給食規定が示されるが，給与栄養量の基準については明確に定められていない。提供方式によって詳細は異なるが，一般的には「日本人の食事摂取基準（2020年版）」を活用し，集団を構成するすべての個々人に対して適切な栄養量を提供することが求められる。具体的には，対象者の性・年齢階級別，身体活動レベル別の人員構成表を作成し，定期健康診断等のデータから栄養アセスメントを行い推定エネルギー必要量の分布を確認する。推定エネルギー必要量ベースに集約した数種類の食種を設定し，食種ごとに各種栄養素の基準値を決定する。エネルギーベースによる食種の設定の際，対象者の推定エネルギー必要量が給与エネルギー目標量の±200kcal（または±10%）の誤差範囲に含まれるよう留意する。また，**体格**（body mass index：**BMI**，体重（kg）÷身長（m）^{2}）が正確に確認できる場合は適正範囲外の者の割合を把握し，肥満ややせの対象者に対しては個別対応を行うことが望ましい。

（5）管理栄養士・栄養士の役割

近年では給食の利用者にとって料理の選択肢の幅が広いカフェテリア方式などが増加しており，利用者への栄養情報の提供を含めた栄養教育・指導が求められる。例えば，野菜摂取を促進するために期間限定で野菜を用いた単品料理の種類をメニューに追加し，関連するPOP等でイベントを周知するなどの健康教育が考えられる。

健康増進法にも明示されているように，栄養成分表示や献立の掲示，栄養学的に望ましいモデル献立の提案など，各種媒体を活用した適切な情報提供に努める必要がある。

また，厚生労働省が推進するTHP（トータルヘルスプロモーション）を背景に，2008（平成20）年から特定健診・特定保健指導が開始された。この取り組みでは，生活習慣病リスク要因の多い者に対して医師，保健師，管理栄養士などが積極的に介入し，対象者の身体状況の改善を図ることとされている。2013（平成25）年度より進められている健康日本21（第二次）においても，事業所に対する栄養管理上の留意事項として，企業の健康管理部門などとの連携を強化し，保健指導内容と提供給食，健康・栄養情報の内容を一致させた栄養管理の実施が求められている。

2018年4月には「健康な食事・食環境（スマートミール）」が制度化され，経済産業省が推進する企業における「健康経営」促進の一手段として，事業所給食は重要な役割を担うこととなった。本制度は，提供する食事の作成・確認に管理栄養士・栄養士が関与することを明確にしていることが特徴である。業務委託率が増大し，外食・中食産業との競争が激化する中，今後，事業所給食は従来のような食事の質や量，価格のみならず，魅力あるサービス内容など食環境整備も求められる。

2．特定給食施設における管理栄養士・栄養士の業務と役割

ここまで給食施設ごとにみてきたが，特定給食施設における管理栄養士・栄養士の役割は，利用者に適正な食事を提供するための管理業務と利用者への栄養教育・指導である。食事提供のための施設・設備の計画，調理従業員の教育と配置，食事の計画，食材料の調達，生産（調理）作業の管理，喫食環境の整備，食品衛生および労働衛生上の安全・衛生の確保など様々な運営管理および利用者個人あるいは集団に対する栄養教育・指導をとおして給食目的の達成に寄与する。また，こうした管理業務の全体をとおして効率性および採算性を考慮した経営的能力も求められている。

給食施設における管理栄養士の業務としては，栄養士法第1条で，「特定多数人に対して継続的に食事を供給する施設における利用者の身体の状況，栄養状態，利用の状況等に応じた特別の配慮を必要とする給食管理及びこれらの施設に対する栄養改善上必要な指導等を行うことを業とする者」と規定されており，さらに健康増進法第2条において「特定給食施設であって特別の栄養管理が必要なものとして厚生労働省令で定めるところにより都道府県知事が指定するものの設置者は，当該特定給食施設に管理栄養士を置かなければならない」とされている。つまり，給食施設で求められる管理栄養士の能力は，利用者のアセスメントと栄養教育・指導，適正な給食提供のためのシステム管理およびマネジメント能力であるといえよう。

3. 特定給食施設の関係法規

特定給食施設は特定の集団を対象に継続的に食事を提供することから，利用者に与える食生活上の影響は多大であり，安全・衛生に配慮し，かつ効率的な運営が要求される。また，特定給食施設の利用者は提供される食事を一方的に受け入れなければならない状況が多くみられ，食事の選択範囲は狭く，利用者に改善の意思があっても容易に是正できないことも考えられる。このようなことから利用者の利益を守り，適正な給食の運営が図られるように各種の法規を根拠に行政指導がなされている。

特定給食施設の基本計画の策定および運営には，関係法規を理解し，社会・経済状況と食生活の変化，栄養関連の研究の進歩に対応して行政機関と連携しながらより発展的に行うことが必要である。また，施設によって関係する主な法規および関係する行政組織も異なるため十分な理解が必要である。関係法規は日本国憲法をはじめとして相互に関連していることから，各種法規の改正には常に注意していなければならない。

3.1 法規の種類

わが国の法規（法令）は日本国憲法に定める事項に沿って定められている。

① **法　律**　国会の両議院の議決を経て制定されるものである。（例：健康増進法：平成 14 年 8 月 2 日法律第 103 号）

② **政　令**　内閣が制定する命令。憲法や法律の規定を実施するための様々な手続きや，法律によって特に委任された事項について内閣によって制定されるもので，施行令ともいわれる。（例：健康増進法施行令：平成 14 年 12 月 4 日政令第 361 号）

③ **省　令**　法律，政令の施行のために担当主務大臣が制定する命令。法律や政令を施行するための様々な手続きや，法律・政令によって特に委任された事項を具体的にどのように施行するかについて，各府省の大臣の決定によって成立するものである。施行規則ともいわれる。（例：健康増進法施行規則：平成 15 年 4 月 30 日厚生労働省令第 86 号）

④ **告　示**　国，地方公共団体などが一般に向けて行う公示である。（例：学校給食実施基準：令和 3 年 2 月 12 日文部科学省告示第 10 号）

上記のほか，法規の施行に際しての詳細な説明などが担当所管から「通知」として出される場合がある。現場の業務では，この「通知」が具体的な指標として重要となる。特定給食施設における業務を行うに当たって法律，政令，省令，告示および通知を関連付けて理解しておくことが必要である。

3.2 給食施設にかかわる主な法規

(1) 健康増進法

健康増進法は，「国民の健康の増進の総合的な推進に関し基本的な事項を定めるとともに，国民の栄養の改善その他の国民の健康の増進を図るための措置を講じ，もって国民保健の向上を図ること」（第１条）を目的として2002（平成14）年に制定された。また，健康日本21の推進のための法的裏付けとしての意義も強い。給食施設に関係する事項を次に示す。違反した場合の罰則規定もある。関連条項は巻末資料（p.205～）に掲載した。

・第19条：栄養指導員の業務と資格。給食施設に対する指導助言の行政的担当者の規定である。
・第20条：特定給食施設の届出。特定給食施設の定義として認識が必要である。
・第21条：特定給食施設における栄養管理。栄養管理の担当者として管理栄養士の必置，管理栄養士・栄養士の配置努力規定。
・第22条：都道府県知事の特定給食施設に対する指導，助言を行う権限を示している。
・第23条：特定給食施設における適正な栄養管理，管理栄養士の配置などについての勧告・命令の権限を規定している。

（2）学校給食法

学校給食法〔1954（昭和29）年制定〕は，児童生徒の心身の健全な発達を目的として制定されている。給食の目標，給食の対象，学校給食栄養管理者などについて規定している。

・第１条：学校給食法の目的。
・第２条：学校給食の目標を７項目に示している。
・第３条：給食の対象を義務教育諸学校の児童生徒としている。
・第７条：学校給食の栄養の専門的事項を担当する職員は栄養教諭または栄養士であること。
・第８条：文部科学大臣は，学校給食実施基準を定めるとしている。
・第９条：文部科学大臣は，学校給食衛生管理基準を定めるとしている。
・第10条：栄養教諭は，学校給食を活用した食に関する指導を行うとしている。
・第11条：給食の実施に必要な施設・設備および運営に必要な経費は学校の設置者が負担，これ以外の経費は児童生徒の保護者の負担としている。

この他に学校の給食にかかわる法律としては，「夜間課程を置く高等学校における学校給食に関する法律」「特別支援学校の幼稚部及び高等部における学校給食に関する法律」があり，義務教育諸学校以外の児童生徒の給食についての規定をしている。

また，「学校給食衛生管理基準」（巻末資料，p.218）では学校給食における衛生管理の徹底を図るための重要事項について示しており，給食運営上，最低限理解しておくことが必要である。

(3) 食品衛生法

食品衛生法〔1947(昭和22年)制定〕は，食品の安全性の確保のために公衆衛生の見地から必要な規制その他の措置を講ずることにより，飲食に起因する衛生上の危害の発生を防止し，国民の健康の保護を図ることを目的としている(第1条)。食品関係業者を対象として定められた法律であるが，集団に対して食事を提供する給食施設においても重要な関連法規である。

・第30条：食品衛生監視員について定めている。厚生労働大臣または都道府県知事，保健所を設置する市の市長もしくは特別区の区長が，それぞれの官吏内から命じる。食品衛生監視員は，営業者や給食施設が守るべき事項について監視するとともに，食品衛生に関する指導を行う。

・第58条：食中毒発生時の措置について定めている。食中毒患者，あるいはその疑いのある者を診察した医師は直ちに最寄りの保健所に届け出なければならない。食中毒発生時の措置は保健所の指示に従う。

(4) その他の主な関連法規

1) 医　療　法

1948(昭和23年)制定。医療法において，病院での給食施設の設置が義務付けられており，同法施行規則では，病床数100床以上の病院に栄養士1名の必置が定められている。

2) 児童福祉法

1947(昭和22)年制定。児童福祉施設の種類やその目的，特徴が示されている。主な施設の設備や職員の配置基準は，「児童福祉施設の設備及び運営に関する基準〔厚生労働省令，1948(昭和23)年制定〕」に規定されている。

3) 老人福祉法

1963(昭和38)年制定。老人福祉施設の種類やその目的，特徴が示されている。

参考文献

・藤原政嘉，田中俊治，赤尾　正編著：『新・実践 給食経営管理論―栄養・安全・経営面のマネジメント　第3版』，みらい（2014）

・君羅　満，岩井　達，松崎政三編著：『Nブックス　給食経営管理論　第5版』，建帛社（2015）

・国立研究開発法人 医薬基盤・健康・栄養研究所監修，石田裕美，登坂三紀夫，髙橋孝子編：『給食経営管理論　改訂第3版』，南江堂（2019）

・中山玲子，小切間美保編：『給食経営管理論　第4版：新しい時代のフードサービスとマネジメント』，化学同人（2016）

・外山健二，幸林友男，曽川美佐子，神田知子編：『給食経営管理論　第3版』，講談社サイエンティフィク（2012）

・鈴木久乃，太田和枝，殿塚婦美子編著：『給食管理』，第一出版（2011）

・八倉巻和子編：『給食経営管理　第2版』，医歯薬出版（2002）

・伊藤和枝，鎹　吉，八丁雄子編著：『NEW 給食管理』，医歯薬出版（2001）

・文部科学省：『食に関する指導の手引―第二次改訂版』，健学社（2019）

・栄養法規研究会編：『わかりやすい給食・栄養管理の手引』，新日本法規（2006）

・市川陽子，神田知子編：『管理栄養士養成のための栄養学教育モデル・コア・カリキュラム準拠 第11巻 給食経営管理論 給食と給食経営管理における関連項目の総合的理解』，医歯薬出版（2021）

・朝見祐也，小松龍史，外山健二編著：『管理栄養士講座 三訂 給食経営管理論』，建帛社（2017）

・厚生労働省：特定給食施設における栄養管理に関する指導及び支援について（平成25年3月29日健が発0329第3号）

・日本給食経営管理学会監修：『給食経営管理用語辞典　第2版』，第一出版（2015）

・食事摂取基準の実践・運用を考える会編：日本人の食事摂取基準2020年版の実践・運用－特定給食施設における栄養・食事管理－，第一出版（2020）

・市川陽子：「健康な食事・食環境」の認証制度，「スマートミール」，日本調理科学会誌，52巻6号（2019）

第3章

給食経営管理の概要

学習のポイント

給食業務の全体像を理解する。それぞれの管理業務が全体のなかでどのように相関しているかを学ぶ。詳細については「Ⅳ　給食のマネジメント実務」で学ぶ。

1. 給食における経営管理の概要

給食経営管理は，特定の対象者（利用者）に食事を提供して利益をもたらす行為である。ここでいう利益は必ずしも金額で表すことのできない「おいしさ」，「楽しみ」，「安全性」，「健康維持」なども含めて考える。給食は施設の理念や目標に沿ってその品質を決定，運営していかなければならない。給食を提供し利益を上げることのみを主目的にすることではない。給食は食料生産，加工，流通をはじめとして，社会生活全般とのかかわりのなかで運営される。食事を調製する施設・設備は安全性，効率性などの社会的要請に応じて進歩している。食事も過去には経済的負担の軽減を主眼に提供された例もみられたが，最近では利用者の様々な期待に応え，満足度の充実が図られるようになってきている。そこには社会的水準に合致した質の高いサービスを効率的に提供することが望まれている。利用者に提供する食事は，望ましい食習慣を形成する栄養教育・指導の媒体でもある。継続して給食を経験することによって利用者自らが食事を自己管理できるように導くことも給食経営管理の責務である。また，利用者の家族あるいは地域をとおして社会の食に対する意識向上も期待される。このように給食経営管理では社会的資源を給食システムに取り込み，効率的な運用によって付加価値を増し，利用者および社会に様々なかたちでの利益を供与するところに意義があり，それが給食の役割のひとつである。

2. 給食における資源の管理と活用

給食は多くの人々に食事を提供する業務であり，給食を運営するためには多くの資源が必要であり，それらを管理し活用することになる。どのような企業や組織にも物や人の働きにおける流れ，「システム（system：仕組み）」がある。フードサービスにおける一般的な給食運営のシステム（流れ）を表したものが図3-1である。給食運営の流れの中心は生産（調理）・提供である。給食における生産とは，労働力（調理担当者），食材料（原材料），調理機器を有用な生産資源として，料理，食事および無形（食

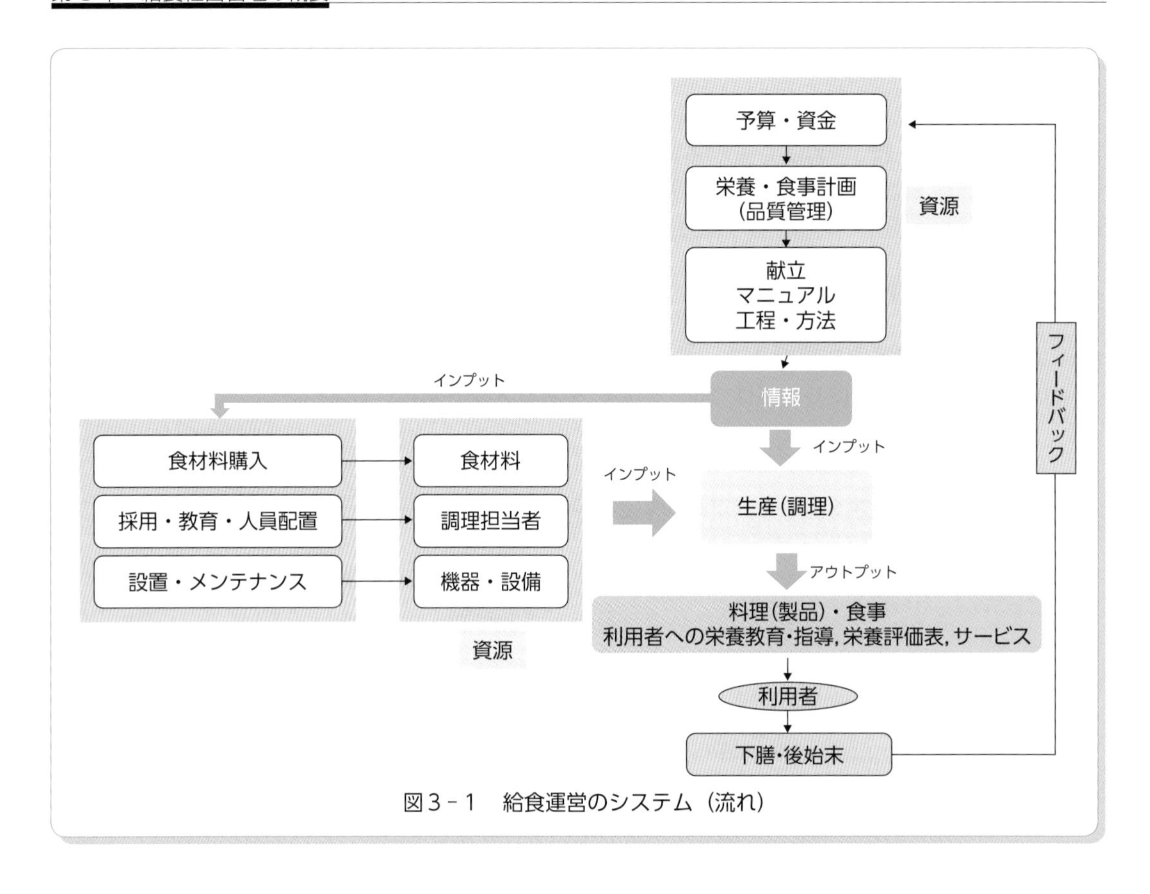

図３－１　給食運営のシステム（流れ）

事サービス）に変換させるプロセス（工程）を指し，製品（アウトプット）として利用者に提供することである。アウトプットは出来上がった製品や食事以外に，利用者への栄養教育・指導，栄養評価表，食事サービスなども含まれる。

ここでの資源とは，人・物・財源などの組織（システム）を指す。給食サービスには７つのＭがある。それは人(men)，機械・設備(machine)，材料(material)，予算・資金（money），工程・方法（method），マニュアル（manual），献立（menu）の７つの資源である。また，情報（information）はすべての資源に関係する。利用者の情報を始めとして，食材料・料理の情報も含まれる。

3. 給食経営管理におけるマーケティングの役割

3. 1　給食経営管理と PDCA サイクル

給食施設における給食サービスは，一般の飲食店と同じように食事を提供することが主たる業務であるが，両者の食事提供の意味は大きく異なる。それは対象者の違いと食事内容のもつ意味である。

給食サービスにおける対象者とは，病院・介護福祉施設給食，学校給食，企業などの施設に入院，入所，在学，就労している特定の対象者であり，給食内容は人間の生

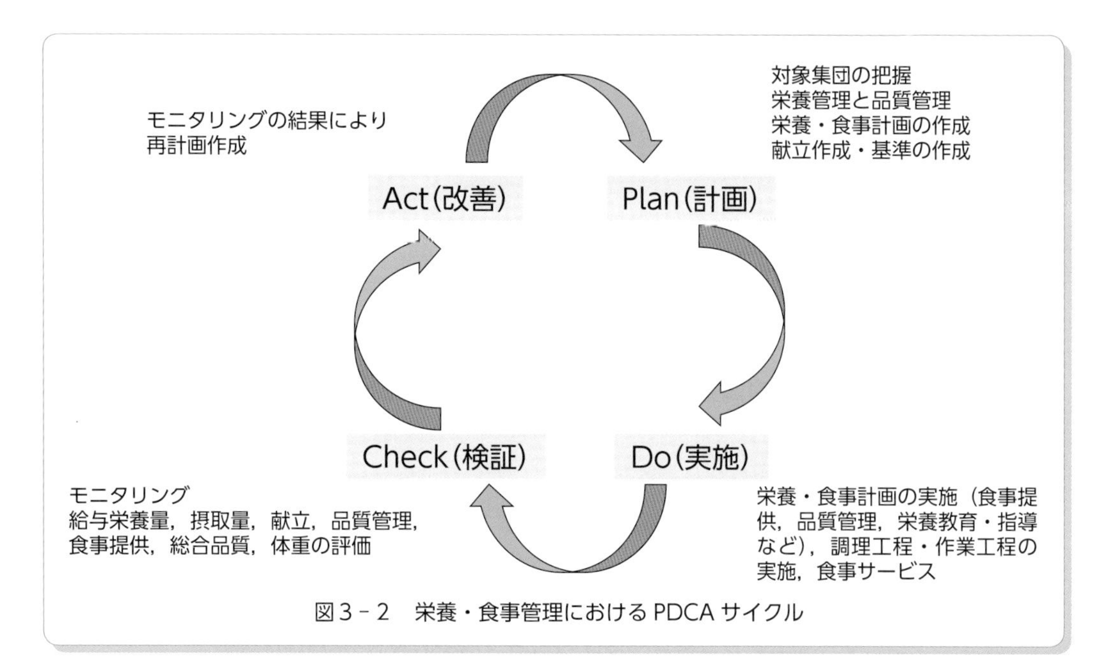

図3－2 栄養・食事管理におけるPDCAサイクル

理的欲求, 嗜好, 空腹を満たすこと以外に疾病の治療・予防, 健康の保持・増進, 食教育, 生産性の向上など, 施設ごとにはっきりとした目的をもって提供している。具体的には, 対象者の栄養状態や嗜好を把握し,「日本人の食事摂取基準」に基づき個人の栄養量を設定して, 集団の給与栄養目標量の基準を設定する。そこから献立作成の基準を作成し, その基準に基づき献立が作成される。その後, 食材料の確保, 生産になる。

給食の製品設計の情報には利用者の摂取量も含まれるため, 利用者の情報をフィードバックし栄養量の基準, 献立の見直しによる改善につなげる。利用者の栄養状態を定期的に評価するため, 利用者が多数である場合には, これら一連の業務をシステム化し, 体系的に行うことが求められる。限られた資源のなかでどのようにシステム化するかが重要になる。

すべての利用者の詳細な情報を得るにはたいへんな労力を要する。病院・福祉施設などでは栄養状態の把握については, スクリーニングを実施して, 詳細な情報が必要な人と, そうでない人を振り分ける方法が現在行われている。そのためには, 栄養状態を把握するための項目の抽出, 期間, 摂取量, 体重などについて, どのくらいの頻度でどのような方法で把握するかなどの検討が必要になる。他職種からの情報を得る場合には, 情報の共有化が必要であり, 統一したフォーマットなどの作成が重要である。

栄養・食事管理の業務はPlan(計画), Do(実施), Check(検証), Act(改善)のPDCAサイクルに沿って継続的に行うことになる(図3－2)。

3. 2　給食におけるマーケティングの意義・目的

給食運営において，PDCA のなかでマーケティングの手法を用いた経営戦略が求められている。給食経営環境が厳しくなるなかで，いかに利用者に満足度の高い給食を提供できるのか，マーケティングの視点をもつことが重要である。顧客の満足度を高めて売り上げの拡大を図り，収益向上を目指すためにマーケティングを活用した戦略を構築する必要がある。給食における具体的なマーケティング戦略には以下のようなものがある。

（1）顧客満足度調査（CS 調査）

利用者のニーズを把握し，その結果を十分に反映させた製品の設計・生産と提供が満足度の向上につながることになる。顧客満足度（customer satisfaction：CS）調査は利用者の潜在的な要求を解決するために要望や意見，クレームなどを分析し評価するもので，従業員のモチベーションの向上も重要になる。

（2）メニュー・マーチャンダイジング（menu merchandising）

商品と商品ラインの明確化と定義される。「商品政策」,「商品化計画」などと訳され，商品の品揃いに関する計画管理をいう。給食においては，満足度の高い食事を提供するためのメニュー戦略として活用されている。適正な商品を，適正価格で，適正時期に，適量を市場に流すための計画である。

（3）献立の品質

給食の運営において，最も重要となるのが献立管理である。献立の品質の良否が経営を左右するといっても過言ではない。給食の品質は顧客満足を得るための総合品質（利用者の評価）であり，具体的には栄養・食事計画で決定した給与栄養目標量，おいしさ，外観，安全性，価格などが含まれる。これらすべてが，給食の価値を決定することから，利用者の視点に立った献立計画（商品計画）を立案することが必要となる。そのためにはマーケティングの手法を用いて現状のメニューを分析し，利用者のニーズに合った献立を提供するように計画する。

3. 3　給食とサービス

給食は，単なる食事の提供と異なり，多くの制約や要望のなかで行われており，施設ごとに個別の対応が求められる。施設の課題として，価格の制約，喫食場所の制約（病院・介護福祉施設などベッドサイド），時間の制約などがある。また，給食は福利厚生の一環でもあるため，食事を通じての健康管理目的，病院・介護福祉施設などの疾病管理の制約などがある。例えば学校では健康管理，アレルギー対応，食育などの要望があり，こうした施設個別の要望や制約に対応するためには，それぞれのニーズを把握することが必要である。特に健康管理目的に対しては，食事改善のみならず，食と健康に対する啓発を行ったり，食生活相談コーナーを開設することも様々な利用者ニーズに対応することになる。

4. 給食経営と組織

給食施設は，それが属する組織の理念，使命や目標に基づいて運営されている。例えば病院であれば，疾病の治療・予防や栄養・食事療法を目的として，他部門との関連性が強い組織として，医療協力部門としての診療補助部門に組織されていることが多い。

入所者の介護・福祉を中心とした組織である介護福祉施設では，栄養・食事管理は多職種に支えられているが，食事の提供は法律，規約などにより複雑で制約も多く，独立した組織が多くなっている。また，学校は教育機関としての使命をもち，教育の理念，教育目標に沿った組織であり，食育は全学的に進められているが，食育の内容や栄養・食事管理は独自性が強く，その役割から独立した組織となることが多い。事業所給食は企業の理念，目的に沿った目標があり，給食の組織は総務課，人事課などに組み込まれていることが多い。したがって給食は施設の理念や目標に沿った製品の品質を決定し，他部門との協力関係のなかで運営していかなければならない。

このように給食経営の組織は利用者の多くの情報から，食事計画，調理，食事サービス，下膳，摂取状況の確認，栄養教育・指導・評価といった一連の業務を運営し，多職種連携が円滑にできる組織へとかたちづくられてきている。

4.1　病院組織と栄養部門の組織の関係

ここでは病院を例にとり栄養部門と他部門との組織の関連性について述べる。

病院では個々の患者に対応した食事サービス（治療食）を提供するためには，院内の組織体系を明確にする必要がある。病院の組織は基本的には職能（機能）別組織である。職能別組織では，業務内容別に各部門が設けられている。図3-3に示すように院長の下に診療部門，診療補助部門，看護部門，事務部門となるのが一般的である。診療補助部門は並列的に，薬剤部，栄養部，診療放射線部，臨床検査部，リハビリテーション部，医療ソーシャルワーカー部などの名称で分かれた組織になることが多い。栄養部については，食事の調製・提供を中心としたフードサービス部門とクリニカルサービスを行う部門に分かれており，現在は個別対応が多く食事が複雑化すると同時に現場業務の委託化により人材管理が難しくなっている。また，病棟におけるチーム医療の推進によりベッドサイドでの患者対応の業務内容が多くなってきている現状もある。

このような業務内容の変化により，栄養部のクリニカルサービス部門では，新たな組織としてチーム医療の担当者が必要になってきている。理由として，チーム医療に診療報酬が加算されていることがある。その加算の中心業務は栄養・食事管理であ

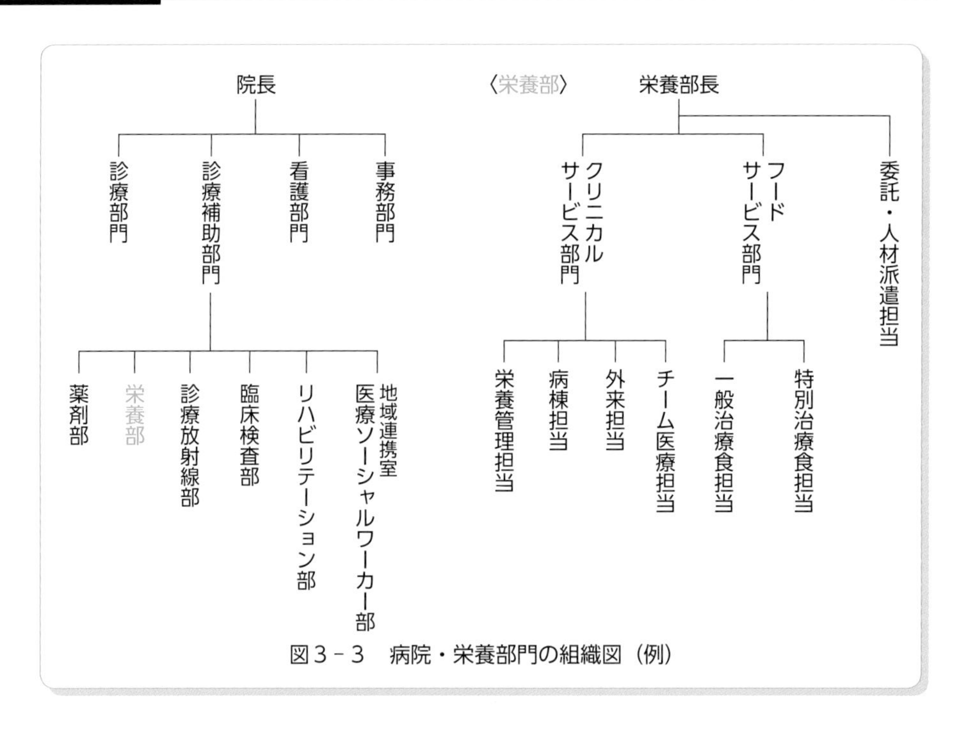

図３－３　病院・栄養部門の組織図（例）

り，そのチームリーダーは管理栄養士であることが多くなっている。また，フードサービス部門では，給食の外部委託化が進み，クックチル・真空調理の導入など調理調製の多様化，調理済み食品の外部からの持ち込みなどにより，業務内容として契約・管理が複雑化してきている。特に人材管理は派遣職員，パートタイム，アルバイト，外国人労働者などの従事者が混在しており，契約も複雑である。栄養部門に人材専門の担当者を決めて，総務課，人事課との連携を強めて対応することが必要である。

第4章

栄養・食事管理

学習のポイント

PDCAサイクルに基づいた栄養・食事管理の基礎を学ぶ。PDCAサイクルの最初のステップは，Plan（計画）である。給食の内容を示す献立がどのように作成されるかを理解する。また，食事管理について，PDCAサイクルのなかでどのような管理活動・作業があるかを具体的に学び，その流れを理解する。その上で，給食が適正に提供されているかの評価について学ぶ。

1. 栄養管理

給食施設における栄養・食事管理は，健康増進法施行規則において「栄養管理の基準」として法的に位置付けられている（第1章参照）。それぞれの施設において利用者の栄養アセスメントを実施し，献立・栄養教育計画を立案し，利用者の特性に応じた食事の提供および栄養教育・指導を行い，評価して見直し，改善につなげる。

このように栄養・食事管理は，マネジメントサイクル（PDCAサイクル）に沿って提供された給食をとおして，一次予防として健康の維持・増進，二次予防として病気の治療・回復の促進，三次予防として増悪・再発防止のための栄養教育・指導，食育を行い，食生活全般をとらえたQOLの向上を目指すものである。

1.1 栄養管理

（1）栄養管理の定義

栄養管理は，給食利用者の身体の状況，栄養状態，生活習慣等の実態を的確に把握する栄養アセスメントを行うことから始まる。その上で，得られた情報をもとに利用者に対して，「日本人の食事摂取基準」を活用して栄養計画を立て，適正な給与栄養目標量を決定し，食事計画に反映させるものであり，マネジメントに基づく栄養・食事管理（PDCAサイクル）全体の活動のことをいう（図4-1）。

（2）「日本人の食事摂取基準」の活用による栄養管理

給食施設における食事提供では，対象者の実態把握のために栄養アセスメントを行い，「日本人の食事摂取基準」を活用し，給与栄養目標量を算定する。

「日本人の食事摂取基準」は，5年ごとに改定され，現在，2020年版として示されているものは，2020年から2024年まで使用する。2020年版では，これまでの生活習

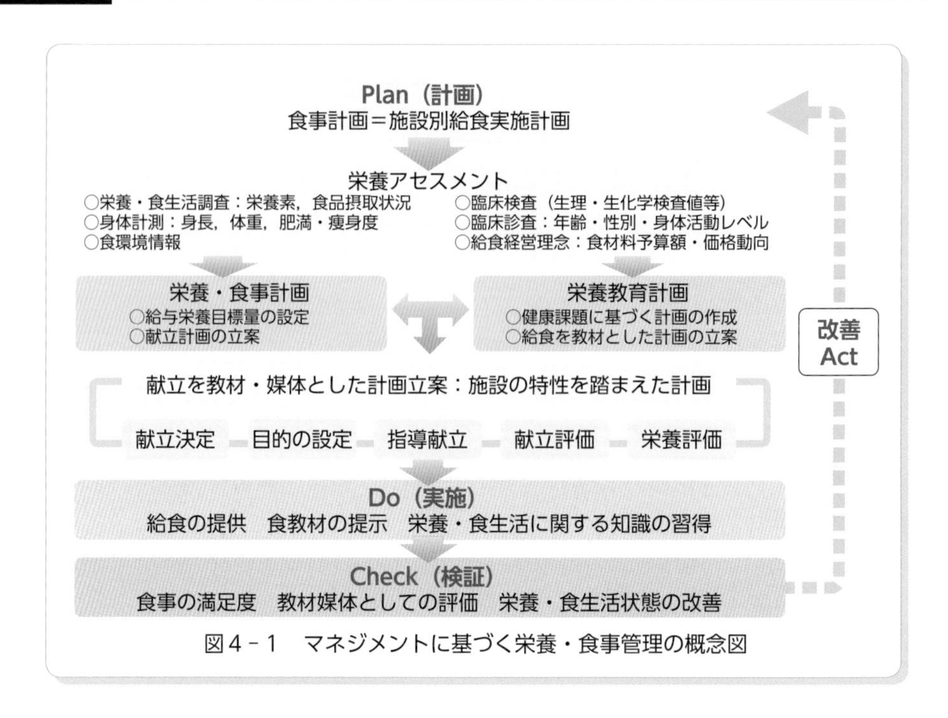

図４－１　マネジメントに基づく栄養・食事管理の概念図

慣病（高血圧，脂質異常症，糖尿病，慢性腎臓病）の重症化予防に加え，高齢者の低栄養・フレイル予防を視野に入れている。対象は健康な個人ならびに健康な人を中心とした集団で，国民の健康の維持・増進，生活習慣病の予防のための指標として，１日当たりのエネルギーおよび各栄養素の摂取量を数値として示している。指標として，エネルギーは推定エネルギー必要量の１種類，栄養素は推定平均必要量，推奨量，目安量，耐容上限量，目標量の５種類が設定され，この指標をもとに，給与栄養目標量を設定することになる。

【エネルギー】

推定エネルギー必要量（estimated energy requirement：EER）　エネルギーの不足のリスクおよび過剰のリスクが最も小さくなり，エネルギー出納が０（ゼロ）となる確率が最も高くなると推定される習慣的な１日のエネルギー摂取量である。食事摂取基準では，エネルギーの収支バランスの指標として体格（BMI；body mass index）を採用し，目標とするBMIの範囲が示されており，適正体重の維持の観点から検討する。

【栄　養　素】

給食の栄養管理において対象となる主な栄養素は，たんぱく質，脂質，ビタミンA，ビタミンB_1，ビタミンB_2，ビタミンC，鉄，カルシウム，食物繊維，食塩相当量で，これ以外の栄養素は必要に応じて検討する。これらの栄養素は健康の維持・増進と欠乏症予防のために，「推定平均必要量」と「推奨量」の２つの値が設定されている。しかし，この２つの指標を設定することができない栄養素については，「目安量」が設定されている。さらに，過剰摂取による健康障害を未然に防ぐことを目的と

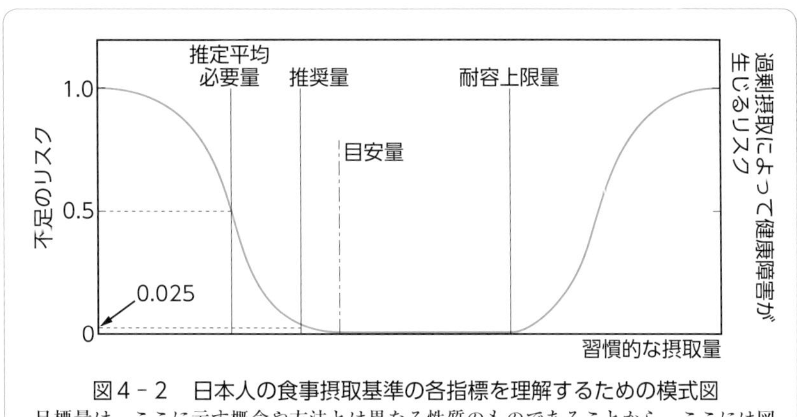

図4－2　日本人の食事摂取基準の各指標を理解するための模式図
目標量は，ここに示す概念や方法とは異なる性質のものであることから，ここには図示できない。
出典）厚生労働省：「日本人の食事摂取基準（2020年版）」策定検討会報告書，2019

して「耐容上限量」が設定されている（図4－2）。また，生活習慣病の一次予防を主要な目的として食事摂取基準を設定する必要のある栄養素については，「目標量」が設定されている。

① **推定平均必要量**（estimated average requirement：EAR）　ある母集団における平均必要量の推定値。ある母集団に属する50％の人が必要量を満たすと推定される1日の摂取量。

② **推奨量**（recommended dietary allowance：RDA）　ある母集団のほとんど（97～98％）の人において1日の必要量を満たすと推定される1日の摂取量。

③ **目安量**（adequate intake：AI）　推定平均必要量および推奨量を算定するのに十分な科学的根拠が得られない場合に特定の集団の人々がある一定の栄養状態を維持するのに十分な量。

④ **耐容上限量**（tolerable upper intake level：UL）　ある母集団に属するほとんどすべての人が健康障害をもたらす危険がないとみなされる習慣的な摂取量の上限を示す量。

⑤ **目標量**（tentative dietary goal for preventing life-style related diseases：DG）　生活習慣病の一次予防を目的とし，現在の日本人が当面の目標とすべき摂取量。

1.2　栄養管理の指標

給食施設の利用者の栄養管理を行うためには，施設の使命・役割および特性を理解することが重要であり，栄養管理目標を設定し計画を立てる必要がある。そのためには，利用者の身体状況などのアセスメントを行い，実態を把握するとともにその結果から課題や問題点を明確にすることが必要で，それが栄養管理の指標となる。

表４－１　利用者のアセスメント項目

対　象	アセスメント項目
集　団	性別，年齢階級，身体活動レベル別の人員構成 BMIの分布（特に，18歳以上で18.5kg/m² 未満，25kg/m² 以上の人数の割合）
個　別	性，年齢，身体活動レベル，身体の状況 ・身体計測値：身長，体重，体格指数，ウエスト周囲長など ・健康状態：血圧，生活習慣病等の疾病状況，血液検査値など ・摂取機能：口腔内の状況，咀嚼・嚥下機能など 食事摂取状況（給食の摂取状況，給食以外の食事摂取状況） 食生活（食習慣，嗜好など） 食に関する知識・態度 食環境の概要
乳幼児 児童生徒	成長期：発育状況，成長曲線
高齢者 疾病者	臨床・生化学検査値 摂取機能：口腔内の状況，咀嚼・嚥下機能など

（１）利用者の身体状況，生活習慣，食事摂取状況

施設の種類により給食の目的は異なるが，その目的に応じて個別のアセスメント結果を施設全体の集団として分析し評価する。利用者全員の実態把握が不可能な場合は，一部の利用者集団の結果を活用することも有効である。また，同じような施設の公表されている数値を活用するなど可能な範囲で科学的根拠に基づいた栄養管理計画を立てるようにする。なかでも，健康な人を対象とした施設では，健康診断結果をアセスメント情報として可能な限り活用することも重要である。

（２）利用者のアセスメント項目

アセスメント項目には，集団としての必須項目，個別の必須項目，また成長期，高齢者・疾病者の項目があり表４－１に示すとおりである。特に，高齢者・疾病者の摂取機能の把握は，食事の摂取量や食品選択および食事形状などに影響するため必須項目となる。

給食施設の栄養指標としては，全身の栄養状態が把握でき，簡便に測定可能な体重を用いる。利用者が適正な体重であるかどうかを定期的に把握し，摂取量と供給量のバランス度を確認して栄養管理計画を検討する。

１．３　アセスメントをもとにした栄養管理

給食施設においては，施設の利用者の嗜好性や喫食状況を把握するためアセスメントを実施する。アセスメントのなかで栄養・食生活調査は，給食経営管理上重要である。利用者の満足度は品質管理につながり，組織内において共有できる情報として，栄養管理にも活用できる仕組みにする必要がある。この場合，個人情報の保護を厳守し管理することが求められる。

(1) 利用者の食事の摂取状況と嗜好や満足度

利用者の栄養管理を行うためには，提供した食事の摂取量を把握する必要がある。そのためには，給食の提供量から残食量を差し引き，食事の摂取量を求め，エネルギーと栄養素摂取量の過不足を把握する。この場合は，平均的な摂取量を算出することになる。個別の摂取量を把握するためには，一人ひとりの盛りつけ量と残食量の把握が必須となる。

また，食事の摂取量は，その日の体調や献立の嗜好および料理の満足度などにも左右されやすいことから，食事の摂取状況の実態把握をするアセスメントが必要となる。

(2) 利用者の食事の摂取状況の評価

利用者の食事摂取状況を評価するためには，「日本人の食事摂取基準」に基づいて評価を行う。利用集団の平均的な食事摂取量と個々の体重変化から全体的に推測して評価することになる。したがって，1日の給食の摂取量が把握できない場合には評価することができない。

エネルギー・栄養素の摂取状況は，利用者個々に提供された食事をすべて摂取することを前提に評価することになる。そのためには，利用者の嗜好に配慮するなどして，満足度の高い食事を提供することが重要となる。利用者が食事に求めるものを把握し，栄養・食事管理に生かすことが大切になる。

2. 食事管理

2. 1　食事管理の必要性

(1) 食事管理の定義

栄養・食事管理おける食事管理とは，利用者のアセスメントに基づいた栄養計画を作成し，給食施設のシステムのなかで具体的な食事計画に従って行う。その内容は，献立作成，提供を行うための生産管理，品質管理，安全・衛生管理および栄養教育・指導を行うためにかかわる一連の総合業務を行うことである（図4-3）。

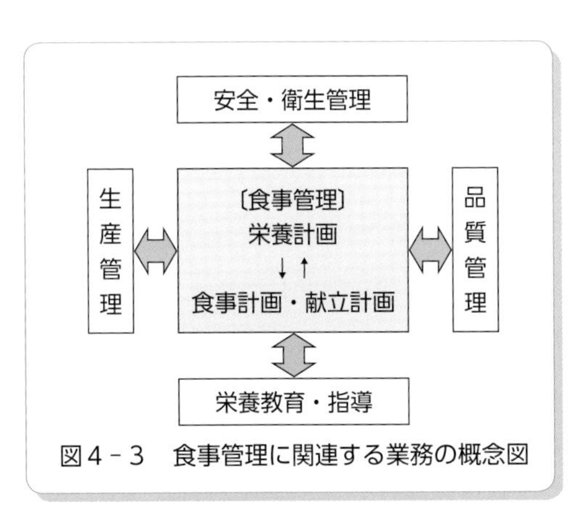

図4－3　食事管理に関連する業務の概念図

食事管理を行う場合，栄養計画が充足され，利用者の満足度が高く，かつ給食経営で「むり」や「むだ」のない効果的な食事提供が求められる。このことは，利用者によりよい食事を提供するための根幹をなすもので，その施設の食事の品質管理の評価を左右するものとなり，管理栄養士のマネジメント能力が求められる重要な業務である。

（2）食事管理のための調理システム

利用者に食事を提供するためには，給食施設の調理システムを把握しておく必要がある。施設で１回に提供する食数，料理の品数，調理機器の種類や能力，調理従事者数や技術，調理時間，配食方法などの生産活動を行う調理システムを明確にして計画をする必要がある。どのような食事を提供するのか，設計品質をもとに，食数や食事の種類などから，クックサーブ，クックチル，クックフリーズ，真空調理などの調理システムを選択する必要がある（第７章参照）。

（3）食事管理の役割と機能

食事管理は，それぞれの給食施設の調理システムのなかで，栄養管理に基づく食事内容を組み立てて献立計画を立案することである。献立計画を立案するに当たり，給食施設の経営方針をはじめとして，施設の規模や利用時間帯，調理従事者や調理機器の能力を把握しておく必要がある。また，利用者に喜ばれ，経営においてもむりやむだのない効果的な食事提供ができる計画にする必要がある。

給食施設における食事計画は，主に栄養にかかわる課題を献立として具体的に表すことで，次の点に留意して管理を行っていくことが重要である。

① それぞれの給食施設の目標を栄養計画，献立計画に反映させたものにする。
② 食品構成の作成に当たっては，給与栄養量や献立形態，食材料費などを勘案する。
③ 献立計画に食品構成を生かし，主食，主菜，副菜を上手に組み合わせて献立作成を行う。
④ 献立作成に当たっては，食事としての役割を考慮し食生活全体をとらえ作成する。
⑤ 栄養的数値にとらわれ過ぎて，利用者のQOLを高めることを忘れないようにする。

2.2　給与エネルギーおよび給与栄養量の設定

（1）給与栄養目標量の設定

給与栄養目標量の設定に当たっては，「日本人の食事摂取基準」を活用し，個人および対象集団の栄養アセスメント結果をもとに，さらに関係省庁から示された基準を参考にして弾力的に運用する必要がある。

しかし，給与栄養目標量の設定は，特定集団に対して給食をとおして提供する平均的な目標栄養供給量であって，個人に対する適正栄養供給量ではないことを十分考慮して行わなければいけない。

1）給与栄養基準量の算定方法

① 「日本人の食事摂取基準」をもとに，年齢・性別・18歳以上における各身体活動レベルの人員構成から荷重平均食事摂取基準量を決定する。給食施設として，社会福祉施設，事業所などに適用される（表4-2，表4-3）。
② 給食施設を監督する関係省庁から示された食事摂取基準を参考に，各施設の特性を考慮し決定する。給食施設として，学校は文部科学省，各福祉施設，医療施設

表4－2　身体活動レベル別にみた活動内容と活動時間の代表例

身体活動レベル[1]	低い（Ⅰ）	ふつう（Ⅱ）	高い（Ⅲ）
	1.50（1.40～1.60）	1.75（1.60～1.90）	2.00（1.90～2.20）
日常生活の内容[2]	生活の大部分が座位で，静的な活動が中心の場合	座位中心の仕事だが，職場内での移動や立位での作業・接客等，あるいは通勤・買い物・家事，軽いスポーツ等のいずれかを含む場合	移動や立位の多い仕事への従事者，あるいは，スポーツ等余暇における活発な運動習慣を持っている場合
中程度の強度（3.0～5.9 メッツ）の身体活動の1日当たりの合計時間（時間／日）[3]	1.65	2.06	2.53
仕事での1日当たりの合計歩行時間（時間／日）[3]	0.25	0.54	1.00

1）代表値。（　）内はおよその範囲。
2）Black, et al. Ishikawa-Takata, et al. を参考に，身体活動レベル（PAL）におよぼす仕事時間中の労作の影響が大きいことを考慮して作成。
3）Ishikawa-Takata, et al. による
出典）「日本人の食事摂取基準（2020 年版）策定検討会」報告書，2019

表4－3　荷重平均食事摂取基準量の算定例（一部）

年齢（歳）	性別	身体活動レベル	日本人の1人当たりの食事摂取基準(A)			対象者(人)(B)	対象者総栄養給与量 (A)×(B)		
			推定エネルギー必要量（kcal）	たんぱく質(g)	脂質(%)		推定エネルギー必要量（kcal）	たんぱく質(g)	脂質(g)
18～29	男	Ⅰ Ⅱ Ⅲ	2,300 2,650 3,050	75～115 86～133 99～153	20～30	25 20 5	57,500 53,000 15,250	4,090 ～ 6,300	2,795 ～ 4,192
	女	Ⅰ Ⅱ Ⅲ	1,700 2,000 2,300	57～88 65～100 75～115					
30～49	男	Ⅰ Ⅱ Ⅲ	2,300 2,700 3,050	75～115 88～135 99～153	20～30				
	女	Ⅰ Ⅱ Ⅲ	1,750 2,050 2,350	57～ 88 67～103 76～118					
50～64	男	Ⅰ Ⅱ Ⅲ	2,200 2,600 2,950	77～110 91～130 103～148	20～30				
	女	Ⅰ Ⅱ Ⅲ	1,650 1,950 2,250	58～83 68～98 79～113					
65～74	男	Ⅰ Ⅱ Ⅲ	2,050 2,400 2,750	77～103 90～120 103～138	20～30				
	女	Ⅰ Ⅱ Ⅲ	1,550 1,850 2,100	58～78 69～93 79～105					
75 以上	男	Ⅰ Ⅱ Ⅲ	1,800 2,100 −	68～90 79～105 −	20～30				
	女	Ⅰ Ⅱ Ⅲ	1,400 1,650 −	53～70 62～83 −					
合　計									
1人1日当たり荷重平均食事摂取基準量							kcal	g	g

出典）「日本人の食事摂取基準（2020 年版）」策定検討会報告書，2019

は厚生労働省の管轄である。

③　医療施設および高齢者・介護福祉施設の特別食の場合は，医師の食事指示書（約束食事箋）に基づいて，治療の一環として給与栄養目標量を決定する。

2）給与栄養目標量算定上の留意点

給食施設においては，提供するエネルギーおよび栄養素の設定は，「日本人の食事摂取基準」を指標として算定する。

①　給与エネルギー目標量の設定

対象集団の性別，年齢階級，身体活動レベルの違いから２つ以上の推定エネルギー必要量の設定が必要となるが，すべてに対応することはできない。そのため，類似している推定エネルギー必要量をまとめ，目標量を設定する方法をとる。

また，必要量にも変動があることを考慮すると，給与エネルギー目標量は１日当たり±200 kcal 程度の幅をもたせて設定することが望ましいが，給食施設の提供状況等を考慮して検討する必要がある。

②　たんぱく質・脂質・炭水化物の給与目標量の設定

エネルギー産生栄養素バランスの比率を保つようにする。たんぱく質エネルギー比率は 13～20% エネルギーの範囲になるようにする。なお，50 歳以上はフレイル予防として，50～64 歳は 14～20%，65 歳以上は 15～20% とする。脂肪エネルギー比率は，生活習慣病予防のために目標量の 20～30% エネルギーとし，飽和脂肪酸は 7% エネルギー以下として過剰摂取を防ぐようにする。炭水化物エネルギー比率は，生活習慣病予防のために 50～65% エネルギーとする。

③　ビタミン・ミネラル類の給与目標量の設定

「日本人の食事摂取基準」を踏まえて，推定平均必要量を下回る人がいないように不足する人の割合が少なくなるように設定する。

④　食物繊維・食塩相当量の給与目標量の設定

生活習慣病の一次予防の観点から目標量が設定されている。食物繊維は目標量以上に，食塩相当量は目標量未満になるよう目指す。

2.3　食品構成表

食品構成表とは，対象者の栄養計画をもとに算定された給与栄養目標量を摂取するために食品の目安量を食品群別に重量（g）で表したものである。

食品を食事として摂取することで食事摂取基準の目標とする基準値により近づけ，さらに食事のもつ役割として，利用者に満足を与える食事内容にすることが望ましい。そのためには，使用する食品を食品群別目標量として設定することが必要となる。基準となる食品構成から献立計画を立案する流れになることから**食品構成表の作成は必須**である。

食品構成表の作成に当たっては，施設の特徴や食材料の費用を考慮して，一定期間における食品の使用量を計画し，使用する食品の栄養的価値により分類をして，１日あるいは1回に摂取する分量として示すことが必要となる。

また，この食品構成表は，具体的な食品の使用量を示してあるため，栄養教育・指導にも活用できる。

(1) 食品群分類

食品の分類は，働きによって3群，4群，6群，13～18群などに分類され，利用は施設の目的や手法によって異なる。「日本食品標準成分表」および「日本人の食事摂取基準」の活用は18群，厚生労働省および学校における食育（中学校）は6群（6つの基礎食品群），糖尿病食品交換表は4群，小学校における食教育は3群（3色食品群）などがあり，設定された分類によって栄養・食事管理をすることが望ましい。

しかし，給食施設においては，給食実施にかかわる報告書が義務付けられているので，都道府県ごとに規定されている栄養報告書の様式に準じて分類しておくことが，事務管理の上で効率的である。

(2) 食品群別荷重平均成分表

食品構成表に基づいて，食品群別に平均的栄養成分値を示したものを荷重平均成分表といい，施設ごとの食品使用実績により算出される場合が多く，この栄養成分値は献立作成を行う際に活用する。また，作成した食品群別の栄養成分値と，先に設定した食事摂取基準量とを一致させる必要がある（**表4-4**）。

給食施設における食品群別荷重平均成分表の算定方法は，次の3つに大別される。

① **算定方法1**　「日本食品標準成分表」を用いて，その給食施設における過去1年間程度の食品の使用実績の比率から求める。

② **算定方法2**　「日本食品標準成分表」を用いて，その給食施設における食品群別に使用する頻度の高い食品の実績から求める。

③ **算定方法3**　その給食施設において実状に応じて作成することが望ましいが，作成が困難な場合には「日本食品標準成分表」を利用する。

コンピュータによる献立作成が一般的になった昨今では，荷重平均成分表を作成することは少ないと思われるが，これらの算定方法は，栄養・食事計画の基本となることを認識しておく必要がある。

(3) 食品構成における栄養比率

栄養比率は，各施設における食事摂取基準のエネルギー量から，炭水化物，たんぱく質，脂肪の三大栄養素の配分比率を決定する。さらに，炭水化物の食事摂取基準から穀類摂取エネルギー量，たんぱく質の食事摂取基準から動物性・植物性たんぱく質量などを考慮する必要がある。このことは食品構成表の作成に当たって適正な栄養素量を提供するための目安となる。また，エネルギー摂取比率としてたんぱく質（P），脂質（F），炭水化物（C）比（PFC比）は，献立作成時のバランスの指標とすること

表４-４　食品群別荷重平均成分表（例）　（可食部 100g）

食品群	エネルギー (kcal)	たんぱく質 (g)	脂質 (g)	炭水化物 (g)	ミネラル		ビタミン				食物繊維 (g)	食塩相当量 (g)
					カルシウム (mg)	鉄 (mg)	A (μgRAE)	B_1 (mg)	B_2 (mg)	C (mg)		
1 穀　類	354	6.6	1.1	75.6	7	0.8	0	0.08	0.02	0	0.8	0.1
2 いも類	90	1.2	0.1	21.4	18	0.5	0	0.07	0.02	24	1.3	0.0
3 砂糖類	371	0.0	0.0	95.6	2	0.0	0	0.00	0.00	1	0.1	0.0
4 豆　類	103	8.4	6.2	2.3	104	1.8	0	0.07	0.04	0	1.0	0.1
5 種実類	599	20.3	54.2	18.5	1,200	9.9	1	0.49	0.23	0	12.6	0.0
6 緑黄色野菜	32	1.5	0.3	7.0	47	1.0	307	0.08	0.10	31	2.4	0.0
7 その他の野菜類	33	1.6	0.3	7.5	23	0.3	6	0.06	0.05	12	2.4	0.0
8 果実類	55	0.7	0.1	14.0	15	0.2	28	0.06	0.03	34	1.0	0.0
9 海藻類	147	11.8	3.0	55.0	749	6.4	219	0.06	0.21	2	49.1	12.7
10 魚介類	162	20.6	7.7	0.7	39	0.8	24	0.14	0.20	1	0.0	0.6
11 肉　類	222	17.9	15.4	0.3	5	1.0	71	0.41	0.32	4	0.0	0.2
12 卵　類	151	12.3	10.3	0.3	51	1.8	150	0.06	0.43	0	0.0	0.4
13 乳　類	100	6.5	5.0	7.0	206	0.1	50	0.05	0.17	1	0.0	0.4
14 油脂類	910	0.0	98.8	0.0	1	0.0	32	0.00	0.00	0	0.0	0.1
15 調味料類	171	4.1	6.7	16.5	30	1.1	6	0.03	0.09	1	0.7	12.7

〔日本食品標準成分表 2015 年版（七訂）による〕
出典）西川貴子ほか『Plan-Do-Check-Act にそった給食運営・経営管理実習のてびき　第５版』. 医歯薬出版

ができる。

（4）栄養比率に基づいた食品構成の設定

食品構成は，一定期間のサイクルすなわち，１日，１週間，旬間，１カ月などの単位で，給食施設の食事摂取基準を参考にしながら，栄養比率に基づいて食品群別の摂取量を設定する。

＜栄養比率に基づいた食品構成設定例＞

18～29 歳：女子：身体活動レベルⅡ：摂取エネルギー 2,000kcal

　　　　　　　　　　　　　　　　　：摂取たんぱく質 65～100g

①　穀類摂取量

炭水化物エネルギー比 50～65% から，例えば穀類エネルギー比を 50% と設定した場合の穀類摂取量は次のように算定するが，これはおおむね主食にあたる，米，パン，めん類の使用量に相当する。

$$\underset{\text{（摂取エネルギー）}}{2{,}000\text{kcal}} \times \underset{\text{（穀類エネルギー比率仮定）}}{\frac{50\%}{100\text{g}}} = \underset{\text{（穀類摂取エネルギー）}}{1{,}000\text{kcal}}$$

1,000kcal のエネルギー量を穀類から供給することになる。仮に穀類の食品群別荷重平均成分値が 354kcal であった場合，穀類の１日の平均使用量は 282g となる。

$$\underset{\text{（穀類摂取エネルギー）}}{\overset{\text{（摂取エネルギー）}}{1{,}000\text{kcal}}} \div \underset{\text{（穀類荷重平均成分値）}}{\overset{\text{（穀類エネルギー比率仮定）}}{\frac{354\text{kcal}}{100\text{g}}}} = \underset{\text{（穀類摂取量）}}{\overset{\text{（穀類摂取エネルギー）}}{282\text{g}}}$$

② 動物性たんぱく質摂取量および植物性たんぱく質摂取量

たんぱく質摂取エネルギー比 13% 以上 20% 未満からたんぱく質摂取量を設定する。

例えば 65～100g であれば仮に 80g で算出した場合は，主菜の量に相当する。「日本人の食事摂取基準」の年齢別食品構成案や関係省庁から示された食品構成表を参考にする。「日本人の食事摂取基準」では，動物性たんぱく質と植物性たんぱく質エネルギー比は示されていないが，動物性たんぱく質の過剰摂取および生活習慣病予防の観点からその摂取比率を考慮することが望ましいことから，算出は 45% で行う。

$$\underset{\text{（摂取たんぱく質推奨量）}}{80\text{g}} \times \underset{\text{（動物性たんぱく質比仮定）}}{\frac{45\%}{100}} = \underset{\text{（動物性たんぱく質摂取量）}}{36\text{g}}$$

$$\underset{\text{（摂取たんぱく質推奨量）}}{80\text{g}} - \underset{\text{（動物性たんぱく質摂取量）}}{36\text{g}} = \underset{\text{（植物性たんぱく質摂取量）}}{44\text{g}}$$

③ 総脂質摂取量

脂肪エネルギー比 20% 以上 30% 未満の総脂質摂取量を設定するが，これは主食，主菜，副菜などに使用するすべての食品に含まれる脂肪量から摂取することになる。このとき，脂肪の質として飽和脂肪酸，n-3 系脂肪酸，n-6 系脂肪酸，コレステロールの摂取比率を考慮して設定する

$$\underset{\text{（摂取エネルギー）}}{2{,}000\text{kcal}} \times \underset{\text{（脂肪エネルギー比率仮定）}}{\frac{30\%}{100}} = \underset{\text{（脂肪摂取エネルギー）}}{600\text{kcal}}$$

$$\underset{\text{（脂肪摂取エネルギー）}}{600\text{kcal}} \div \underset{\text{（1g 当たり脂肪エネルギー）}}{9\text{kcal/g}} = \underset{\text{（脂肪摂取量）}}{66.6\text{g}}$$

④ 栄養比率から求めにくい食品群の摂取量

種実類，いも類，砂糖類，菓子類，果実類，野菜類（緑黄色野菜，その他の野菜），きのこ類，海藻類および調味料類，嗜好飲料類などは栄養比率から求めにくい食品である。これらの食品群については食品構成表の作成とその役割の項で述べた内容に加えて，その施設の実態，つまり栄養アセスメントの結果を参考に年齢構成，嗜好などに応じた設定をする。

また，おおむね副菜として摂取することが多い食品群であるため，利用者の食事の満足度に影響を与えるので，献立作成において工夫が必要である。

（5）食品構成に基づいた食材料費の算出

給食施設における給与栄養目標量および食品構成を決定したら，献立計画をもとに

表４－５　食品構成に対する食材料費の割合（例）

<table>
<tr><th colspan="3">食品群</th><th>割　合（%）</th><th>備　考</th></tr>
<tr><td>5</td><td>主食</td><td>穀　類</td><td>15</td><td>米，パン，めん類</td></tr>
<tr><td rowspan="2">1</td><td rowspan="2">主菜</td><td>魚介類
肉　類
卵　類</td><td rowspan="2">40</td><td rowspan="2">魚・肉・卵・大豆製品を使用した料理で，主菜からたんぱく質が6g以上摂取できる数量とする。</td></tr>
<tr><td>豆　類</td></tr>
<tr><td rowspan="2">2</td><td rowspan="7">副菜</td><td>乳　類</td><td rowspan="7">38
汁　物　：10
汁物以外：18
デザート：10</td><td rowspan="7">提示した割合を参考に設定する。この数値は参考値であるため，給食施設の実態に合わせて設定する。</td></tr>
<tr><td>海藻類</td></tr>
<tr><td>3</td><td>緑黄色野菜</td></tr>
<tr><td>4</td><td>その他の野菜
きのこ類
果実類</td></tr>
<tr><td>5</td><td>いも類
砂糖類
菓子類</td></tr>
<tr><td>6</td><td>油脂類
種実類
嗜好飲料類</td></tr>
<tr><td colspan="2">その他</td><td>調味料類
その他</td><td>7</td><td></td></tr>
<tr><td colspan="3">食材料費の割合合計</td><td>100</td><td></td></tr>
</table>

献立作成を行い，生産管理として調理作業が行われ給食が実施される。そのためには，食品構成に対する食材料費を適正に配分し，利用者が満足する給食を提供することも給食経営管理の重要な要素となる（**表４－５**）。その適正な配分に際しては，食品構成に加えて，利用者の嗜好性，市場価格等の調査を行い定期的に検討・修正をすることも必要である。

2.４　特定給食施設における献立の意義と役割

給食施設において栄養計画に基づいて給与栄養目標量，食品構成を決定し，献立作成を行い利用者に対して給食が提供されるが，その基本となるのが献立計画である。

献立計画に沿って提供される給食は，単に栄養のバランスのとれた食事内容にとどまらず，栄養教育・指導の教材としての役割を担うところに献立がもつ意義がある。

（１）給与栄養目標量を考慮した献立計画の立案

給与栄養目標量は，栄養計画のなかで重要な位置を占めるが，献立計画の立案においては，給食のデザインの一部ととらえて，次のように全体のシステムのなかで考える必要がある。

① 年間目標，月間目標を踏まえ，献立計画に反映させる。
② 食事計画に栄養計画を反映させ，さらに献立計画に発展させる。
③ 献立を活用して個人および集団の栄養教育・指導が展開できるようにする。

④　献立計画をもとに関連する業務のマネジメントを行う。
⑤　給与栄養目標量にとらわれ過ぎないで数値目標と考え，食事計画全体をデザインする。

（2）１日の給与栄養量の配分

給食施設の１人１日当たり給与栄養目標量を算定したのち，その栄養量を１日３食の配分比率に設定し，計画的に栄養量を給与することが献立計画の意義につながる。配分比率の設定に当たっては，対象者の身体活動レベルや食習慣および食生活実態を調査した栄養アセスメント結果が生かされなければならない。配分比率の設定は，朝食はやや軽く，昼食と夕食にやや重点を置く，朝食20～25%，昼食・夕食をそれぞれ35～40%（1：1.5：1.5）の配分方法が一般的に用いられている。

しかし，生活習慣病予防の観点や昨今の給食に対する期待の高まりとして適時適温給食などを考慮すると，朝食：昼食：夕食を均等配分，すなわち1：1：1に設定する考えを定着させることも給食施設の栄養・食事管理の目的を達成するために必要である。

ただし，保育所給食，学校給食などでは，関係省庁から示された給与栄養目標量を参考に，実態に合わせた配分にすることが必要である。

2.５　特定給食施設における献立の種類と特徴

献立計画は，利用者に対して提供する料理の組み合わせを献立として，具体的に作成する。献立作成に当たっては，組み合わせを決定するにとどまらず，給食が栄養教育・指導の実物教材としてふさわしい計画とする必要がある。

（1）献 立 計 画

１）献立計画と献立作成

献立計画は，施設の特性や役割を踏まえて設定される給食実施目標を達成するために，献立のねらいなどを設定し，栄養教育・指導の教材としても活用されることが重要である。また，献立計画は，利用者に給食を提供するまでの食材料の購入，調理作業工程，安全・衛生管理などの一連の業務の基礎となる。

献立を計画的・系統的に立案するためには，施設の年間目標したがって大目標を設定し，小目標には給食が実物教材として実施できるように設定する。具体的には，行事食，郷土食，旬の食材などを取り入れた献立，供食形態として単一献立（定食・弁当），複数献立，カフェテリア，バイキング，選択献立などの工夫をし，目標が達成できる，内容豊かなものにする。いずれにしても，献立計画は献立作成を行うものではなく，給食の総合計画となる位置付けとする。

２）献立計画の内容

献立計画に盛り込む内容は，実施日，献立名，指導題材，献立のねらい，献立設定の理由，配膳図，調理指示事項など，それぞれの施設の実状に合わせて項目を設定する（表4-6）。必要な項目を設定することによって，施設における給食目的が明確になり，さらに給食を提供することにより，献立を栄養教育・指導の媒体として生かせるようにする。

（2）献立と献立作成

献立とは，一般的には供食の目的に合わせて料理の種類や組み合わせの順序を定めることをいうが，給食施設においては，利用者の給与栄養目標量や食品構成などに基づいて，主食，主菜，副菜などを組み合わせたものをいう。

その内容を具体的に表したものを献立表という。料理名のみが書かれているものをメニュー（menu），料理名・材料名・使用量・つくり方など献立の内容が詳細に書かれたものをレシピ（recipe）ともいう。給食施設においては，作業指示書の機能が求められる（表4-7）。

給食施設における献立作成は，食事計画を具体的に給食としてかたちにするものであり，マネジメントを行う管理栄養士の業務の中枢をなし，その内容によっては，品質管理，経営管理が評価される。

1）献立作成の条件

①　**栄養のバランスがとれ，給与栄養量が満たされたもの**　給与栄養目標量に対し，一定期間内の平均値が± 10% 以内で給与栄養目標量として満たされるようにする。

②　**旬の食材を取り入れ，季節や味に変化をもたせたもの**　旬の食材のよさを伝える献立の工夫をし，体の健康とともに心の健康も育むことができるようにする。

③　**給食施設の調理能力に応じた作業ができるもの**　調理担当者，機械器具，食器具，時間など，その施設の稼働能力を把握し，無理のない計画にする。

④　**安全面・衛生面に十分配慮したもの**　利用者が安心して食事をとることができるような食材料の選択，料理の組み合わせなどを考慮する。

⑤　**予算内でできるもの**　その施設で定められた給食費（食材料費，人件費，水道光熱費など）の範囲のなかで最大限の効果を上げる工夫をする。

⑥　**給食に対して期待感をもち，楽しく食事ができるもの**　利用者の嗜好を考慮して，給食に期待感がもてるように給食の形態や食事様式に変化をもたせ，楽しく会食ができるようにする。

⑦　**献立が生きた教材となり教育効果が上がるもの**　利用者が食することにより体験学習ができ，料理の組み合わせなどによる自己管理能力が身に付くようにする。

2）献立の基本構成

献立は，主食，主菜，副菜の組み合わせを基本構成とし，栄養のバランスがとれるなどの献立作成の条件にかなったものとする（図4-4）。

主　食：米，パン，めん類などの穀類からエネルギー源として摂取できる料理

主　菜：肉，魚，卵，大豆などから主にたんぱく質が摂取できる料理

表4－6　学校給食実施計画「献立計画」（例）

９月食育目標：食べ物の働き

献立の教材化	指導題材	大豆のよさ	食育の観点	食事の重要性 食品を選択する能力 食文化
	献立名	枝豆ごはん　牛乳　炒り豆腐　大根と油揚げのみそ汁 きな粉団子　ぶどう		季節：秋
	献立のねらい	大豆のよさを知り，日常の食生活に積極的に取り入れることができる		
	献立作成の理由	わが国の食生活が洋風化傾向にあるなか，大豆・大豆製品の消費は健康志向と相まって，横ばい状態にある。国民健康・栄養調査の結果をみると，小中学生の摂取量は，学校給食からの摂取も要因とみられ，50代から60代の消費量に次いで多い摂取量となっている。そのような状況にあるが，大豆や大豆製品は，肉・魚・卵などと比べて子どもたちには敬遠される食材である。 　しかし，昔から大豆は「畑の肉」といわれるように，肉に勝るとも劣らない栄養素を含み，良質なたんぱく質源となっている。また，大豆加工品は多種類あり，わが国の誇れる食文化として，次代に伝えていきたい食材である。 　そこで，学校給食を経験する小中学生のころから大豆・大豆製品を積極的に摂取する食習慣をつけ，栄養的価値の高さとともに誇れる食文化として伝える機会にしたいと考え，この献立を作成した。		
	教材化の要素	○大豆・大豆加工食品を使用した料理を取り入れている ○主菜となる料理があり，たんぱく質源として適量摂取ができる ○家庭でもなじみのある身近な大豆・大豆加工食品がある		

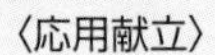

配膳図	〈応用献立〉
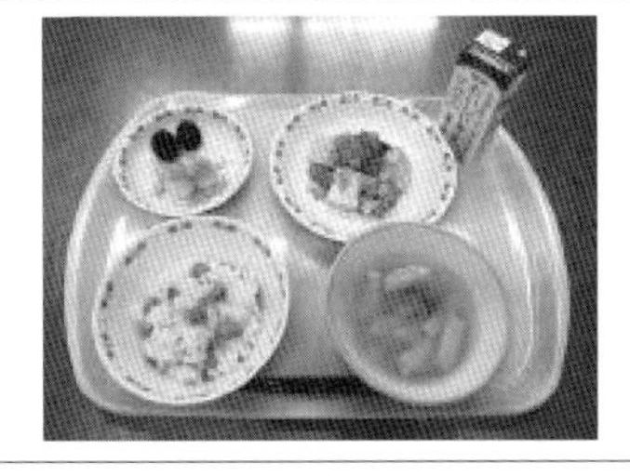	春：たけのこごはん　牛乳　炒り豆腐　五色和え 　　きな粉団子　いちご 夏：ゆかりごはん　牛乳　冷や奴の肉みそかけ 　　かぼちゃの煮物　きな粉団子　すいか 冬：大根めし　牛乳　揚げ出し豆腐　大根と油揚げのみそ汁 　　きな粉団子　みかん

食に関する指導内容						
指導題材	楽しく食事をすること	健康によい食事のとり方	食事と安全・衛生	食事環境の整備	食事と文化	勤労と感謝
		大豆のよさ		料理にふさわしい食器具	大豆の歴史 大豆の加工品	大豆の生産と流通

〈献立計画に用いるアセスメント〉

○栄養・食生活調査　：家庭における児童生徒の食生活実態調査，食に関する知識の習得度
○身体計測　　　　　：身長，体重，肥満・痩身度
○健康・栄養情報　　：国民健康・栄養調査［食品（大豆・大豆製品）の摂取状況　栄養素摂取状況］

〈その他の教育活動との関連〉

○教　科　　　　　　：小学校（家庭科，体育科）　中学校（技術家庭科：家庭分野　保健体育：保健分野）
○総合的な学習の時間：健康・福祉「農家の仕事－大豆づくりをする農家－」「大豆からつくられる加工品」
○特別活動　　　　　：学級活動「生活習慣病予防と食生活」（小学校中・高学年，中学校）

表４－７　献立表（レシピ）の例

形態		食材料名	数量g（1人分）	調理の要点
主食	枝豆ごはん	精白米	75	
		精麦	5	
		強化米	0.22	
		枝豆	10	生 むき枝豆
		食塩	0.3	
牛乳		牛乳	205	
主菜	炒り豆腐	焼き豆腐	80	大きめに切る
		卵	10	
		鶏もも肉	10	小間切れ
		にんじん	20	いちょう切り
		たまねぎ	20	縦半分　小口切り
		大根葉	20	小口切り
		長ねぎ	20	小口切り
		干ししいたけ	1	せん切り
		薄口しょうゆ	4	
		砂糖	1	
		食塩	0.3	
		油	2	
副菜	大根と油揚げのみそ汁	大根	20	短冊切り
		しめじ	10	小房に分ける
		油揚げ	5	
		だし汁	120	
		みそ	8	
	きな粉団子	白玉粉	10	団子状にしてゆでる
		水	10	
		きな粉	2	
		砂糖	1	
	ぶどう	ぶどう	20	

献立名	品質管理	
	設計品質	適合品質
枝豆ごはん	185	
牛乳	206	
炒り豆腐	160	
大根と油揚げのみそ汁	145	
きな粉団子	20	
ぶどう	20	

献立の教材化研究

〈献立研究〉

□大豆の栄養

大豆には様々な栄養素が含まれており，なかでも良質なたんぱく質を豊富に含み，「畑の肉」といわれている。また，三大栄養素であるたんぱく質，脂質，炭水化物がバランスよく含まれ，成長期にある子どもにとって，たんぱく質源として適量に摂取することが大切である。さらに，ミネラルや食物繊維，大豆イソフラボン，大豆レシチンなど機能性成分をもっている。

□大豆の歴史

大豆の原産地は諸説あるが，紀元前 2000 年以前から中国で栽培され，日本へは弥生時代に中国から朝鮮半島を経て伝わったとされる。

奈良時代に中国から加工品（豆腐・みそ・しょうゆ）や加工法も伝わった。平安時代に入ると日本最古の医学書に大豆と大豆加工品や食べ合わせなどが紹介されている。

日本で広く栽培が始まったのは鎌倉時代以降で，仏教の普及により肉食が禁止され，精進料理としてたんぱく質源をみそや納豆から得ていた。

また，戦の際に侍や農民たちの栄養食・保存食としても大豆製品は欠かせないものであった。時代とともに加工技術も発達し，様々な加工品がつくられ，日本人の食生活になくてはならないものになった。

□大豆の加工品

大豆は豆腐，みそ，しょうゆ，納豆，きな粉，ゆば等の食品に加工され，食文化として伝承されてきた。

現在では，豆乳加工技術が発達し，豆乳そのものの品質が高くなり，料理や菓子に利用されることが多くなってきた，植物性でコレステロールやエネルギーが低いことから，新しい食文化として，ヘルシー料理，ヘルシースイーツとして定着しつつある。

〈調理指示　特記事項〉

・枝豆は，可能であれば生のものを使用することで，炊き上がりの香りがよくなる。

・木綿豆腐を使用する場合は，水切りをしっかり行うことで，きれいに仕上げることができる。９月は食中毒に注意を要する時期であるため，下処理的に加熱するなどして中心温度の確認を確実に行う。

・団子はゆでた後の取り扱いに注意し，二次汚染にならないよう衛生管理を徹底する。

献立の栄養価

エネルギー kcal	たんぱく質 g	脂質 g	炭水化物 g	ナトリウム（食塩相当量） g	カルシウム mg	マグネシウム mg	鉄 mg	ビタミン A μgRAE	ビタミン B_1 mg	ビタミン B_2 mg	ビタミン C mg	食物繊維 g
685	27.4	19.9	97.5	2.4	470	116	4.0	302	0.35	0.53	24	6.0

献立形態	主食	主菜	副菜				配膳図
			副菜 1	副菜 2	汁物	デザート	
基本型	① ご飯	② 魚の塩焼き	③ 野菜の煮物	④ 漬物	⑤ 味噌汁	⑥ 桜餅	
応用 1	① ご飯	② 筑前煮		③ 漬物	④ 味噌汁	⑤ 桜餅	
応用 2	① 親子丼		② 酢の物	③ 漬物	④ 味噌汁	⑤ 桜餅	
応用 3	① 中華丼 （八宝菜丼）			② 拌三絲	③ スープ	④ 杏仁豆腐	

図 4－4　献立の基本構成

副　菜：野菜を中心として主にビタミン，ミネラルとして摂取できる料理

3）献立作成の手順（図 4－5）

手順 1：主食を決定する。

手順 2：主食に見合った主菜を決定する。

手順 3：主菜に見合った副菜を決定するが，主菜に不足する栄養素を補うことができる副菜を組み合わせる。

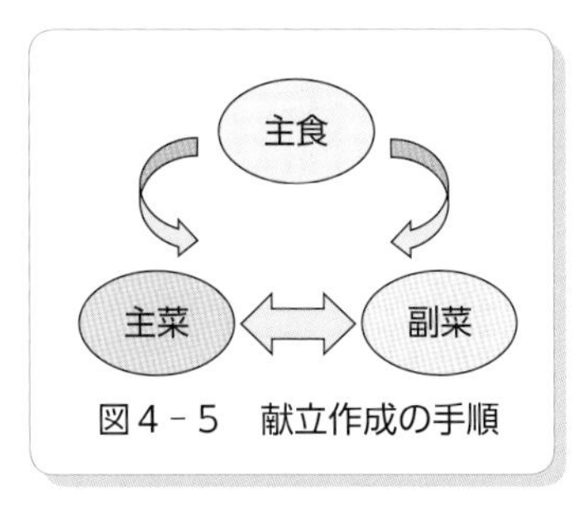

図 4－5　献立作成の手順

3. 栄養・食事管理における PDCA

利用者の実態に応じて，給食の目的や食事の提供方法などに違いがあるため，利用者の食事の摂取状況を確認し，PDCA サイクルに沿って，栄養・食事の計画を作成し，実施，評価，改善を行う必要がある。

3.1　栄養・食事管理と栄養教育・指導

（1）給食施設における栄養教育・指導

給食施設における栄養教育・指導のメリットは，教材・媒体となる給食が毎日あり，それを活用して最大の効果を上げられるところにある。したがって，給食を生きた教材として活用することは，狭義の栄養教育・指導にとどまらず，食文化や食料生産システムなどをとおして，心の豊かさや食料・環境問題など栄養・食生活全体をとらえた栄養教育・指導ができるところに意義がある。

給食施設の栄養アセスメント結果や社会的背景，時代のニーズに応じた，年間目標，月間目標，対象者別目標などを設定し，計画的・系統的に献立作成を行い，それをもとに栄養教育・指導計画案を作成し，展開していくことになる。そのためには，嗜好を優先するあまり，生活習慣病予防の観点から評価しにくい献立計画にならないように留意する。

（2）給食施設における栄養教育・指導の位置付け

給食施設における栄養教育・指導を効果的に実施するためには，教材にふさわしい献立が求められる。つまり，料理の組み合わせや栄養のバランスがとれた献立を提供するだけでなく，その献立を活用し，献立の意図やねらいを利用者に伝え，それを利用者が実現できるようにすることが，給食を活用した栄養教育・指導には求められる。

1）栄養教育・指導計画の手順

栄養教育・指導を効果的に実施するためには，計画（Plan）→ 実施（Do）→ 評価（Check）→改善（Act）の手順に従って行う（図４-６）。

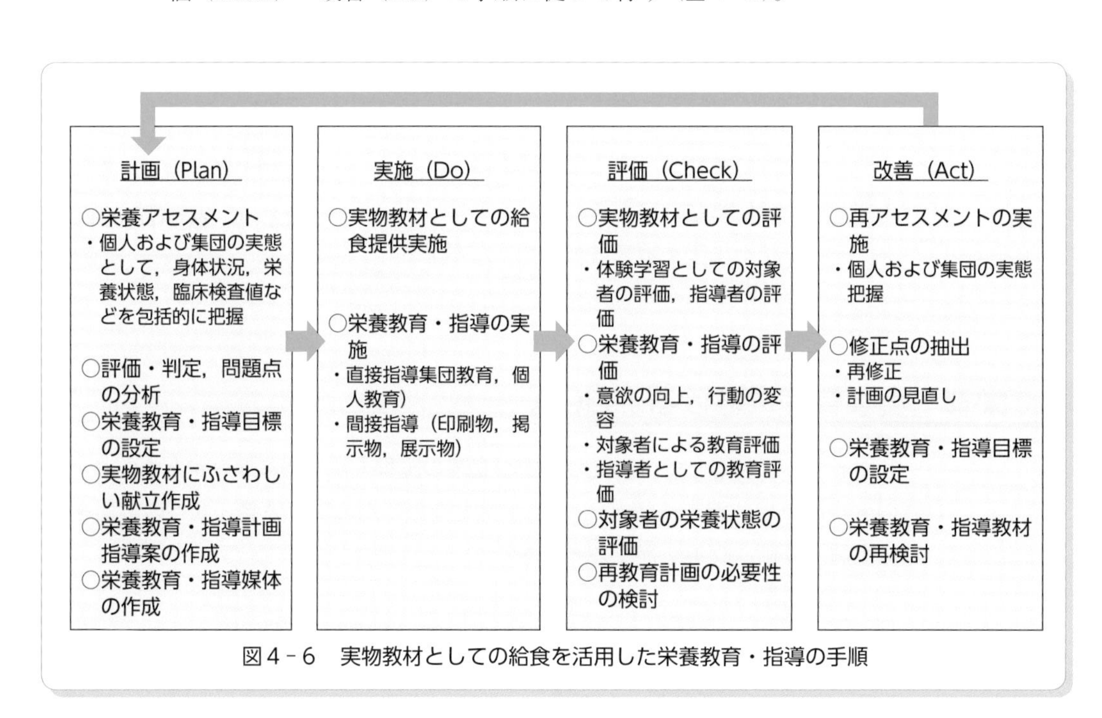

図４-６　実物教材としての給食を活用した栄養教育・指導の手順

2）栄養教育・指導の方法

① 教育・指導目標の設定

栄養アセスメントや各種の調査結果（二次データ）および社会的背景などを考慮して，教育・指導目標の設定を行う。教育・指導目標設定に当たっては，施設の給食の目的を達成するための到達目標を踏まえて設定する。教育・指導内容によっては長期的に行うものと短期的に行うものとがあり，それぞれの施設に応じた計画を立案する（表4-8）。いずれにしても給食を活用した栄養教育・指導を展開するためには，献立を教材にした計画が必要となるので，献立計画と教育・指導目標とを連動させることが効果的である。

提供する給食は，栄養教育・指導媒体とされながらも，その理論は構築されているとはいいがたい。科学的根拠をもとに栄養アセスメントの結果を踏まえ，献立計画とともに栄養教育・指導計画を立てることが重要である。

② 栄養教育・指導計画案の作成

栄養教育・指導を展開するためには，思いつきやパフォーマンスでは効果が上がらない。指導者，対象者，指導日時，テーマ（題材），指導のねらい，指導の流れ（導入，展開，まとめ），教材・媒体などを明確にした栄養教育・指導計画案を作成して行うことが効果的である。栄養教育・指導計画案の作成に当たっては，次の点に留意する。

a．指 導 者：所属部署，職名など指導上の立場を明確にする。

b．対 象 者：年齢，性別，症例別問題点を把握する。

c．指導月日：指導日，時間を正確に設定し，次の指導計画の参考にする。

d．題材（テーマ）：対象者の実態に即し，指導内容を明確にする。

e．指導のねらい：対象者の立場で実践可能なねらいを設定する。

f．教育の展開：流れ（導入，展開，まとめ），学習活動，意識変容，支援および指導内容の要点を明確に設定する。学習活動は対象者の立場，支援および要点は指導者の立場で記す。

g．教育媒体：教育媒体は，あくまでも補助的な役割を担い興味・関心を高めるものとする。また，栄養教育マネジメントとして計画・実施・評価を指導計画に位置付けることにより，指導内容に一貫性をもたせることができる。

表4-8 特定給食施設の教育目標の設定（長期目標の例）

施設名		給食の目的	年間給食目標
病 院		病気治療の一環	傷病者に対する QOL の向上
学 校		健康教育・食育の一環	望ましい食習慣の形成
福祉施設	社 会	健康の保持・増進 病気の治療・回復促進 増悪・再発防止	健康寿命延伸のための食生活 心豊かな食生活
	児 童	心身の健全な成長・発達 食育の一環	規則的な生活習慣の形成 望ましい食習慣の育成
事業所		福利厚生の一環	生活習慣病予防の食生活

給食施設において，栄養教育・指導を実施するに当たっては，教育・指導計画案は欠かせない。これからの医療施設，福祉施設，事業所における集団指導，個別指導，学校における食に関する指導（学校の食育）など効果的な栄養教育・指導を展開するために作成して臨むことが求められる。

③実物教材としての献立の考え方

献立は「栄養教育・指導媒体」「生きた教材」などといわれ，その意義があげられているが，実際，給食施設において生きた教材としての活用方法は構築されているとはいいがたい。

栄養教育・指導計画の目標に沿って献立作成を行うことは，その理論と実践を統合して給食経営管理に生かされる。実物教材としての献立作成の基本的な考え方は，次の点に留意して作成する（p.59，**表４-６**を参照）。

a．作 成 者：献立計画作成者の立場を明記する。
b．対 象 者：対象となる給食施設名を明記する。
c．大 目 標：年間目標や長期目標がこれに当たり，その施設の給食目標に連動させて設定する。
d．題　　材：対象者の実態に即した，明確な栄養教育・指導内容にする。
e．献 立 名：献立の組み合わせそのものが実物教材の基礎となるため，料理名が誰にでもわかるように主食，主菜，副菜の順に正しく記す。
f．献立のねらい：献立をとおして知識・技術・態度・行動の変容を促し，対象者の学習目標・行動目標として示す。
g．献立設定の理由：社会背景，食生活実態・問題点，教育・指導の必要性および方向性を献立の設定の理由として科学的根拠をもとに記述する。
h．配 膳 図：実物教材としてふさわしい食事マナーや食文化の伝承などが学習できる食器具の設定をして，正しい配膳の仕方を図示する。

３）給食施設における栄養教育・指導の課題

従来の給食施設における管理栄養士・栄養士の役割は，給食を提供することに重きが置かれていた。これからの給食施設においては，生きた教材としての給食の役割を認識し，実物教材・媒体があるメリットを生かした栄養教育・指導を展開し，対象者の意識・行動の変容をいかに支援していくかが課題となる。その結果，給食施設における食事提供もその効果を評価される時代を迎えることになる。

3.２　計画の評価と改善

栄養・食事管理の評価は，栄養計画として給与栄養目標量および食品構成の設定，献立計画など，計画を立案し，実施した内容を対象者・利用者の立場と立案者・指導者の立場からそれぞれ計画に沿って実施されたかどうか評価検討を行うことが重要である。

特に，健康増進法においても栄養・食事管理の評価にまで言及していることから，

表4－9　栄養・食事管理の評価例

管理項目		計画・実施		評価項目	
				立案者・指導者の立場	対象者・利用者の立場
栄養・食事管理	栄養計画	栄養アセスメント		身体状況・栄養状態等の適正な把握設定が適切かどうか	身体状況・栄養状況等の改善状態はどうか
		給与栄養目標量			
		食品構成	食品群	食品群の分類，摂取量設定は適切か	
			栄養比率	栄養摂取の比率は適正か	
	献立計画	献立作成		献立条件にあった献立であるか	品質管理（食事の満足度，食事の質）はどうか
		食材料費の比率		食材料費は適正な配分であるか	
関連した管理項目		生産管理		品質管理等を踏まえたものか	安全・衛生が保証されたものであったか
		安全・衛生管理		安全・衛生を保証したものか	
		栄養教育・指導		教育・指導媒体としてふさわしい献立か	意識・行動レベルの状態はどうか

評価が改善につながる検討が求められる（表4－9）。

（1）食事計画の評価

栄養アセスメントの結果に基づいて献立作成を行い，給与栄養目標量や食品構成が充足され，利用者が満足する食事の提供ができたかどうかの評価，利用者の立場からは，食事の質・満足度として食事量，味付け，嗜好，季節感などを評価する。食事計画の評価は，給食の総合評価ともなるもので，評価の結果から改善見直しが必要な項目については再度検討を実施する。

（2）栄養計画の評価

利用者の身体状況，栄養状態のアセスメント結果から給与栄養目標量を設定したものを，具体的に食事として提供したのち，その計画と実施の状態を利用者・立案者，両者の立場から評価する。評価の結果，効果がみられなかった，現状維持ができず状態が悪化するという問題点が生じた場合には，フィードバックして計画を見直し再度立案し，実施する。

（3）献立計画の評価

献立計画は，食事計画評価の中心となるもので，多くの場合は献立作成の内容が評価の対象になることが多い。しかし，献立の内容だけでなく利用者・立案者がそれぞれの立場から総合的に評価できるように項目を設定する。

特に，献立計画はその他の管理項目と関連性が高く，つまり，生産管理や品質管理，安全・衛生管理としては調理作業の状態，栄養教育・指導としては教育・指導媒体としての献立というように，単独で評価されるものではない。

（4）栄養・食事管理の評価

特定給食施設における栄養教育・指導は，給食の献立が実物教材として展開されることで効果を上げる。その観点から利用者および指導者の立場からそれぞれ評価を行う。

利用者の評価の観点としては，献立を教材にした教育・指導を受け，その内容が理解でき実践意欲がもてたか，媒体としては理解を助けるものであったかなどである。

指導者の評価の観点としては，教育・指導計画に沿った教育・指導が展開でき，到達目標まで対象者の意識・行動の変容ができたか，教育・指導内容は実態にあった展開ができたかなどである。

参考文献

・富岡和夫編著：『給食経営管理実務ガイドブック』，同文書院（2010）
・富岡和夫編著：『エッセンシャル給食経営管理論―給食のトータルマネジメント　第２版』，医歯薬出版（2017）
・外山健二，幸林友男，曽川美佐子，神田知子編：『給食経営管理論　第３版』，講談社サイエンティフィク（2012）
・鈴木久乃，太田和枝，殿塚婦美子編著：『給食管理』，第一出版（2011）
・国立研究開発法人 医薬基盤・健康・栄養研究所監修，石田裕美，登坂三紀夫，髙橋孝子編：『給食経営管理論　改訂第３版』，南江堂（2019）
・宮原公子，細山田洋子編著：『給食経営管理論』，化学同人（2018）
・西川貴子ほか：『Plan-Do-Check-Act にそった給食運営・経営管理実習のてびき　第５版』，医歯薬出版（2016）
・宮原公子編著：『楽しく学ぶ献立の教材化の理論と実践』，東山書房（2014）
・菱田明ほか監修：『日本人の食事摂取基準（2015 年版）』，第一出版（2014）
・文部科学省：『食に関する指導の手引―第二次改訂版』，健学社（2019）
・厚生労働省：「日本人の食事摂取基準（2020 年版）」策定検討会報告書（2019）

第5章 品質管理

学習のポイント

給食の品質とは何を指すのか，その定義や種類を理解した上で，品質はどのような基準で評価されるべきなのかを，品質改善活動におけるデータ解析ツールなどの例示から，具体的に理解する。

1. 品質管理とは

1. 1　品質管理の定義と目的

品質管理（QC；quality control）とは，「買手の要求に合った品質の品物またはサービスを経済的に作り出すための手段の体系」（旧 JIS；日本工業規格，1981 年）とされており，利用者ニーズを満たす品質の製品やサービスを提供する過程において，組織の全部門が品質の改善と維持に取り組むことである。つまり，製品やサービスの品質が，規格または一定の水準を保つように製造工程を管理することである。顧客が満足する製品やサービスを効率的・経済的に提供し，さらに不良品や不適合品を出さないように管理し，それによって販売の拡大（損失の軽減，収益の確保）につなげることが品質管理の目的となる。品質管理は，その目標・目的を達成するために計画を立案し（Plan），計画に基づく実施（Do），結果の評価・検証（Check），そして修正・改善（Act）することである。給食における品質管理は，利用者（喫食者）のニーズに合わせた食事やサービスを経済的に，安全・衛生に生産するための管理手法であり，質の高い食事を正確に適時適温で提供するための管理活動である。

2. 品質管理の種類と管理項目

2. 1　品質管理の種類

給食施設における利用者（喫食者）の栄養管理は，提供する食事の品質管理がなされて成立する。また，利用者が満足する食事の提供を継続していくことは，施設の経営を維持していくためにも重要である。給食の目的は施設ごとに異なり，その施設の理念や利用者ニーズに合わせた食事やサービスの品質があり，その品質は給食の目標・目的を達成するために大きな影響を及ぼす。食事やサービスの品質を決定し，そのとおりの食事を生産・提供することで，給食の目標・目的を達成することができる。給食における品質管理は，設計品質と適合品質，総合品質に分類される。設計品質は，栄養や食事計画の時点で定められる品質であり，適合品質は生産された食事と設計品質との適合性を示すものである（表5-1）。設計品質と適合品質を合わせたものが総合品質となる（図5-1）。質の高い食事やサービスの提供を続けるために，これらの品質について継続的に改善活動を行う。

(1) 設計品質

「製品の目標とする品質」をいう。給食においては，栄養アセスメントによって利用者のニーズを把握し，アセスメント結果に基づき栄養・食事管理に対する方針を決定し，利用者に応じた給与栄養目標量を設定する。この目標量を充足するために，どのような食品をどれだけ摂取すればよいかの基準（食品構成）を示し，これらの食品を組み合わせて献立を立案し，作業指示書（レシピ）を作成する。給食の設計品質は作業指示書によって示される。提供する料理が満たさなければならない要求事項の集まりが作業指示書である。具体的には，栄養価，食品構成，外観，調味濃度，食器，安全・衛生の重要管理点，原価などの詳細を示す必要がある。設計品質の水準を高めることが，利用者の満足度の向上と，質の高い給食の継続につながる。そのためには，設計品質である作業指示書の標準化が重要となる。標準化とは，いつ，誰が調理しても一定の品質を保持した食事を提供できるよう，食材料の使用量や調理工程などについて，標準的な量や方法を定めることである。標準化のために作業指示書には，給与栄養目標量，使用食材料と分量，調理方法，調理時間，調味濃度，調理機器，加熱条件，出来上がり料理の量，盛りつけ量，食器，味，形状や彩りなどの外観，料理の提供温度，調理従事者の役割分担，安全・衛生管理の基準などについて記載する。

(2) 適合品質

「設計品質に基づき製造された製品の実際の品質」であり，製造品質ともいわれる。給食では，設計品質として計画した食事の品質目標と，実際に調理して提供された食事の適合度を示す。実際に提供される食事の味や外観，形状，温度，重量，安全・衛生などが予定どおりにできたかどうかを設計品質と適合させて評価する。給食では，食材料の原価や作業能力によって，出来上がった食事が設計品質と同様にはならない場合も少なくない。給食の適合品質を高めるためには，作業指示書や作業工程表に示されたとおりに作業を行うことが大切である。

(3) 総合品質

「顧客の視点からみた総合的な品質」である。設計品質と適合品質から成り立ち，利用者の満足度で示される。総合品質の向上は，利用者のニーズに応じた食事を作業指示書に示し（設計品質），作業指示書に示した栄養価，調味濃度，量，外観や温度どおりに，安全・衛生を担保した食事を生産する（適合品質）ことである。高い水準の作業指示書であっても，実際に調理して提供された食事が利用者の満足度の低いも

表5－1　主な給食の品質評価の指標と方法

指　標		内　容	方　法
味	設計品質：予定の味の濃度 適合品質：実際の味の濃度	利用者に好まれる味の設定であったか 予定の味の濃度に調理できたか	満足度調査，検食
外　観	設計品質：予定の彩り，形状，大きさ 適合品質:実際の彩り形状，大きさ	利用者に好まれる彩りや形状，大きさの設定であったか 予定の彩りや形状，大きさに仕上がったか	満足度調査，検食
温　度	設計品質:予定の提供温度，喫食温度 適合品質:実際の提供温度，喫食温度	利用者に好まれる温度の設定であったか 予定の提供温度に仕上がったか，予定の喫食温度で配食できたか	満足度調査，検食，提供温度調査
量	設計品質：予定の量 適合品質：実際の量	残食や過不足のない量の設定であったか 予定の量に盛りつけできたか	満足度調査，残食調査，残菜調査 検食，盛りつけ量調査
栄　養	設計品質：給与栄養目標量 適合品質：実際給与栄養量	利用者の健康の維持・増進，改善に適切な栄養量の設定であったか 給与栄養目標量を提供できたか	栄養状態の調査（健康診断の結果），栄養出納表

資料）韓　順子，大中佳子共著:『給食経営管理論（サクセス管理栄養士・栄養士養成講座）第6版』，第一出版，p.110（2017）

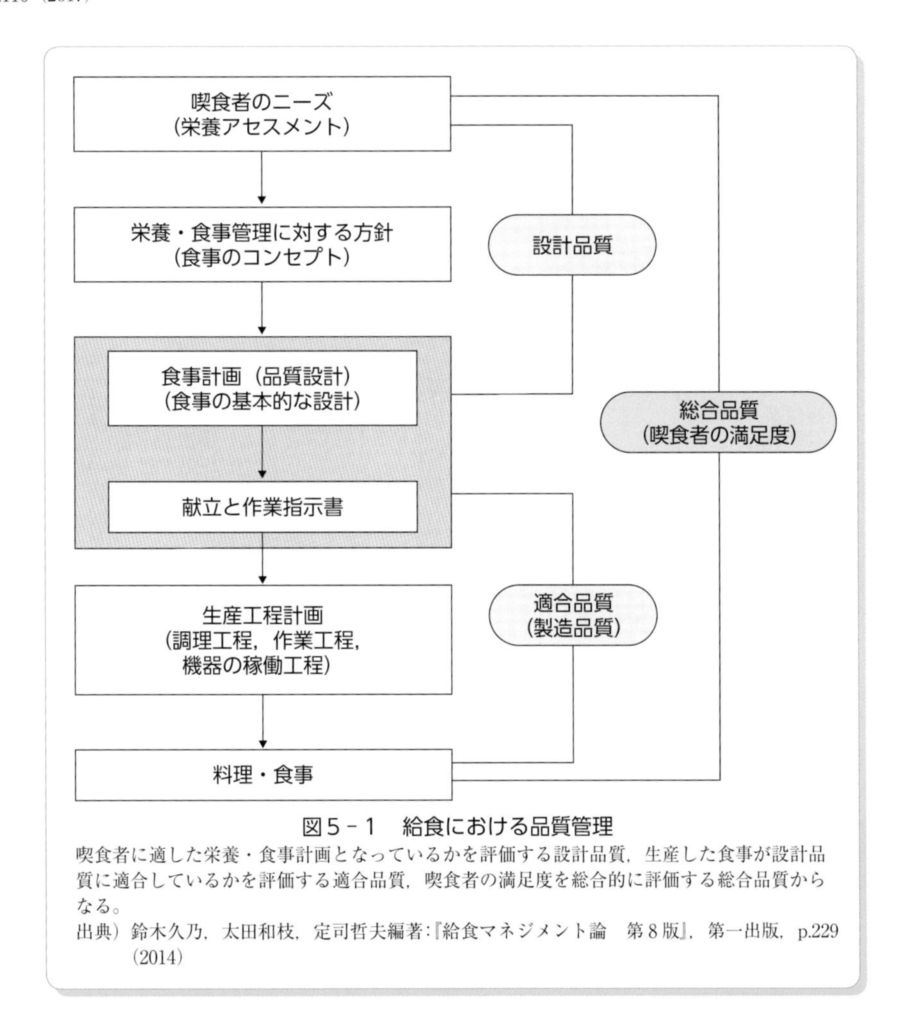

図5－1　給食における品質管理

喫食者に適した栄養・食事計画となっているかを評価する設計品質，生産した食事が設計品質に適合しているかを評価する適合品質，喫食者の満足度を総合的に評価する総合品質からなる。

出典）鈴木久乃，太田和枝，定司哲夫編著:『給食マネジメント論　第8版』，第一出版，p.229（2014）

のであれば，高い総合品質は得られない。総合品質の評価は，設計品質と適合品質の評価によってなされるため，これら両者の品質を高めることが，利用者の満足度（総合品質）を保証し向上させることにつながる。また，“モノ”である料理のほか，配食時や食堂でのサービス，照明や室温などの喫食環境，栄養情報の提供，価格といったサービス全般も，利用者の満足度に影響をおよぼす要因である。喫食環境やそのときのサービスが，施設の給食に対するイメージの形成にも影響する。給食施設の種類や目的により重視するサービスは異なるが，これらの品質管理は総合品質を向上させるために重要である。このようなサービス品質は無形性であるため，数値化することが困難であり，評価もあいまいになりがちである。このサービス品質を測定する方法として，SERVQUAL モデルという尺度がある。サービス品質を，顧客が抱いているサービスに対する「期待」と実際にサービスを体験した上での「知覚」の程度の差（ギャップ）を測定する方法である（図５-２，表５-２）。給食施設におけるサービス品質の方法を検討する際にも SERVQUAL モデルが参考になる。

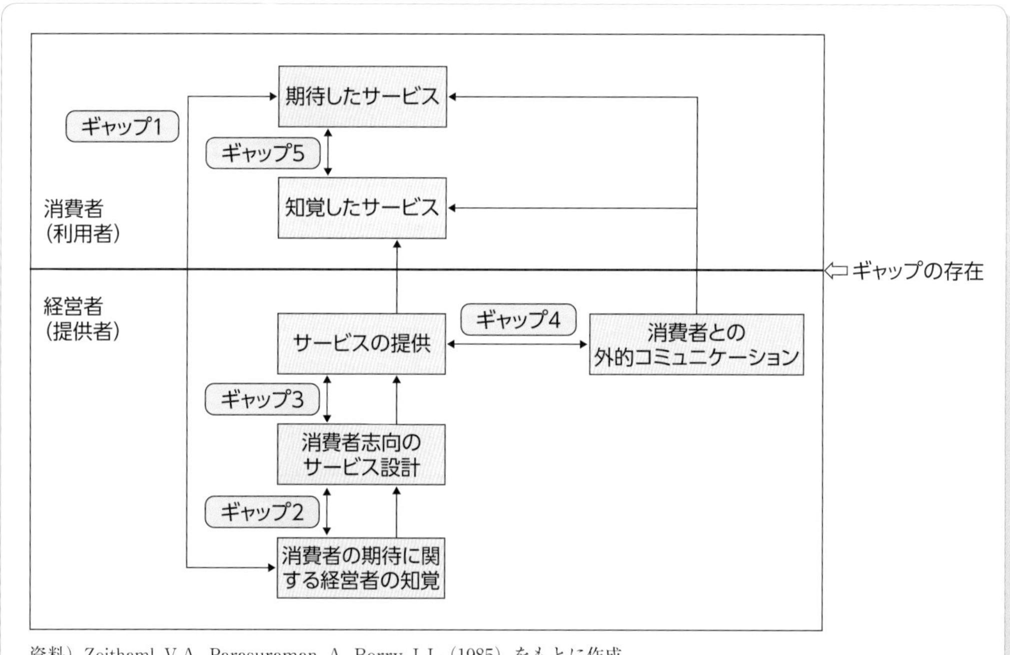

資料）Zeithaml, V.A., Parasuraman, A., Berry, L.L.（1985）をもとに作成

図５－２　SERVQUAL モデルにおける５つのギャップ

ギャップ１：給食サービスに対する利用者の期待と提供者側が考える利用者の期待に対する認知のギャップ
ギャップ２：提供者側が認知する利用者の給食サービスに対する期待が，うまくサービスに反映されていないときのギャップ
ギャップ３：提供者側が計画した給食サービスと実際に提供したサービスとのギャップ
ギャップ４：食堂サービスや喫食環境，栄養情報等の実際と，給食施設外へ発信した情報や広告内容とのギャップ
ギャップ５：利用者が期待した給食サービスと実際に体験した上で知覚したサービスのギャップ

表5－2　SERVQUALモデル　5つの次元と給食サービス

次　元	定　義	給食サービスの例
信頼性 Reliability	約束されたサービスを確実かつ正確に実行する能力	● 約束された時刻での給食提供 ● 予定されたとおりの献立，栄養価の給食提供 ● 利用者の抱える栄養・食事の問題に対する誠実な対応 ● 正確な栄養情報，会計の提供
反応性 Responsiveness	顧客を支援し，迅速なサービスを提供する意欲	● 食堂混雑時の迅速な対応 ● 利用者の健康や身体，食べる機能に応じた形態の食事提供 ● 利用者の給食に対する要望へ迅速に対応する姿勢
有形性 Tangibles	物理的な施設や設備，人員の外観や資料類の見た目	● 快適な食堂 ● 食堂サービス者の清潔な身なり ● 見やすいメニュー表 ● 適切な栄養情報の提供媒体
保証性 Assurance	従業員の知識と礼儀正しさ，信用と信頼	● 栄養・食事に関する十分な知識 ● 利用者からの栄養や食事に関する質問への正確な返答や説明 ● 食堂サービス者の礼儀正しさ
共感性 Empathy	顧客個々に対する思いやりと配慮	● 利用者ニーズの把握 ● 利用者のメリットを優先した考え ● 利用者の摂食機能に応じた形態の食事や食器類への配慮

資料）Parasuraman, A., Zeithaml, V.A., Berry, L.L.（1988）をもとに作成

2.2　品質保証

（1）品質保証の概念

品質保証（QA；quality assurance）とは，顧客の立場に立って，製品を通じて顧客満足度（CS；customer satisfaction）を保証し，信頼を得るための体系的活動である。給食において，利用者が満足する食事の提供を継続していくためには，食事や食事のサービスにかかわる技術の向上，作業の進め方や手順など，給食業務の質を確保・向上させることが欠かせない。給食では，味や温度の確認，検食，栄養分析など，様々な品質管理の手法がとられてきた。また，嗜好調査や満足度調査などからとらえた利用者の満足度をとおして，食事や食事サービスの質を評価している。

（2）品質保証システム

1）製造物責任法

わが国では，1995（平成7）年に施行された製造物責任法（PL法；Product Liability Law）において，品質管理の不備によって生じた欠陥が原因で被害を被った者が損害賠償を請求した場合，製造者にその責任が生じるとされている。給食施設で調理・提供される食事もPL法における製造物に該当する。そのため，食材料購入の段階から信頼できる業者を選定し，厳格な体制での検収，保管管理を徹底することから始め，厳重な品質管理を行わなければならない。調理段階では，HACCPの概念を取り入れた「大量調理施設衛生管理マニュアル」（巻末資料，p.209参照）に沿った手法で安全・衛生を確保できるよう，食材料の購入や検収の方法，調理作業の工程を標準化することが重要となる。また，給食の品質管理に対する従業員の意識を向上させることも大切であり，教育訓練や研修の実施，専門の委員会や部門を設置するなど，組織全体と

して品質管理の仕組みを構築していくことが望まれる。そして，品質管理の継続的改善を繰り返し，利用者の信頼確保と満足度の向上に努めなければならない。

2）品質保証の国際規格

国際標準化機構（ISO；International Organization for Standardization）が制定するISO規格といわれる国際規格がある。製造された製品や提供するサービス等に関する国際的な基準である。ISO規格のうち，マネジメントシステムに関する規格を総称してISOマネジメント規格という。ISOマネジメント規格の基本は，業務の標準化であり，その仕組みはPDCAサイクルである。目標を達成するために組織を適切に指揮・管理する仕組みの国際基準といえる。組織のルールを明確に定めて「文書化」し，定めたルールどおりに作業が「実行」されたことを記録し，「証明」できることが特徴である。また，この仕組みが組織として管理されていることについて第三者（ISO認証組織）からの証明を取得する制度をISO認証制度という。ISO取得の利点は，従業員の権限や責任を明らかにし，業務の流れを標準化，明確化できることである。また，組織内では気付かない問題点について第三者から指摘を受けることで，品質管理の新たな目標設定ができ，継続的改善につながるとともに，社会的な信用の向上も期待できる。

給食施設では，大量の食事（給食）をいかに効率的かつ安全・衛生を確保し，生産するかが重要な課題であるため，各施設の実態に応じたマネジメントの仕組みを構築していくことが大切である。給食にかかわるISOマネジメント規格としては，「ISO9001（品質マネジメントシステム）」，「ISO14001（環境マネジメントシステム）」，「ISO22000（食品安全マネジメントシステム）」などがある（表５-３）。

表５-３　給食にかかわる主なISOマネジメント規格

規格	内容
ISO 9001（品質）	● 顧客の要求する製品の製造やサービスを提供するためのシステムの管理を目的としたとした国際規格。 ● 顧客満足度の向上や品質管理システムについての「継続的改善」のための「仕組み」。
ISO 14001（環境）	● 環境負荷の低減，環境への貢献を目的とした国際規格。 ● サスティナビリティ（持続可能性）の考え方に通じる。
ISO 22000（食品安全）	● 消費者へ安全な食品を提供することを目的とした国際規格。 ● HACCPとISO 9000ファミリー規格をもとに策定。
ISO 45001（労働安全）	● 従業員が安全な労働環境の下で働けることを目的とした国際規格。
ISO/IEC 27001（情報セキュリティ）	● 情報の機密性・完全性・可用性を管理し，漏洩を防ぐことを目的とした国際規格。 ● ISOと国際電気標準会議（IEC；International Electrotechnical Commission）による共同策定。 ● 「JIS Q 15001（個人情報保護）」は，日本産業規格（JIS；Japanese Industrial Standard）による国家標準。

2.3 品質評価

(1)品質評価の指標と方法

給食における品質評価は，生産（調理）された食事や提供されたサービスが設計どおりに実施できたか，また，利用者のニーズを充足したかを評価することである。給食の品質評価は，栄養・食事管理，食材料管理，施設・設備管理，安全・衛生管理，経営管理など給食システムを構成する要素すべてが対象となる。評価の対象ごとに管理目標を定め，品質評価を行うことになる。高水準の食事やサービスを提供するためには，これらが相互に関連していることを理解し，多角的かつ総合的な評価が求められる。評価の指標には，栄養的価値，味や外観，温度，安全・衛生などの種々の対象があり，これらが利用者の満足度を左右する。評価の方法は，利用者側と提供者側の両方によって行われる。

利用者側では，嗜好調査等により満足度を評価する。これが給食の総合品質となる。提供者側による評価方法としては，提供料理の温度，調味濃度，盛りつけ重量，残菜量の調査や配膳時間などにより適合品質を評価する。また，検食者による評価も品質評価の方法の1つとして大切である（図5-3）。

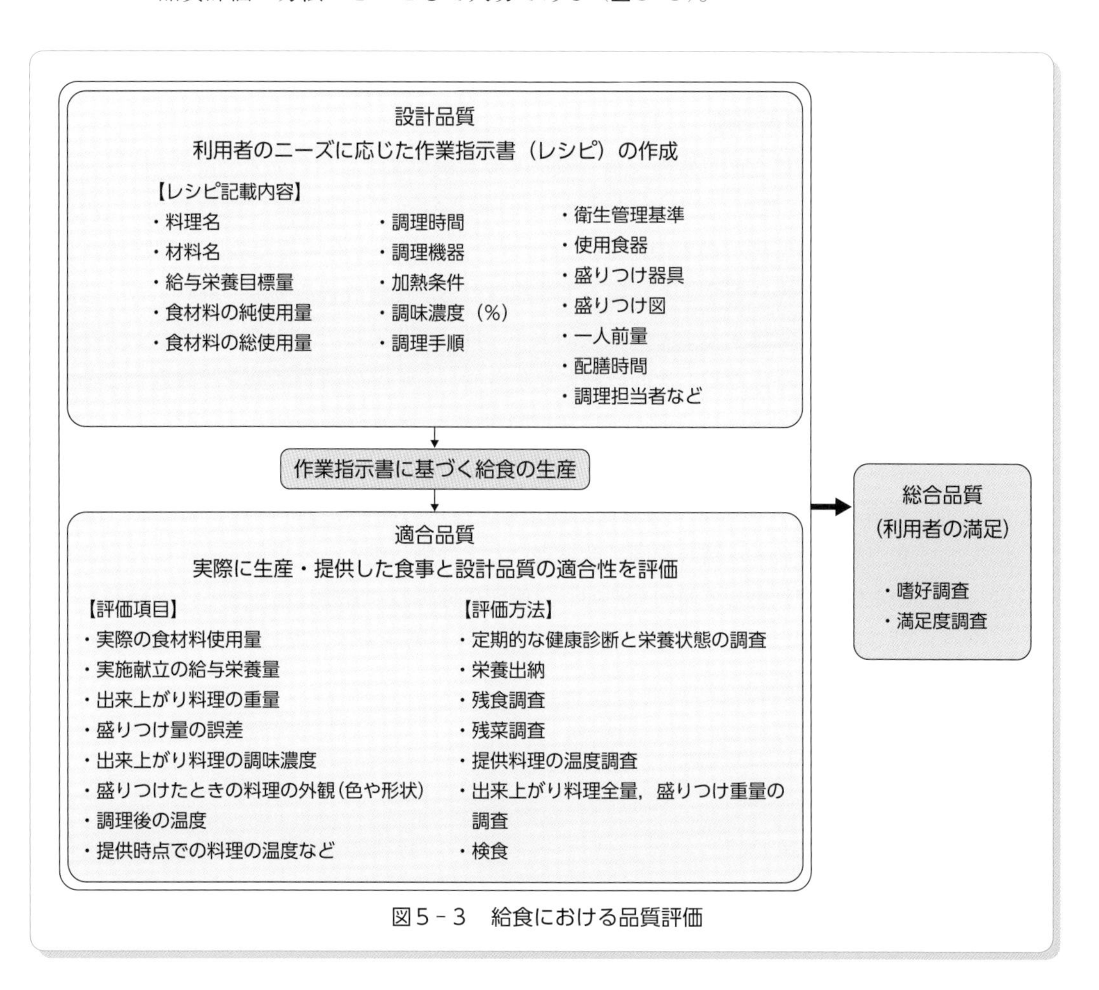

図5-3　給食における品質評価

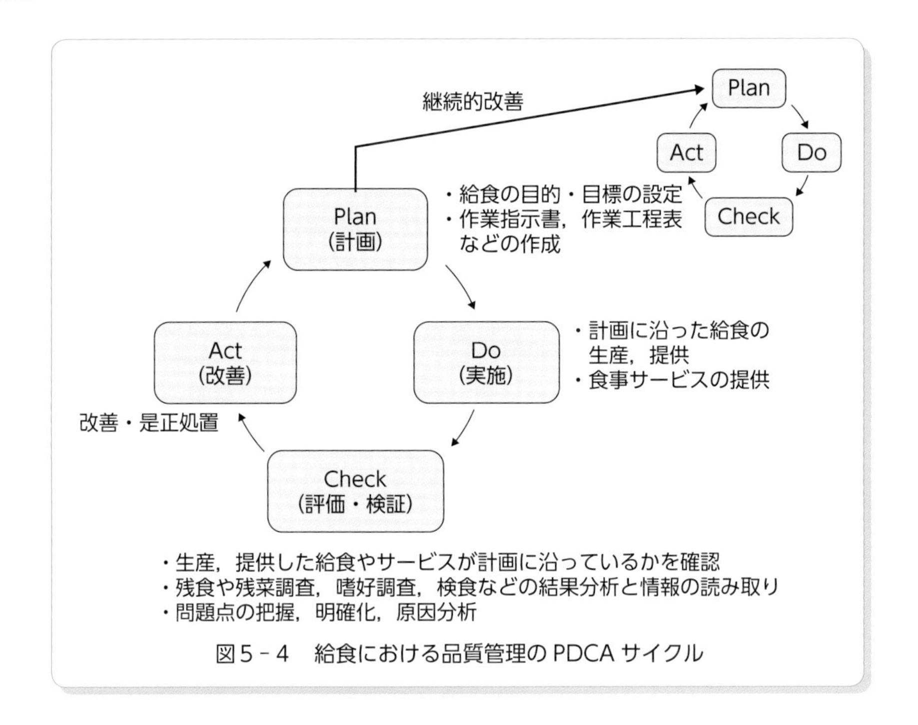

図５－４　給食における品質管理の PDCA サイクル

（2）品質改善活動

給食における品質管理では，提供する食事やサービスの品質（栄養的価値，味付け，外観，形状，温度，量など）について PDCA サイクルの手順で実施することが重要である。品質管理そのものが PDCA サイクルの機能を有するため，品質管理は PDCA サイクルを繰り返すことによって達成される。品質改善活動は，取り組むべき問題点を明確化し実施することで継続的改善を図っていくことが大切である。1つの PDCA サイクルを終えたら，次の計画に反映させ，この品質改善活動を繰り返すことでより高い目標に到達することができる（図５－４）。品質改善活動では，データから様々な情報を読み取り，把握，分析することが求められる。給食においては，実施献立の栄養価，盛りつけ重量，残菜量，残食量，提供料理の温度，調理作業時間の調査，検食，利用者による嗜好や満足度調査などを評価活動として実施する。これら調査結果から情報を収集して傾向を把握し，適切に分析し，有効に活用することが品質改善活動では重要となる。品質改善活動で用いられるデータ解析ツールには表５－４のようなものがある。

表5－4　データの種類と解析手法

データの種類	給食におけるデータの例	データ解析ツール
数値データ 実測値として数値で取得したデータ	料理の温度，残菜量 残食量，盛りつけ重量，作業時間などの実測値	グラフ，ヒストグラム（図5－5），パレート図（図5－6），チェックシート，散布図（図5－7），特性要因図（図5－8），管理図，
数値化データ アンケートなどの段階評価の結果を数値に変換したデータ	嗜好調査，満足度調査，検食簿などの評価結果	
言語データ 文章などのデータ	嗜好調査や満足度調査のなかで，意見や要望など自由記述欄に書かれた文章	親和図法，連関図法，系統図法，PDPC 法，マトリックス図法，アローダイアグラム，マトリックスデータ解析法

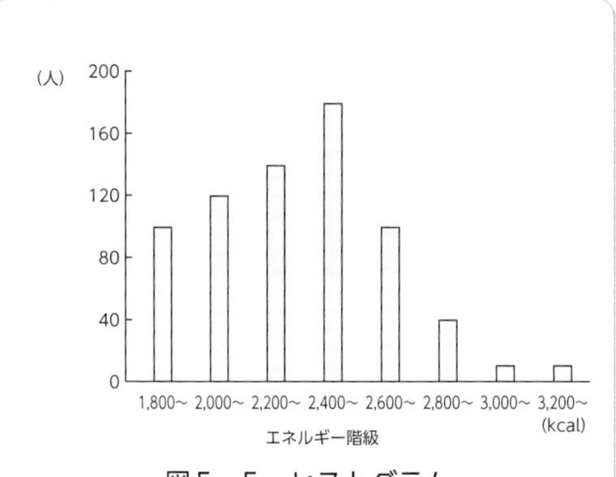

図5－5　ヒストグラム

エネルギー階級別にみた給食利用者の構成人数（例）
度数分布を棒グラフで表したもの。

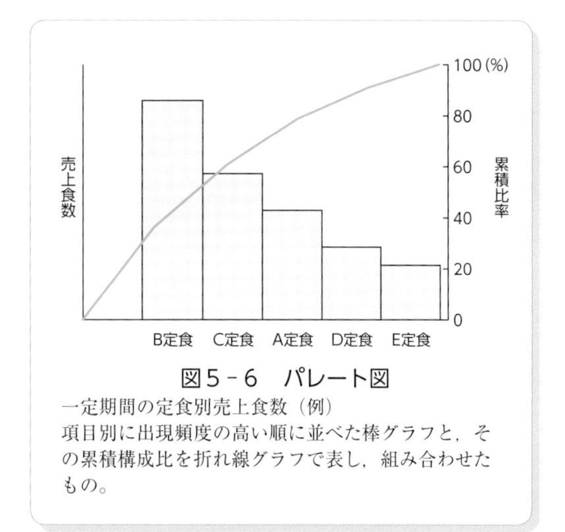

図5－6　パレート図

一定期間の定食別売上食数（例）
項目別に出現頻度の高い順に並べた棒グラフと，その累積構成比を折れ線グラフで表し，組み合わせたもの。

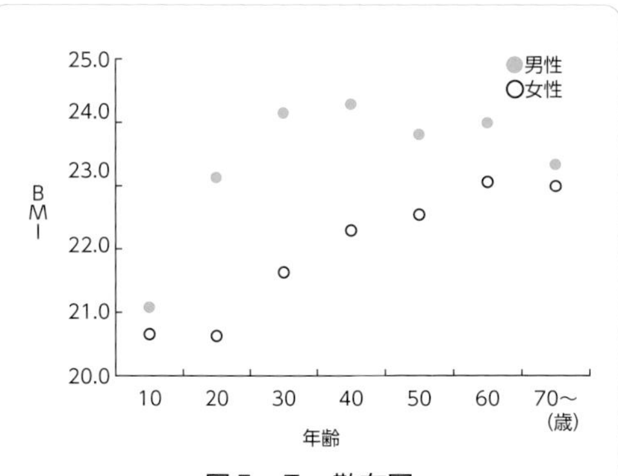

図5－7　散布図

年代別にみた男女別の平均 BMI 値（例）
２種類の特性をＸ軸とＹ軸に示した図で，２種の特性の関連性を調べるために用いる。

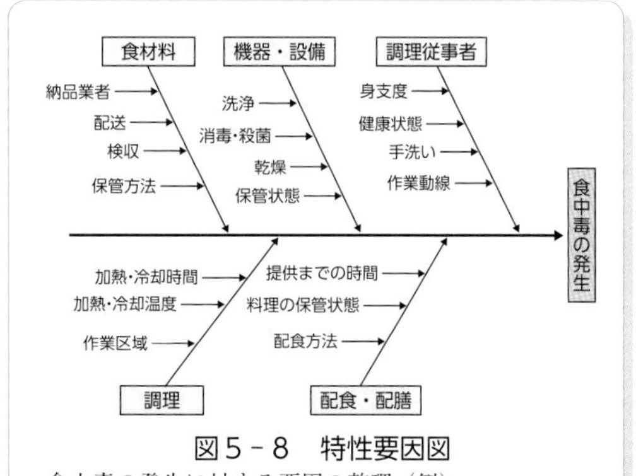

図5－8　特性要因図

食中毒の発生に対する要因の整理（例）
品質の特性と，それに影響をおよぼす要因を整理した図。形が魚の骨に似ていることからフィッシュボーンともいわれる。

3. 大量調理における品質管理と標準化

3.1　大量調理における品質管理の目的

給食施設での大量調理は，給食の目標に到達するための栄養・食事計画の立案と，計画に基づき作成した作業指示書に沿って，調理機器の種類や性能，調理時間，調理作業者の技術・技能や人数など限られた条件のなかで効率的，衛生的に決められた時間に食事を生産することが要求される。そこで，給食にかかわる資源を有効活用し，一定水準の食事を恒常的に生産していくための作業工程や調理操作の標準化が欠かせない。大量調理では，少量単位の調理と比べ，調理操作や工程における諸条件が出来上がり料理の品質に影響をおよぼす。そのため，給食の生産（調理）においては，大量調理の工程を品質管理としてとらえ標準化することが大切である。

3.2　献立の標準化

献立の標準化は，生産（調理）工程を標準化するために必要である。献立には，栄養価，味，外観など利用者のニーズ，調理時間，調理技術，調理機器の種類や性能など作業者側の条件を考慮して作成する。さらに標準化には，献立構成（主食，主菜，副菜，汁物など）や供食形態（単一献立方式，複数献立方式，カフェテリア方式など）もあわせて検討する。また，献立の品質管理を効率化するには，サイクルメニューや給食施設の実状に応じた献立管理ソフトの活用も欠かせない。

3.3　生産（調理）工程の標準化

生産（調理）工程の標準化とは，「むり・むだ・むら」をなくし，作業全体の効率化，提供する食事の品質，そして顧客満足度を向上させる活動である。提供する料理の品質を保証するには，献立の標準化と合わせ，生産工程と調理操作の標準化が重要となる。給食施設の設備や機器，調理作業者の技術・技能に合わせて標準化することで，作業の効率化を図り，一定水準の品質をもつ食事を予定どおりの時間に提供することができる。生産工程を標準化する利点は，①品質の安定化，②作業時間の短縮と安定化，③調理作業員の技術や技能の一定化と向上，④作業工程上の問題点の把握，⑤献立や作業指示書の改善，⑥安全・衛生管理の向上などがあげられる。

3.4　調理操作の標準化

大量調理では，少量単位の調理と比較し，付着水量，蒸発量，加水量，加熱や冷却速度，加熱時間や温度，1回の仕込み量，調味濃度などが出来上がり料理の品質を左右する（**表5-5**）。また，調理機器の性能や作業者の調理技術や人数なども影響する。したがって，大量調理の特性，各施設で用いる調理機器の特徴や性能を理解し，調理作業による品質の変化に応じた調理方法の標準化が必要となる。

調理機器の扱い方を理解するための作業者への教育も大切である。生産（調理）工

表5－5　大量調理の特徴と標準化

調理操作			大量調理の特性	標準化のための対応
下調理	水切り 洗浄		洗浄後の付着水は，調理操作や出来上がり料理の品質に影響する	● 洗浄による付着水量を最小限にする方法（水切り）や時間を決定する
下調理	廃棄量 切さい		同一の食材料でも切り方や形状，調理機器，調理技術，収穫された季節などにより廃棄量は異なる	● 食材料の切り方や調理機器など異なる条件での廃棄量を把握し，廃棄量を最小限におさえる
下調理	下味 操作		調味料の濃度，食品成分や組織，切り方による表面積，温度などが調味料の浸透に影響する	● 調味順序，調理操作単位量（処理量），調味時間，下味操作中の食材料保管温度を決定する
加熱調理	乾式加熱	炒める	熱源と熱容量（加熱調理機器の大きさ）に比例し，食材料投入後の温度低下が大きく，加熱時間が長くなる 加熱時間が長くなると食材料からの放水量が増え，調味に影響する	● 加熱時間や温度などの条件を各調理機種に応じて決定する ● 熱源と熱容量に応じ，炒め上がりの重量減少量が最小限になるよう，1回に炒める量を決定する ● 高温で短時間に仕上げる
加熱調理	乾式加熱	焼く	熱源の種類，加熱方法，料理の種類，機器によって加熱温度や時間が異なる 焼き上がりの重量変化に応じて味が濃縮される	● 加熱機器や加熱方法，食材料や料理ごとに加熱温度，時間などを加味し，焼き上がりの重量減少率が低くなる条件にする ● 加熱後の重量に応じた調味濃度を決定する ● 調味濃度(%)＝{調味料の重量(g)／材料の重量(g)}×100
加熱調理	乾式加熱	揚げる	食品および衣中の水分と揚げ油の置換が行われる温度が風味や食感に影響する	● 揚げ油の量，加熱温度，食材料の投入量を決定する ● 揚げ時間は投入量により決定する。投入量は揚げ油の10%前後が目安である ● 加熱後の重量変化を把握しておき，出来上がり料理の重量に応じた調味濃度を決定する
加熱調理	湿式加熱	ゆでる	加熱機器の種類や機種により容量，ゆで水の沸騰にかかる時間，食材料投入後に低下したゆで水が再沸騰するまでの時間が異なる	● 加熱機器の種類，食材料の種類ごとに，ゆで水の量，1回当たりの食材料投入量を決める
加熱調理	湿式加熱	煮る	食品の内部温度上昇速度は加熱機器の種類や熱容量などにより異なる 沸騰までの時間が，沸騰してからの食材料の加熱時間に影響する	● 1回の仕込量，煮汁の量，調味や撹拌の時期，煮込み時間や予熱を含めた加熱時間を決定する
加熱調理	湿式加熱	蒸す	蒸気の温度上限（100℃）以下で加熱する料理の品質は，加熱速度や温度の影響を受けやすい	● 料理ごとに1個の分量や大きさ，加熱する分量に対して加熱温度と時間を決定する ● 加熱温度は，加熱最終温度より高めに設定する ● 水蒸気量や温度，時間などの加熱条件を制御できる機器では，料理や食材料の種類に応じて諸条件を決めておくとよい
加熱調理	湿式加熱	炊飯	炊飯量，洗米時間，加水量，浸漬時間，加熱時間などの条件設定が炊き上がりの品質に影響する	● 炊飯量：釜の炊飯容量の70～80%を目安として決定するとよい。炊飯量が多いと沸騰までの時間を要するため，釜の上・下層部の飯の品質に差が生じる ● 洗米時間：3～4分を目途とする。栄養成分の流出や砕米率の影響を最小限にする ● 加水量：炊上りの飯の軟らかさに蒸発量を加えた量とする ● 浸漬時間：1～2時間とする。米の種類や季節により適当な浸漬時間を決めておく ● 加熱時間：自動炊飯器の場合は，温度調節機能が備わっているため，条件に応じた加熱時間を把握しておく
加熱調理	湿式加熱	汁物	水分蒸発により，出来上がり量と調味濃度が異なる 出来上がりから喫食までの保温時間にともなう水分蒸発や塩分濃度の変化が生じる	● 加熱時間，火力などの条件を決定した上で，蒸発量を予測し，調理開始時の水量を決める水分蒸発や保温時間，具材の種類や量を加味し，塩分濃度を決定する

程の標準化は，食事の品質基準や提供時刻を設定しておくことを前提とし，作業の効率化や安全・衛生の点でも重要である。

参考文献

・鈴木久乃，太田和枝，定司哲夫編著：『給食マネジメント論　第８版』，第一出版（2014）
・韓　順子，大中佳子共著：『給食経営管理論（サクセス管理栄養士・栄養士養成講座）第６版』，第一出版（2017）
・Zeithaml, V.A., Parasuraman, A. Berry, L.L. : Problems and Strategies in Services Marketing. Journal of Marketing, 49（1985）
・Parasuraman, A, Zeithaml, V.A., Berry, L.L.: SERVQUAL : a multiple-item scale for measuring consumer perceptions of service quality. Journal of Retailing, 64（1988）
・香西みどり，佐藤瑶子，辻ひろみ編：『新スタンダード栄養・食物シリーズ 15　給食経営管理論』，東京化学同人（2016）
・石田裕美，冨田教代編：『第９巻　給食経営管理論―給食の運営から給食経営管理への展開』，医歯薬出版（2013）
・日本給食経営管理学会監修：『給食経営管理用語辞典　第２版』，第一出版（2015）
・豊瀬恵美子編：『給食経営管理論－給食の運営と実務－　第４版』，学建書院（2011）

第6章

食材料管理

学習のポイント

食材料管理のポイントは，①必要なときに，②必要なものを，③必要な量のみ，④適正な価格で購入し，⑤適切に保管し，むだをなくすことにある。その手法を発注・検品・保管・出庫のステップのなかで理解する。

1. 食材料管理とは

1.1 食材料管理の目標・目的

食材料管理は，必要なときに，安全で品質の良い食材料を，適正な規格と価格で必要な量を購入し，適切に保管し，むだのないよう，管理することが目的である。給食においては，栄養管理に基づいた献立計画を行うために，必要となる食材料の情報収集を行い，購入計画を立て，発注・納品・保管・支払方法，原価の把握までの食材料にかかわる一連の業務が適切に行われるように管理する必要がある（**図6-1**）。食材料を選定する上で最も重要なことは，利用者に安心・安全な食材料を提供することである。また食材料の品質により食事の給与栄養量やおいしさの評価にも影響する。一方，給食経営管理としては，原価の40～50%を占めるといわれている食材料費の管理をいかにするかは，制約がある給食費の原価管理をする上で重要なことである。よって，限られた予算を有効に活用して，良質の食材料を必要量確保する購入技術が必要となる。少なくとも，**表6-1**の内容については，食材料購入時に考慮すべきである。

1.2 食材料の開発・流通

(1) 食材料の開発

近年は，地元の食品を消費する地産地消から始まり，流通・保管技術の目覚ましい向上により日本の遠隔地や，また輸入規制緩和で輸送領域が拡大され，海外からも多種多様な食材料が入手できるようになった。その上，魚の養殖やビニールハウス等の温室栽培，建物の中でもできる水耕栽培，品種改良やバイオテクノロジー（遺伝子組換え操作）などの技術発展により，より多くの食材料が季節を選ばずつくられている。また加工技術の向上により，長期間保存が可能な食品（缶詰やレトルト食品や冷凍食品，抗菌性包装材料など），ライフステージに合わせた食品（高齢者用のとろみ剤など）や特定保健用食品などが日々開発されている。

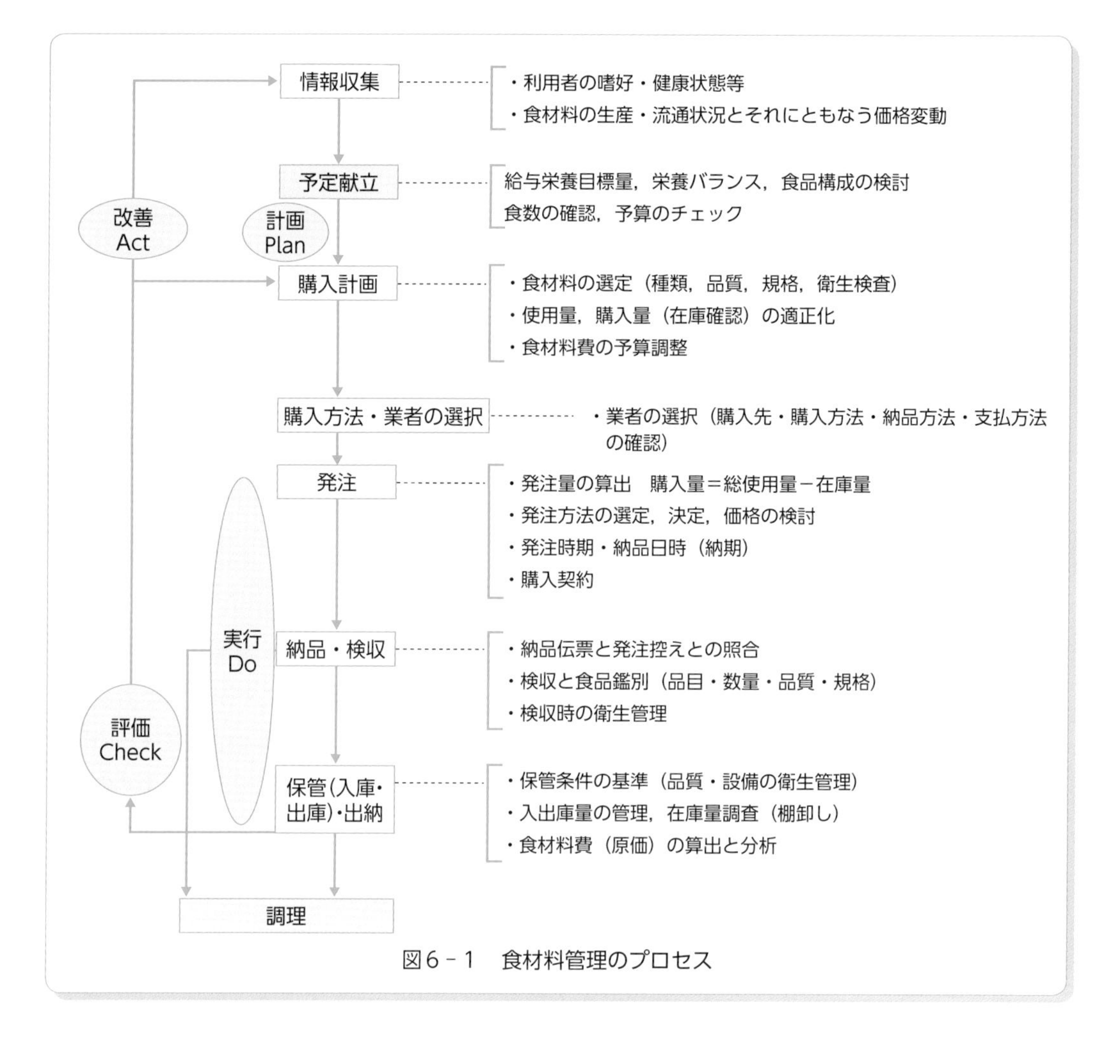

図６－１　食材料管理のプロセス

表６－１　給食で食材料購入に考慮すべき内容

・食材料の安心・安全が確認できること（ISO14001/9001，HACCP など）
・食材料の品質が確保されていること（鮮度，保管・配送状態など）
・給食に適した規格であること（冷凍食品の品種・重量・形状・包装単位など）
・適切な量を確保できること（使用頻度の高い食材料を日によって入手できないなどはあってはならない）
・適切な時間に入手できること（定めた時間に配達される）
・環境や作業効率に留意されていること（ごみを出さないカット野菜や水を流さない無洗米など）
・予算価格内で収めること

（2）食材料の流通

食材料は，図6-2に示すように，生産者（集荷・出荷）→卸売業者→仲卸業者→小売業者→消費者と流通する。生産者から消費者が直接購入をすることもあり，多様化している。また，輸入食品は商社をとおして流通している。食材料の価格は，生産者から中間業者をとおるたびに経費と利益が付加され，消費者の購入時には高くなる。

安全性については，BSE（牛海綿状脳症）問題から牛肉に，事故米穀問題から米・

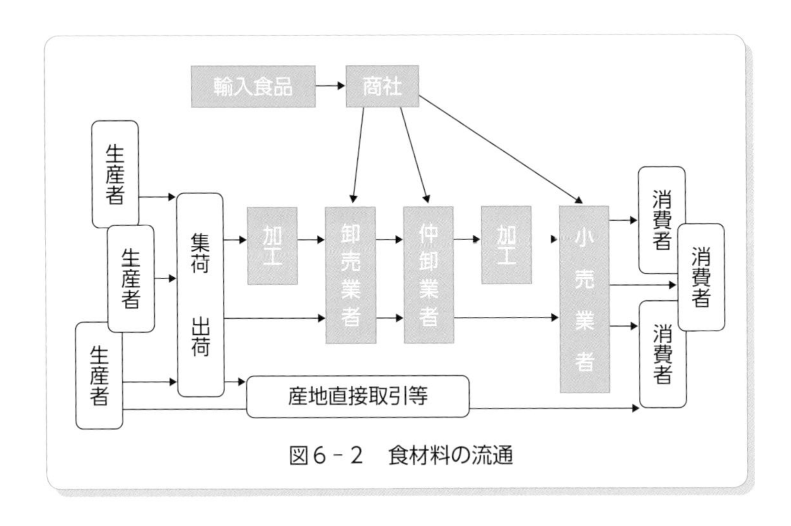

図6－2　食材料の流通

米加工品にトレーサビリティが義務化された。トレーサビリティとは，対象となる物品の流通履歴を明確にできるシステムのことである。例えば牛肉の場合は，牛が生まれたときに，耳標が装着され，個体識別番号が表示される。また，低温流通機構（コールドチェーン）で流通されており，低温管理が徹底されている。

2. 食材料の選択

給食施設で使用される食材料は，300～500 種類といわれている。食材料は以下のように分類される。

2. 1　食材料の分類

(1) 食品群による分類

「日本食品標準成分表 2020 年版（八訂）」においては，2,478 品が 18 食品群に分類されている。一方で，体内作用や栄養素の働きから，3 群，4 群，6 群などの分類もあり，これらの分類は主に栄養教育・指導などに使われることが多い。

(2) 保管条件による分類

食品の保管条件によると，生鮮食品と貯蔵食品，冷凍食品に分類できる。さらに，貯蔵食品は，長期間貯蔵可能なものと短期間しか貯蔵できないものに分けられる（表6－2）。

米国では，温度と時間の関係が品質に影響するとして，これを T-TT（time-temperature tolerance：時間－温度許容限度）理論として推進しており，その成果は冷凍食品の流通管理に大きく貢献している。T-TT 理論とは食品を低温保存する場合，品質を変化させずに保存できる期間と保存温度の間には個々の食品ごとに一定の関係

表６－２　食材料の保管条件による分類

分　類		主な食品	分類の説明	購入時に考慮すべき点
生鮮食品（即日消費食品）		生の魚介類，獣鳥肉類，野菜類，乳など	加熱，乾燥などの操作を施すことなく，生鮮な状態で流通し販売されている食品のこと	即日使用を原則とする 天候や季節により価格が変動することがある
貯蔵食品	長期貯蔵食品（備蓄食品・在庫食品）	穀類，乾物，缶詰，瓶詰，調味料など	一定期間常温保存しても品質変化が少なく，大量購入，長期保存が可能な食品のこと	まとめ買いに適している １回の購入量は，保管設備の状態や購入資金，購入時の単価などを考慮して決める
	短期貯蔵食品	根菜類，いも類，卵，マヨネーズ，バターなど	冷蔵庫で短期保存が可能な食品のこと	ある程度のまとめ買いに適している 消費期限が短いので買いすぎに注意する
冷凍食品		調理冷凍食品，JAS 法指定品目以外の冷凍食品（グラタン・ピザ等），水産冷凍食品，野菜冷凍食品	前処理を施し，品温が－18℃以下になるように急速凍結し，通常そのまま消費者に販売されることを目的として包装されたもの（日本冷凍食品協会による）	まとめ買いに適している 年間をとおして価格の変動が少なく，購入計画が立てやすい 調理が短時間でできる 食品衛生法では，－15℃以下となっている

表６－３　加工食品の加工度別分類

加工度	種　類	保存方法と食品例
第一次加工品	野菜類	室温・冷蔵：漬物　＊単に洗って切ったカット野菜は生鮮食品 冷凍：カット野菜，冷凍野菜（グリンピース，ミックスベジタブルなど）
	魚肉類	室温・冷蔵：干し物 冷蔵：肉切り身，挽き肉，魚切り身
	調味料	室温：砂糖，酒類，味噌，醤油，食塩，油，ソース類
第二次加工品（半調理品）	野菜類	室温：ネクター，ジャム 冷凍：冷凍野菜（ゆで処理野菜）
	魚肉類	冷蔵：ハム，ソーセージ，ベーコン，水産練り製品 冷凍：ハンバーグ，コロッケ，シューマイ，フライ類，むきえびなど
	調味料	室温：スープの素，缶詰 冷蔵：マーガリン，マヨネーズ 冷蔵・冷凍：ソース類（ホワイトルー，カレールー）
第三次加工品（完全調理品）	調理済食品	室温・冷蔵：製菓，カップめん チルド：調理済チルド食品 冷蔵：惣菜食品

があるとするもので，これによると冷凍食品は保存温度が低いほど長期間の品質保持ができると考えられている。

（３）加工度別による分類

加工度別では，第一次から第三次の３段階に分類されており，給食の施設や従事者の人数や能力，予算等に合わせて加工度を選択するとよい（表６－３）。

2.2　様々な食材料

（１）輸 入 食 品

現在，わが国の食材料の海外依存度は，外食産業，給食，スーパーマーケット，百貨店の四大産業が最も高いといわれている。今後もますます拡大される可能性が高く，厚生労働省では，食品衛生法に基づき，毎年度，輸入食品監視指導計画を策定し，輸入食品の安全性確保対策を講じている。本計画では，重点的，効率的かつ効果的な監視指導を実施するため，①輸出国における安全対策，②水際（輸入時）での対策，③国内での対策の3項目について定め，実施している。特に，日本国内で認められていない農薬の残留等には，厳しい規制がなされている。

（2）遺伝子組換え食品（バイオ食品）

遺伝子組換え（組換えDNA技術応用）食品とは，他の生物から有用な性質をもつ遺伝子を取り出し，その性質をもたせたい植物などに組み込む技術（遺伝子組換え技術）を利用してつくられた食品である。わが国で流通している遺伝子組換え食品には，①遺伝子組換え農作物とそれからつくられた食品，②遺伝子組換え微生物を利用してつくられた食品添加物がある。じゃがいも，大豆，てんさい，とうもろこし，なたね，わた，アルファルファ，パパイヤやαアミラーゼなどの添加物が耐病性，対害虫性などの付与を目的に実用化されている。

（3）有機（オーガニック）食品

農薬や化学肥料に頼らず，環境への負荷をできる限り少なくする方法で生産される有機農産物と有機畜産物，それらを原料にした有機加工食品のことをまとめて有機食品という。1999（平成11）年に改正されたJAS法（当時の正式法律名：農林物資の規格化及び品質表示の適正化に関する法律，現在の正式法律名，2018（平成30）年改正：日本農林規格等に関する法律）に基づき，有機農産物とそれを原料とした加工食品のJAS規格が定められた。農林水産大臣が登録した登録認定機関から認定された有機農産物の生産農家や有機加工食品の製造業者が，このルールを守って生産した有機食品にのみ，有機JASマークを付けられる（**表6-4**）。また，有機JASマークがなければ，これらの食品に「有機」や「オーガニック」と表示・販売することはできない。

2.3 食品の表示と規格基準

食品の表示と規格基準は，その食品の品質などを判断し選択するときの重要な情報を含んでおり，大部分の表示は法律や自治体の条例に従っている。

① **食品表示法に基づくもの**　食品の品質基準に合格した製品に対する表示許可，食品添加物の表示，食品の消費期限・賞味期限などの表示制度，栄養表示基準制度

② **健康増進法に基づくもの**　特別用途食品の表示許可，特定保健用食品の表示許可（**表6-4**）

表6－4　主な食品マーク

特別用途食品	総合衛生管理（HACCP）厚生労働大臣承認マーク
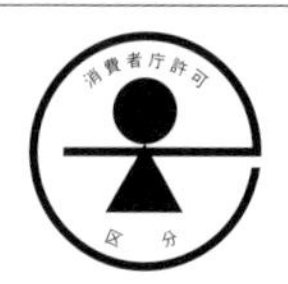 乳児の発育や，妊産婦，授乳婦，嚥下困難者，病者などの健康の保持・回復などに適するという特別の用途について表示を行うもの。消費者庁長官の許可を受けなければならない。	営業者がHACCPの考え方に基づいて自ら設定した食品の製造または加工の方法およびその衛生管理の方法について，厚生労働大臣が承認基準に適合することを個別に確認するもの。
特定保健用食品（トクホ）	**JASマーク**
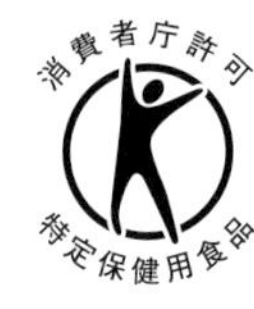 食生活において特定の保健の目的で摂取する者に対し，その摂取により当該特定の保健の目的が期待できる旨の表示を行うもの。消費者庁長官の許可を受けなければならない。	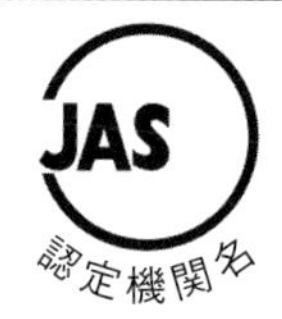 食品・農林水産品やこれらの取扱い等の方法などについての規格（JAS）を国が制定するとともに，JASを満たすことを証するもの。当該食品・農林水産品や事業所の広告などに表示できる。
条件付き特定保健用食品	**有機JASマーク**
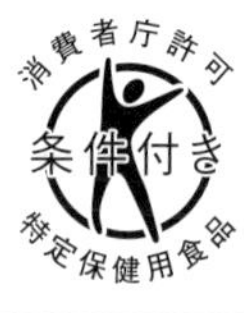 特定保健用食品の審査で要求している有効性の科学的根拠のレベルには届かないものの，一定の有効性が確認されるもの。科学的根拠が限定的である旨の表示をすることを条件として，許可がされる。	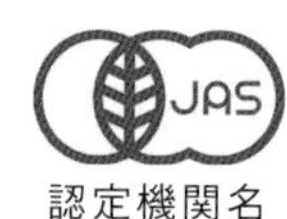 農薬や化学肥料などの化学物質に頼らないで，自然界の力で生産された食品を表しており，農産物，加工食品，飼料および畜産物に付けられている。

3. 購買と検収

3.1　購入業者

(1) 購入業者の選定

購入業者を選定する際は，①衛生管理が徹底している〔施設（保管場所）および従業員教育，配送時の温度等〕，②食品の品質がよく価格が適正である，③納期が正確である，④立地条件が良い（急な納品にも対応ができる），⑤経営状況が良い，などを確認し，選定する。

(2) 契約方式

購入業者との契約方式を表6－5に示す。随意契約方式，競争契約方式，相見積り方式の他に，単価契約方式があり，これは入札方式，相見積り方式のなかで，品目ごとに単価を契約する方式である。

3.2　購入方法

食品の購入方法には，購入量や施設の規模，献立などにより，いくつかの方法がある。購入の合理化を図るために計画購買・一括購入によりカミサリー（commissary）システムを取り入れているところも増加している。

カミサリーとは，食材料や給食関連の消耗品を一括購入し，保管・配送までをまとめて行う流通センターのことを指し，複数の給食施設が共同で設置する。多くの給食受託会社が設置しており，流通段階の省略，大量購入による経費の節減ができ，各給

表6－5　契約方式

契約方式		特　徴	適する食品
随意契約方式		競争方式ではなく，特定の相手先を任意に選択して契約する方法（市場や小売店に直接出向く場合も含む）。信頼関係で長く継続することもある	価格変動の大きな生鮮食品（野菜や魚） 購入量の少ない食品 使用頻度の少ない食品
競争契約方式	指名競争入札方式	あらかじめ資力，信用がおける業者のなかから，特定多数を選択し，品目，数量を提示し，競わせ，最も有利な条件を提供した業者と締結する契約方式。手間と時間がかかる	価格変動の小さな貯蔵食品や冷凍食品 購入量の多い食品 使用頻度の高い食品
	一般競争入札方式	指名競争入札との違いは，どの業者も自由に応募できることである	
相見積り方式		複数の業者に品目，数量を提示し，複数の業者に見積書を提示してもらい，最も有利な条件の業者と契約する方式。「相みつ」ともいう	一般的によく用いられる
単価契約方式		入札方式，相見積り方式により品目ごとに単価を決定して契約しておき，納入量に応じて支払う方式	品質が安定している食品 購入量が多い食品 使用頻度が高い食品

食施設において合理的・効率的な運営が可能となる。また，生産原価の引き下げと品物の品質の安定化が期待できる。カミサリーはセントラルキッチンと同義に使用されることもあるが，一次加工までがなされることが多い。

3.3　食品の出回り期

表6-6に水産物・農産物の出回り期を示した。生鮮食品の出回りの時期を旬といい，最も風味がよく，栄養価も高く，価格も安定している場合が多い。献立作成における季節感は，使用する水産物，農産物で示すことができ，そのために旬の食材料を選ぶのは大切なことである。一方，市場に出回らなくなる時期を端境期という。

多くの生鮮食品が養殖や輸入，ハウス栽培等により，1年をとおして市場に出回っているのが実情であるが，旬を上手に取り入れた食材料計画が望まれる。

4. 食材料の保管・在庫管理

4.1　保管管理

検収された食材料は，外部からもち込まれた段ボールや発泡スチロールから取り出し，専用容器に移し替え，使用するまでは適切な温度と場所を確保し，保管しなければならない。「大量調理施設衛生管理マニュアル」（巻末資料，p.209参照）にあるように，温度別に倉庫，冷蔵庫，冷凍庫等に分類する。食材料の保管温度を保管場所別に表6-7に示す。また，使用頻度の高いもの，低いもので置く場所を考える。先入れ先出しを原則として（FIFOの原則；first in, first out），古いものから先に出す置き方の工夫が必要である。さらに，品質を保持するための工夫をする。5S（整理，整頓，清掃，清潔，習慣，p.113，表9-1参照）を遵守することが大切である。

例えば，食材料別に整理をする，落下細菌の防止のためにふたのある容器に移し替

表６－６　水産物・農産物の出回り期

食品名	1月	2月	3月	4月	5月	6月	7月	8月	9月	10月	11月	12月	食品名	1月	2月	3月	4月	5月	6月	7月	8月	9月	10月	11月	12月
しまあじ（国産）													アスパラガス												
あゆ													さやいんげん												
いさき													えだまめ												
まいわし													さやえんどう												
うなぎ													オクラ												
めかじき													かぶ												
かつお													かぼちゃ												
かます													キャベツ												
まかれい													きゅうり												
きんめだい													ごぼう												
しろさけ													こまつな												
さば													しゅんぎく												
さわら（国産）													だいこん												
さんま													たけのこ												
すずき													たまねぎ												
たい（天然）													とうもろこし												
たちうお（国産）													トマト												
まだら													なす												
にしん													にんじん												
養殖はまち													根深ねぎ												
ひらめ（国産）													はくさい												
ぶり													ピーマン												
まぐろ類													ブロッコリー												
くるまえび（国産）													ほうれんそう												
たこ													レタス												
するめいか													れんこん												
あさり													いちご（とちおとめ）												
かき													かき（富有）												
はまぐり													普通みかん												
ほたてがい													キウイフルーツ												
さつまいも													バナナ												
さといも													ぶどう（巨峰）												
じゃがいも（男爵）													もも（あかつき）												
ながいも													りんご（ふじ）												

1％未満　　1％以上10％未満　　10％以上30％未満　　30％以上

いずれも年間取扱総量に対する月別割合（％），東京都中央卸売市場（2018年6月～2019年5月）

※いずれの場合も出回り期には地域差があることを考慮したい。

資料）東京都卸売年報（水産物編，農産物編）

表6－7　食材料の保管温度

保管場所	温　度	食品名
食品庫	室温	穀類加工品（小麦粉，でんぷん），砂糖，液状油脂，乾燥卵，清涼飲料水
冷蔵庫	15℃以下	ナッツ類，チョコレート，バター，チーズ，練乳
	10℃前後	生鮮果実・野菜
	10℃以下	食肉・食肉製品，鯨肉・鯨肉製品，ゆでだこ，生食用かき，魚肉ソーセージ，魚肉ハムおよび特殊包装かまぼこ，固形油脂（ラード，マーガリン，ショートニング，カカオ脂），殻付き卵，乳・濃縮乳，脱脂乳，クリーム
	5℃以下	生鮮魚介類（生食用鮮魚介類を含む）
冷凍庫	－15℃以下	細切りした食肉・鯨肉を凍結したものを容器包装に入れたもの，冷凍食肉製品，冷凍鯨肉製品，冷凍ゆでだこ，生食用冷凍かき，冷凍食品，冷凍魚肉ねり製品
	－18℃以下	凍結卵

資料）厚生労働省：大量調理施設衛生管理マニュアル（2017）

表6－8　食品受払簿（例）

在庫食品受払簿

食品名　薄力粉

月・日	時間	適用	入庫			出庫		在庫		印	備考
			受入 kg	単価 円	合計金額 円	出庫 kg	金額 円	在庫 kg	金額 円		
6月19日	9:00	1 kg × 15 袋	15	110	1,650			15	1,650	田中	
6月20日	7:30					3	330	12	1,320	田中	
6月21日	7:30					2	220	10	1,100	吉田	

える，防虫防鼠を徹底する，光を遮断する，温度，湿度，換気の管理をする，などがあげられる。

4.2 在庫管理

食品の入庫，出庫状況を記録する食品受払簿（表6－8）を作成し，在庫状況として何がどれだけあるのかを確認する。給食経営管理業務の合理化を図るため PC ソフトウェアを使用する施設が増加している。食材料の在庫量と食品受払簿は，おおむね一致するはずであるが，保管中の損失もあるので，出庫時，月末などに定期的にチェックする必要がある。また，貯蔵食品は在庫下限値（限界在庫量）以下にならないようにする。このような在庫量調査を棚卸しともいい，原価計算の資料ともなる。

5. 食材料と献立

献立作成時に食材料で考慮することは，施設の大型機器の配置状況，従業員（調理員）の人数と習熟度，それに合わせた食品の加工度（カット野菜や冷凍食品，調理済み食品等は，原価が上がり，作業工程は短くなる），エネルギーおよび栄養素を給与栄養目標量に近づけるだけではなく，出回り期，利用者の健康・嚥下状態，疾病，嗜好にあったものであるか，行事にあったものであるかなど，様々な要素をみる必要がある。食材料の選択によって，献立の良し悪しと原価管理が決定するといっても過言ではない。

6. 発注方法の種類と発注業者

6.1　発注量の算出方法

発注量の算出方法は，廃棄のない食材料と廃棄のある食材料では異なり，次の式で求める。

廃棄のない食材料

発注量（総使用量）= 1 人分の純使用量（可食量）× 食数

廃棄のある食材料

発注量（総使用量）= 1 人分の純使用量 ÷（100 − 廃棄率）× 100 × 食数

または，**表6-9**に示す発注換算係数（小数点以下第２位までを示す）を用いて計算する方法もある。

発注量（総使用量）= 純使用量 × 発注換算係数 × 食数

発注換算係数 = 100 ÷（100 − 廃棄率）= 100 ÷ 可食部率

この方法は，計算が単純になるため能率的に計算ができる。発注量に関しても PC ソフトウェアを用いることが多いが，どのような数式により算出されているのかを理解しておくことは大切なことである。

廃棄率は「日本食品標準成分表」の値を用いることが多いが，切さい機器類によって廃棄率は異なるため，稼働率が高い機器類では，施設独自の廃棄率を示しておくとよい。その値は，一般的に「日本食品標準成分表」よりも高くなる傾向にある。できるだけ廃棄率を低くする工夫と日々の変動を少なくする標準化が求められる。

6.2　発注方法と発注時期

(1) 発 注 方 法

発注方法の主なものとして，発注伝票がある。発注伝票には，食品名，規格（例「冷凍，しろさけ切り身 60 g」），数量，納入月日・時間，価格，備考（例「骨なし，甘塩」）などの欄がある。伝票は複写式になっており，発注の確認，納入時の検収のチェックに用いる。下記のどの方法を用いるときも作成しておく。発注業者といずれの方法が

表6－9　廃棄率と食品例

廃棄率（%）	発注換算係数	食品例
0	1.00	しろさけ（切り身），さわら（切り身），ぶり（切り身），大葉
2	1.02	きゅうり，ミニトマト，レタス，いちご
3	1.03	さやいんげん，トマト，りょくとうもやし
4	1.04	ズッキーニ，だいずもやし
5	1.05	スナップエンドウ，にら，マッシュルーム
6	1.06	たまねぎ，はくさい，エリンギ
8	1.09	赤たまねぎ
9	1.10	さやえんどう，にんにく，柿
10	1.11	西洋かぼちゃ，なす，にんじん，ほうれんそう，ごぼう，ぶなしめじ
15	1.18	まだこ，オクラ，キャベツ，こまつな，チンゲンサイ，青ピーマン，えのきたけ，キウイフルーツ，にほんなし，ぶどう，もも，りんご
20	1.25	アスパラガス，しょうが，れんこん，しいたけ
25	1.33	うんしゅうみかん
30	1.43	するめいか，かぶ，グレープフルーツ
35	1.54	かつお，さんま，ブロッコリー，オレンジ
40	1.67	子持ちがれい，根深ねぎ，すいか，バナナ
45	1.82	えだまめ，パイナップル，メロン
50	2.00	まさば，たけのこ，スイートコーン
55	2.22	まあじ（皮つき生），まだい（養殖皮つき生）
60	2.50	まいわし，あさり，はまぐり
65	2.86	あまえび
75	4.00	かき（養殖生）

資料）日本食品標準成分表2020年版（八訂）

よいか事前によく話し合っておくとよい。

① **伝票による方法**　発注伝票を直接手渡しする方法。発注時に間違いやすい点について直接口頭でも伝えられるので，間違いは少ないが，突発的に頼みたいときには不向きである。

② **店頭による方法**　直接確認して発注するので，発注の際に特別に配慮する必要がある場合や良い品物を確実に入手する場合には利点がある。しかし，店頭に出向く時間がかかったり，欲しい量が手に入らない場合もある。

③ **電話による方法**　手軽な方法であるが，明瞭に話さなければ，聞き間違いもある。そのため，必ず復唱することが大事となる。

④ **ファクスによる方法**　業者が留守の場合でも，発注内容をスムーズに送ることが可能である。また，業者からの見積書なども受け取ることができ，事務管理の合理化を図ることができる。

⑤ **電子メールによる方法**　給食経営管理のPCソフトウェアのなかには，献立を入力すると食材料発注までできるものが多く存在しており，ますます事務管理の合理化が図られている。簡単な操作で短時間にできるため，正確に入力しなければ，桁違いの量が納入されることもあるので，確認が必要である。

(2) 発注時期

生鮮食品は，使用当日の納入を原則としている。3日～数日前に1日ごとの発注をする方法や1週間分の食材料をまとめて特定曜日に頼み，1日分ずつ納入する方法などがある。

貯蔵食品では，施設ごとに各食品の保管できる上限量，すなわち在庫上限値（最大在庫量）とこれ以上減じると給食業務に支障をきたす量を下限量として定めておく。この下限量とは，1日最高必要量に発注から納入までに必要な日数を乗じてこれに若干量を加えた量，すなわち在庫下限値（限界在庫量）のことである。この在庫下限値のときに発注をすることとなる。在庫上限値を超えないように発注をする。

6.3 発注業者

発注業者には，大きく分けて以下の3つの業態がある。それぞれの利点と欠点を表6-10にまとめた。

① **小売店**　八百屋，魚屋，肉屋等の専門店やスーパーや業務用スーパー，市場などである。

② **卸売業者**　商品総合卸，食品専門商社（輸入食品等）などで，給食では主流となる。

③ **カタログや通信販売**　カタログやネットストアに商品の画像や情報を掲載し，電話，ファクス，インターネットで注文ができる。

表6-10　発注業者の利点と欠点

	利　点	欠　点
小売店	実際にみて確認しながら，食品を吟味できる	専門店によってはファクスや電話で配達をしてくれる店もあるが，配達をしてもらえないところも多い
卸売業者	一般的には，小売店よりは安く仕入れられ，品物も豊富であり，大量購入に向く	営業を通じて見積りを発行してもらう手間がいり，少量購入に対応していないところもある。入荷まで日数がかかることが多い
カタログや通信販売	営業をとおして見積りを発行する手間がいらず，注文すればすぐ届く。大量購入でなくとも購入することが可能である	実物をみながら購入することができない

6.4 納品・検収

発注した食材料は，発注伝票に従い，指定した日時と場所に納品される。

納品されたものは，担当者立ち会いのもと，納品された食材料が発注したとおりであるか確認する。これを検収という。検収では，食品名，規格，数量，品質〔鮮度・品温（表面温度計で測定）・異物混入・消費期限等〕，価格，衛生状態などを納品食材料と納品伝票を発注伝票と見比べて確認をする。検収担当者は，食品鑑別ができる管理栄養士・栄養士や調理主任らで，厳正な態度で立ち会わなければならない。納入品に不適格品があった場合は返品し，代替品の納入を依頼する。時間がない場合は，急遽献立を一部変更する（保管されている冷凍食品を使用するなど）。特に，生鮮食品などで食中毒の危険が懸念されるような場合は，使用を避ける，あるいは加熱調理献立に切り替えるなどの臨機応変な対応が必要である。

7. 食材料管理の評価

食材料費は，人件費とともに給食の原価構成のなかで多くの割合を占める。いかに費用を抑えるかで利益率が変わってくるため，原価管理は重要である。以下の式で考え，むり・むら・むだのないように食材料費を管理する。

食材料費＝期首在庫金額＋期間支払金額－期間在庫金額

また，使用量の高い食材料順に並べたABC分析を実施し，使用量の高いAに属する食材料を重点的に管理し，安く仕入れるようにすれば，全体の食材料費を抑えることができる（p.180，ABC分析参照）。生鮮食品は天候等により価格変動がみられるので，適正価格を予測することも大切である。そのための資料として，消費者物価指数，使用食品単価一覧表，卸売物価指数，新聞などによる価格変動予測報道などを積極的に活用する。なお，実施献立の食材料原価が予想献立の食材料原価を上回る場合は，原因を分析し献立全体もしくは一部食材料を変更するなど改善を図る必要がある。

参考文献

・消費者庁：輸入食品　https://www.caa.go.jp/policies/policy/consumer_safety/food_safety/food_safety_portal/imported_food/（2020年2月13日アクセス）
・厚生労働省：輸入食品監視業務FAQ　https://www.mhlw.go.jp/stf/seisakunitsuite/bunya/0000072466.html#HID1（同上アクセス）
・厚生労働省医薬食品局食品安全部：遺伝子組換え食品Q＆A（平成23年6月1日改訂第9版），p.1（2011）
・君羅　満，岩井　達，松崎政三編著：藤井恵子，第3章2　給食の生産（調理）管理，『Nブックス　給食経営管理論　第5版』，建帛社（2015）
・日本給食経営管理学会監修：『給食経営管理用語辞典　第2版』，第一出版（2015）

第7章

生産管理（調理）と作業管理

学習のポイント

近年，調理機器や器具，設備の発展にともない，安全管理，衛生管理を可能にする新たな調理システムがホテルやレストランを皮切りに，医療や介護の場にも普及している。これらの新調理法（レディフードシステム）について，生産システムの違いと特徴を理解する。

1．生産管理（調理）の目標・目的

生産管理（調理）は，予定献立に示された品質〔栄養量・味・温度・形態・盛りつけ（外観・量）〕を喫食時刻までに効率よく，安全・衛生に留意して適正価格で調理・提供する業務である。図7-1に生産管理のプロセスを示した。献立表・作業工程表に示されている食材料，従業員，設備（大型機器類の稼働）をインプットして，下処理→主調理→配食→配膳→供食の調理工程のプロセスを経て生産された供食時の食事が主なアウトプットとなる。作業工程はその後も続き，食器回収→洗浄→消毒→廃棄物処理までの工程がある。生産管理は常にPDCAサイクルを回しながら実施するが，生産管理の主要な評価は品質，価格，納期といわれており，この3点を中心に行う。

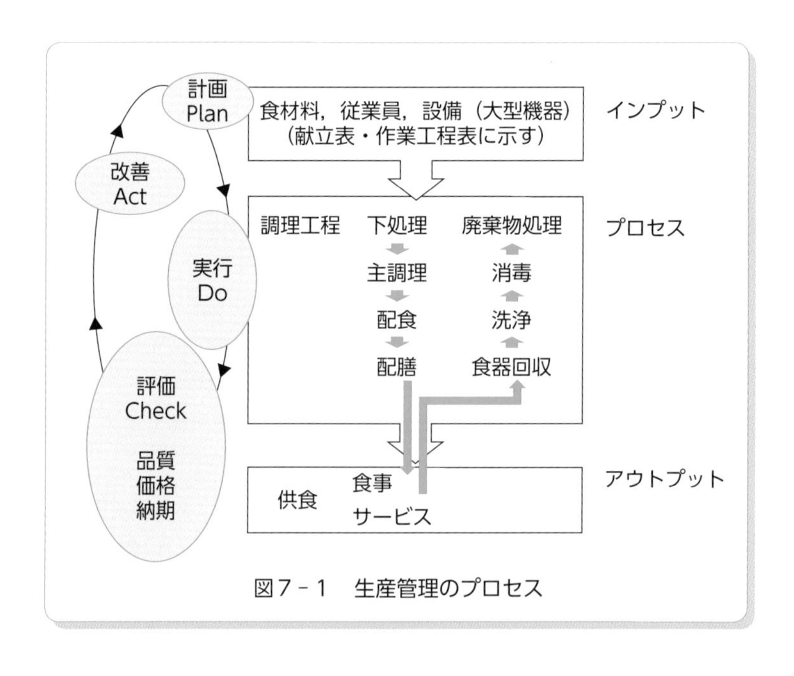

図7－1 生産管理のプロセス

2. 調理法の種類と特徴

給食の調理システムでは，従来のコンベンショナルシステム（conventional system）とレディフードシステム（ready food system，事前調理法）の大きく２つに分類される（図７-２）。従来の給食の調理システムは業務に繁閑があるので，それを平準化するために調理と食事提供を別の時間軸で行うレディフードシステムの導入が進められている。この新システムを導入するためには，機器類のイニシャルコスト，ランニングコストと温度と時間の管理をはじめとする衛生管理，複雑化する発注業務，作業管理などのマニュアルづくりをし，標準化することが重要となる。

標準化とは，一定の品質を得るために工程や作業の基準を設定することであり，平準化は，献立内容や作業内容による労働量の繁閑差を均一にすることをいう。

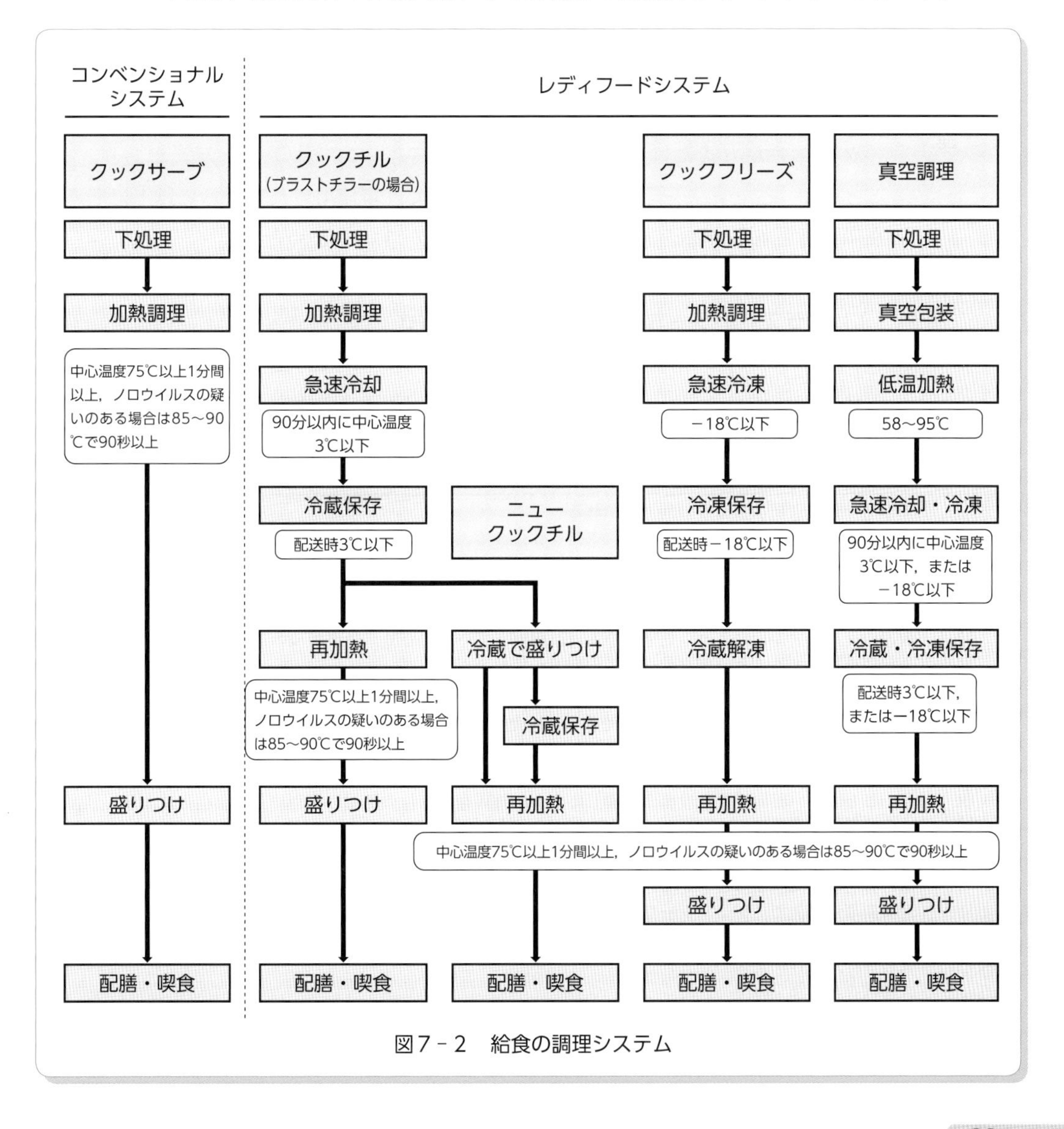

図７－２　給食の調理システム

2.1　クックサーブ（cook and serve）方式

クックサーブ方式は，給食の調理システムではコンベンショナルシステムという。調理後すぐに食事を提供する，従来から行われている方式である。喫食当日に提供する時間および食数に合わせて同一施設内あるいは隣接した施設で給食の生産（cook）をし，提供（serve）までを連続して行うシステムである。加熱調理の場合は，中心温度75℃で１分間（二枚貝等ノロウイルス汚染の疑いのある食品は，85～90℃で90秒）以上で調理され提供される。

2.2　クックチル（cook and chill）方式

クックチル方式は，レディフードシステムのなかでは主流である。あらかじめ加熱調理（cook）したものを急速冷却（chill，加熱後30分以内に冷却を開始し，90分以内に中心温度3℃以下まで冷却）し，チルド状態（0～3℃）で保存・配送し，喫食前に再加熱を，中心温度75℃で１分間（二枚貝等ノロウイルス汚染の疑いのある食品は，85～90℃で90秒）以上で調理され提供される。

クックチル方式には，ブラストチラー方式とタンブルチラー方式があり，また，ニュークックチル方式と呼ばれる新たなものも近年使用されている。以下にその概要を示すとともに，そのメリットについて，**表7-1**にまとめた。

（1）ブラストチラー方式とタンブルチラー方式

クックチル方式の冷却方法は，ブラストチラー（冷風吹き付けタイプの急速冷却器）方式とタンブルチラー（氷温の冷却水を循環させたタンク内のドラムを回転させながら急

表7-1　クックチル方式と真空調理方式のメリット

クックチル方式	クックチル方式	①味の均一化および歩留まりの向上が図れる ②冷蔵保存が可能となるため，閑散時に大量に仕込んで，繁忙時に備えることで，計画生産による作業の標準化と生産性の平準化が図れる ③生産工程のマニュアル化によるHACCPに基づいた衛生管理および品質管理の徹底および意識の向上が図れる ④調理のマニュアル化により，効率的な人員計画が立てやすくなり，労働環境の改善と人件費の削減が図れる ⑤レシピを増加することで喫食サービスの向上が図れる
	ニュークックチル方式	①チルドのまま手袋をして盛りつけができるため，作業がスピーディで衛生面でも安全性が高くなる ②再加熱カートの利用により，チルドで盛りつけたものを提供直前に再加熱し，そのまま配膳ができるため，料理を適温で提供することが確実に実践でき，おいしい状態での喫食が可能となる ③時間がかかる最終工程の盛りつけを事前に行えるためアイドルタイム（給食の場合は，調理作業が閑散時間帯のことで，一部の機能・設備が稼働していない時間をいう）の活用や調理作業の集約化により，早朝勤務や休日勤務の緩和につながるといったことがあげられる
真空調理方式		①素材本来の風味やうま味が逃げず，ビタミンの調理損失も少ない ②素材の劣化を抑制することができる ③低温調理が可能で，ジューシーな食感に仕上げることができる ④味の均一化が可能である ⑤食材料の煮崩れが少ない ⑥計画調理が可能である ⑦フィルムパックのため保存時の整理整頓がしやすい ⑧必要量に応じたフィルムサイズで調理・保存ができるので，各メニューを１人分から調理できるなど個別調理も可能

速冷却を行う急速冷却器）方式の2つに分類される。ブラストチラー方式では，保存期間は製造日と消費日を含めて5日以内である。タンブルチラー方式は，液状食品と固形食品では，調理方法と使用する機器が異なるが，保存期間は双方とも45日と長く保存できる。ブラストチラーと違う点は，包材に充填すること，急速冷却を60分以内に3℃以下にすること，その後－1～0℃で保存することである。レディフードシステムのいずれの方式でも，保存期間が過ぎた場合，再加熱後2時間を過ぎた料理は必ず廃棄する。

（2）ニュークックチル方式

ニュークックチル方式は，再加熱カート（第8章参照）を利用する方式で，2つの方法がある。1つはチルドの状態のまま再加熱カートの専門食器に盛りつけ，トレイメイク（料理を盛りつけた食器をトレイにセッティングすること）した後に再加熱して提供する方法である。もう1つは，トレイメイクした状態で一旦冷蔵保存し，配膳時間に合わせてトレイのまま再加熱して提供する方法である。再加熱する機器としては，再加熱カートの他，スチームコンベクションオーブンやスチーム付き電子レンジの利用があげられる。

2.3　クックフリーズ（cook and freeze）方式

クックフリーズ方式はレディフードシステムの1つで，あらかじめ加熱調理（cook）したものを急速冷凍（freeze）して－18℃以下で保存・配送し喫食前に再加熱の上，盛りつけて提供するシステムである。クックチルに比べて保存期間は8週間程度と長いが，冷凍による食材料による組織破壊がみられ，適用できる料理に制限がある。

2.4　真空調理（vacuum packaged pouch cooking）方式

真空調理方式はレディフードシステムの1つで，クックチルとともに組み合わせて用いることが多い（**表7-1**）。真空調理は，食品を生あるいは下処理した状態で調味料とともに真空用パックに入れ，真空包装機を用いて真空包装し，真空調理用の湯煎器やスチームコンベクションオーブンなどの加熱調理機を使用して低温（58～95℃）で長時間加熱調理する方法である。低温加熱後は，冷蔵3℃以下，または冷凍－18℃以下の状態で保存・配送をする。正式に示されていないが，冷蔵で5日程度，冷凍ではそれ以上保存することができる。

2.5　その他の生産システム

大量の食材料，調理完成品，給食関連消耗品を扱う場所に視点を置いた生産システムとして，カミサリーシステム，セントラルキッチンシステム，アッセンブリーシステムがある。

（1）カミサリーシステム

カミサリー（commissary）システムとは，複数の施設が食材料や給食関連消耗品を一括購入し，保管配送を行う方式で，大量購入により経費が削減できる。セントラルキッチンシステムと同義語として使われるケースもあるが，セントラルキッチンよりも，食品の加工度が低いことが多い。

（2）セントラルキッチンシステム

セントラルキッチンシステムは，中央集中調理場のことで，食材料の調達から調理を１カ所の厨房でまとめて行い，複数の離れた施設に配送して提供するシステムである。セントラルキッチンで調理された調理済み食品（クックチル，クックフリーズなど）を複数のサテライトキッチン（調理施設）に配送して，そこで提供前に再加熱など一部の調理を行って製品（食事）を提供するシステムである。食材料の調達から調理までを１カ所で集中的に行うため，合理的で効率的な運営が可能となる。

（3）アッセンブリーシステム

「アッセンブリー（assembly）」とは組み立てる，という意味があり，アッセンブリーシステムは，組み立て方式と訳される。アウトソーシングした製品（食事）を購入し，提供前に加熱するシステムでコンビニエンスシステムともいう。

3．調理の機器類・器具類の種類と分類・機能

3．1　調理機器類

給食の生産管理は，いかに食材料，従業員，設備（大型機器類の稼働）をインプットし適正に活用するかで評価が決まる。どこまでを従業員の手で作業し，どこからを大型機器に頼るかは，その施設の規模とどのような製品（料理）をつくるかによって異なる。給食の従事者は，**最新の機器類とその使用方法の知識を得る必要**がある。そのためには，大型機器類の展示会等に足を運び，学ぶことが大切である。機器類は自動化され，その構造が複雑になるほど，故障しやすくなる。どこまでの機器操作が必要か機能性をみきわめることも重要な要素である。高価なため，一度購入するとすぐに買い替えることは難しい。使用頻度および大きさ，耐久性，メンテナンス性，安全性・衛生性，さらには使用に際してのランニングコスト（部品交換費や光熱費など）を考慮することが大切である。一般的にスチームコンベクションオーブンなどの機器に対し，ブラストチラーなどの冷却機器は２倍の容量があると作業がスムーズに進む。また，大型機器類は10年を過ぎると，修理や買い替えが必要となるため，**減価償却費**を意識して計画的に購入予算を貯蓄していく必要がある。

ここでは，主に使用される作業区域ごとの大型機器を図7-3にまとめた。

3.2 調理器具類

給食施設で用いられる調理器具は，少量調理に使用する器具と同等のものと，大量調理用に大型化したものがある。また，衛生管理のために色分けされた器具類（包丁の柄やまな板）がある。細菌などの栄養源となる木製の器具類の使用は極力控える。

図7-4には，計量，切る・むく，混合・撹拌，ろ過，成形，磨砕・紛砕，鍋類・容器，配膳，その他に分類し，それぞれ調理器具を示した。

4. 生産計画と人員配置

4.1 大量調理と少量調理の違い

大量調理の特性を知り，調理作業を標準化するためには，少量調理とは異なる大量調理について理解する必要がある。大量調理と少量調理の違いを表7-2にまとめた。

4.2 作業指示書と作業工程表

給食の生産計画は，食事提供時間に向けて，何人の従業員がどのような食材料をどれだけ，どのような機器類や器具を使用して，品質の良い製品（食事）を作成するかがわかるようにしなければならない。そのためには，まず，作業指示書（レシピ）を作成する（p.60，表4-7参照）。作業指示書は，標準化した作業内容を調理従事者への指示として表したもので，書き方は施設ごとに様々であるが，必要な項目は，①料理名，②食品の種類と重量（純使用量および総使用量），③調理作業の指示内容，④食事の品質管理基準の4点で，具体的に表示する。次に作業工程表を作成する（図7-5）。

表7-2 大量調理と少量調理との違い

項目		内容
廃棄率		食材料の品質，規格，季節，調理操作の方法，使用機器，手切りによって異なる。手切りの場合，調理従事者の切さい能力によっても異なる，一般に「日本食品標準成分表」の値より，機械を使用した場合は，廃棄率が高くなることが多い。
水分	付着水	洗浄後の水切り条件により付着水の量が異なる。加熱時間・温度，調味濃度に大きくかかわる。少量調理に比べ，付着水は多い。
	脱水・放水	和え物などに調味する場合，少量調理に比べて，脱水が多く，味が濃くなりやすい。色も悪くなりやすい。放水は，加熱時間，塩分濃度，放置時間，絞り方の強さによって異なる。調味料を和える時間を極力提供直前にする必要がある。
	加熱時の水分蒸発	加熱による水分蒸発量は少量調理に比べ，蒸発率は低いが，蒸発量は多い。鍋の大きさ，火加減，食材料の切り方などで異なる。
調味濃度		加熱中の水分蒸発率が低いため，少量調理と比べ味付けが難しい。調味料は一度に入れるのではなく，何度かに分けて追い味をし，塩分計などで確認しながら調整する。
温度管理		少量調理に比べ，水や油などの適温上昇までの時間は緩慢である。また，食材料を投入し，何度も繰り返すときは，適温回復に時間がかかることも考慮する必要がある。
煮崩れ		少量調理に比べ，加水率が低い。また，火を止めた後も温度が下がりにくく，特にでんぷん量が多い食材料は煮崩れしやすい。いも類などは，早めに火を止める必要がある。
保　温		少量調理に比べ，保温が長くなりやすい。水分の蒸発などで塩分濃度が濃くなったり，品質劣化が起きやすい。温度が高いほど顕著である。
生産管理との関連性		食数が多くなればなるほど，温度管理と時間管理の重要性が増す。大量調理では，作業全般の標準化が必要となる。

汚染作業区域		準清潔作業区域	
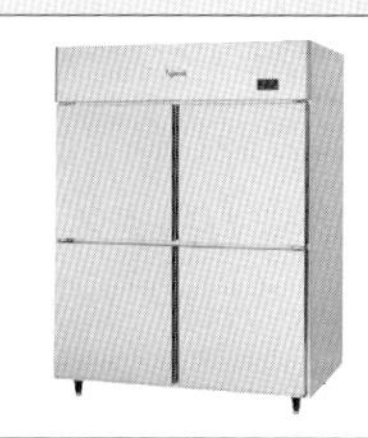	冷蔵庫：写真のパススルー型の冷蔵庫は，汚染作業区域と準清潔作業区域をつなぐのに適している	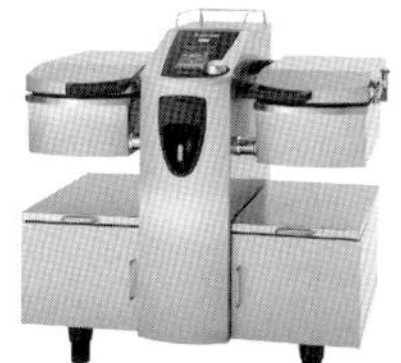	加熱調理複合機器：茹でる，炒める，焼く，煮る，揚げる，さらに圧力調理・真空調理までをこなす
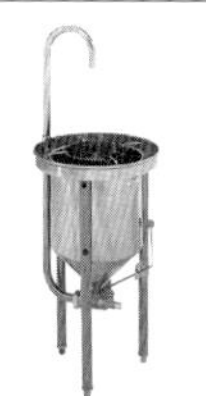	洗米器：洗米が短時間でできる	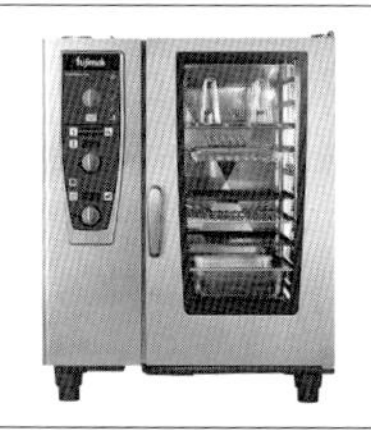	スチームコンベクションオーブン：蒸気により，焼く，蒸す，炒める，煮る，揚げる調理ができる
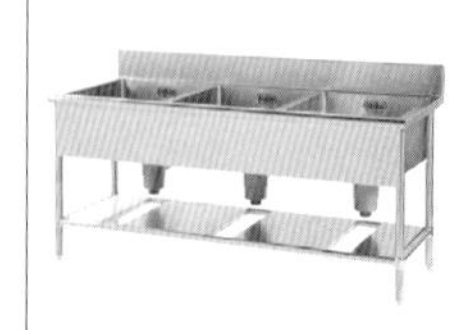	三槽シンク：野菜類などは３回洗浄する必要があるので，下処理室に備え付けたい	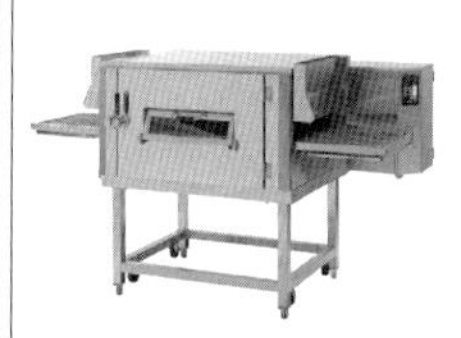	ジェットオーブン：コンベア式になっており，加熱された空気に圧力を加え，ジェット噴射で食品の上下に衝突させ，直接加熱するので加熱速度が速く，焼きめも付く
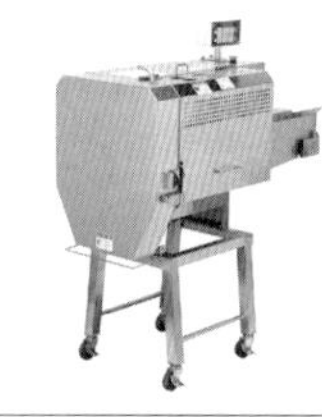	フードスライサー：刃を変更することにより，千切り，輪切り，みじん切り，おろしと様々に対応できる	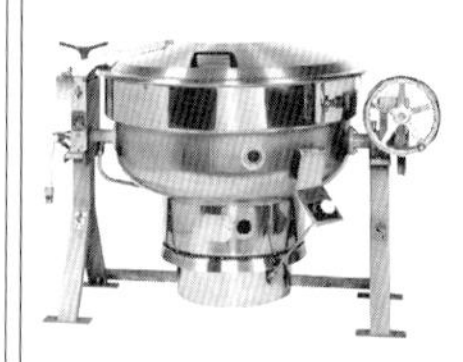	回転釜：煮込み，炒め，汁物などの調理に適している。熱源にはガス，電気，蒸気がある
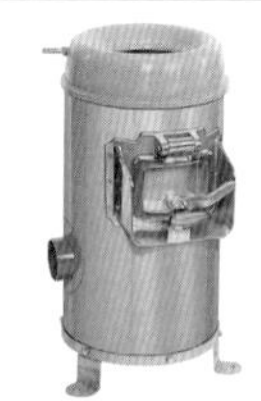	ピーラー：主にいもの皮むきに使用する	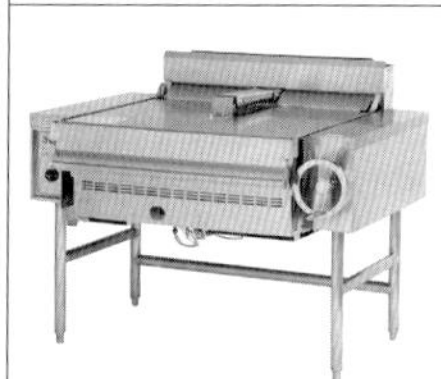	ブレージングパン（ティルティングパン）：煮込み，炒め，蒸し物などに適する。ハンドルを回すことで，回転釜と同様に角度を調節できる
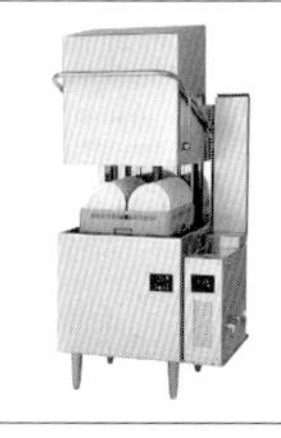	洗浄機：縦型洗浄機（写真）以外にも，大量な場合はコンベア式等様々な形状があり，食器を洗浄する	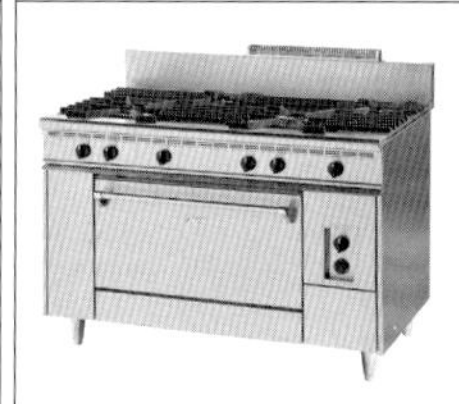	レンジ・テーブル：ガスレンジ（写真），ガステーブル，電気レンジ，電気テーブルがある。厨房の広さ，用途で選択をする
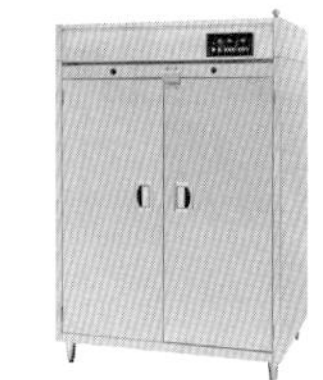	消毒保管庫：洗浄した皿等を80℃以上にして消毒する保管庫で，洗浄室と清潔作業区域を結ぶパススルー方式になっているものもある	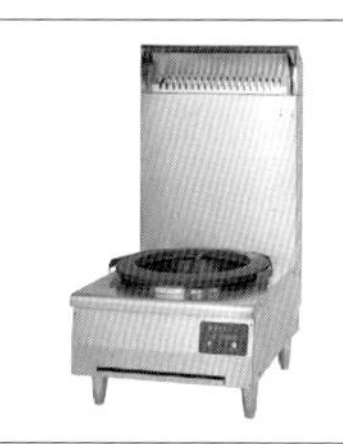	ローレンジ：スープ等に使用する寸胴鍋に適したレンジである

図７－３　主な大型機器類

資料）フジマック業務用厨房機器総合カタログより写真掲載

準清潔作業区域（つづき）	
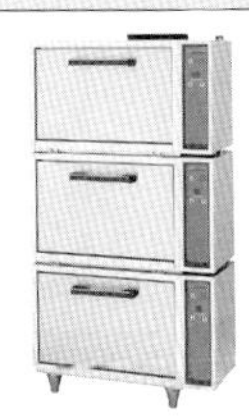	**縦型炊飯器**：白飯，炊き込みご飯などができる。粥が炊けるものもある
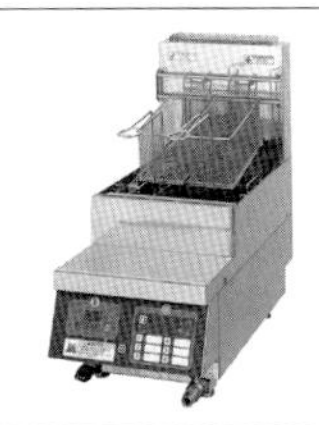	**フライヤー**：揚げ物全般に使用する。揚げ物の頻度や量によってガス，電気，IH で多くの機種がある
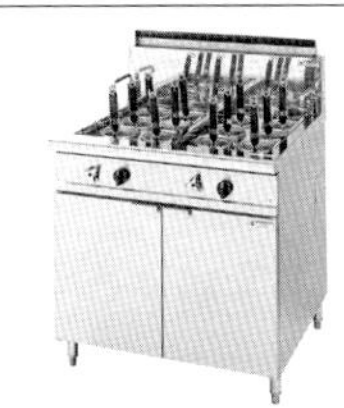	**茹でめん器**：1 食分ずつ，スムーズに茹でることができる
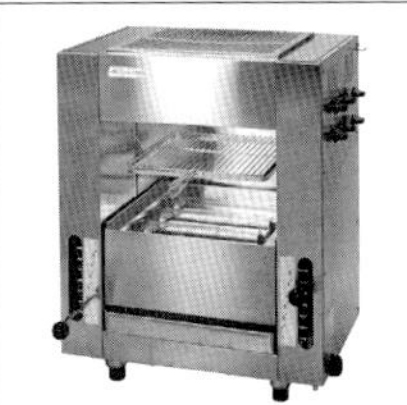	**焼き物器**：遠赤外線バーナーで焼き上げる
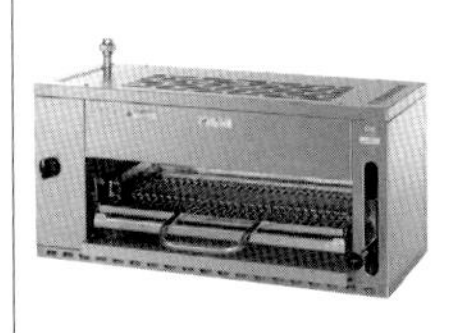	**サマランダー**：グラタン，ドリアなどの仕上げのこげめ付けに使用する
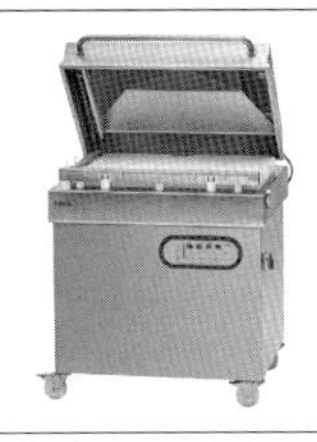	**真空包装機**：真空調理をするときに空気を抜き，パックをする機器
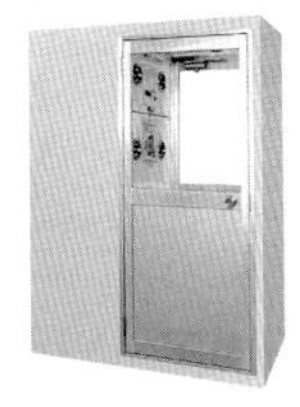	**エアーシャワー**：従事者が汚染作業区域から準清潔作業区域に移動するときにとおり，埃，塵，髪の毛などを風圧で取り払う

準清潔作業区域（つづき）	
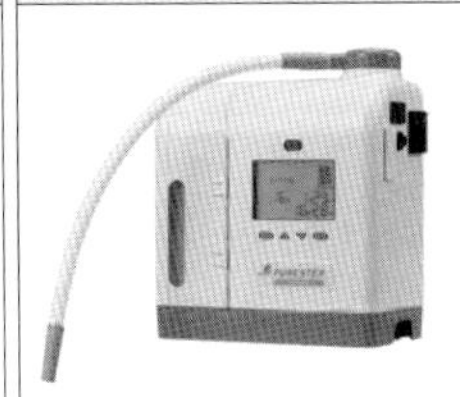	**微酸性電解水生成装置**：生食の野菜などを殺菌する。また，次亜塩素酸ナトリウム水を生成する機器もある
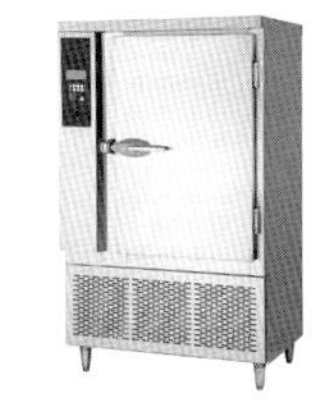	**ブラストチラー**：調理途上の料理や調理済みの料理を強冷風で素早く冷却する機器。0～3℃，－18℃以下で保存することもできる
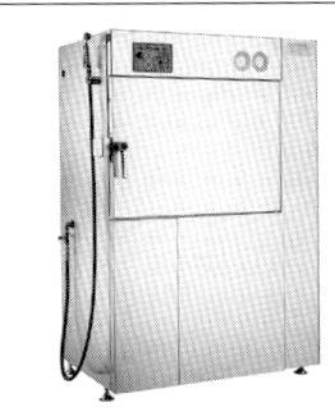	**真空冷却器**：加熱された食品を減圧状態に置き，食品内部に含まれる水分を蒸発させ，その際の蒸発潜熱によって冷却する

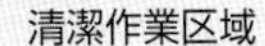

清潔作業区域	
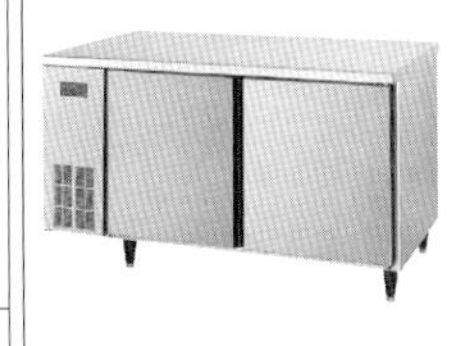	**コールドテーブル**：冷蔵と冷凍，冷蔵冷凍がある。出来上がった料理を 10℃以下，または－18℃以下に保つことができる
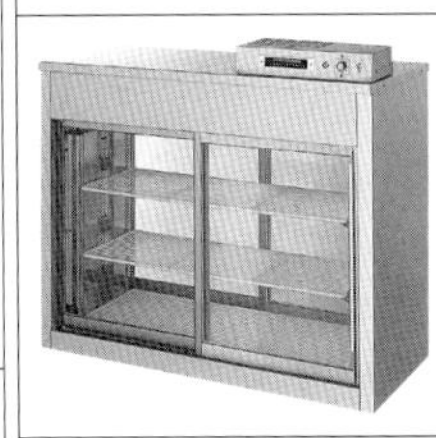	**コールドショーケース**：ディスプレーしながら 10℃以下に保冷することができる。両面から使用できる。
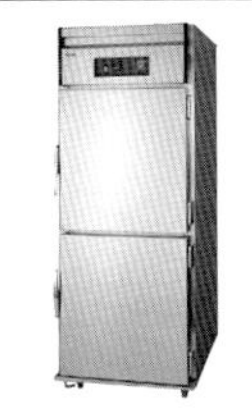	**温蔵庫**：料理に合わせて温度・湿度を調整し，出来たてを最良な状態で温蔵できる
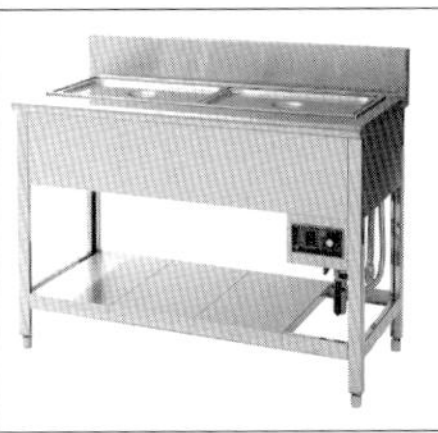	**ウォーマーテーブル**：湯煎式で出来上がった料理を保温しながら提供できる

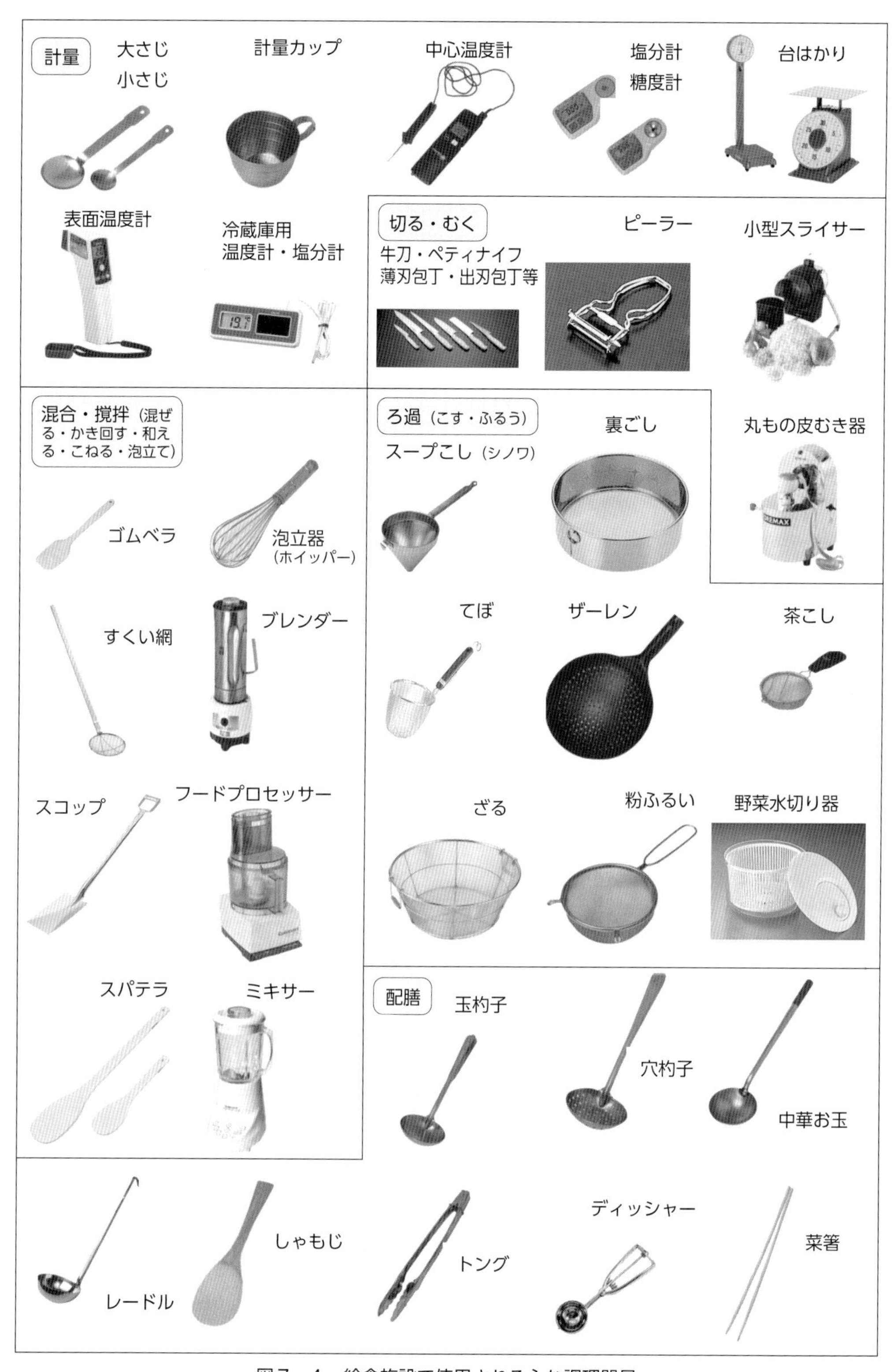

図7－4　給食施設で使用される主な調理器具

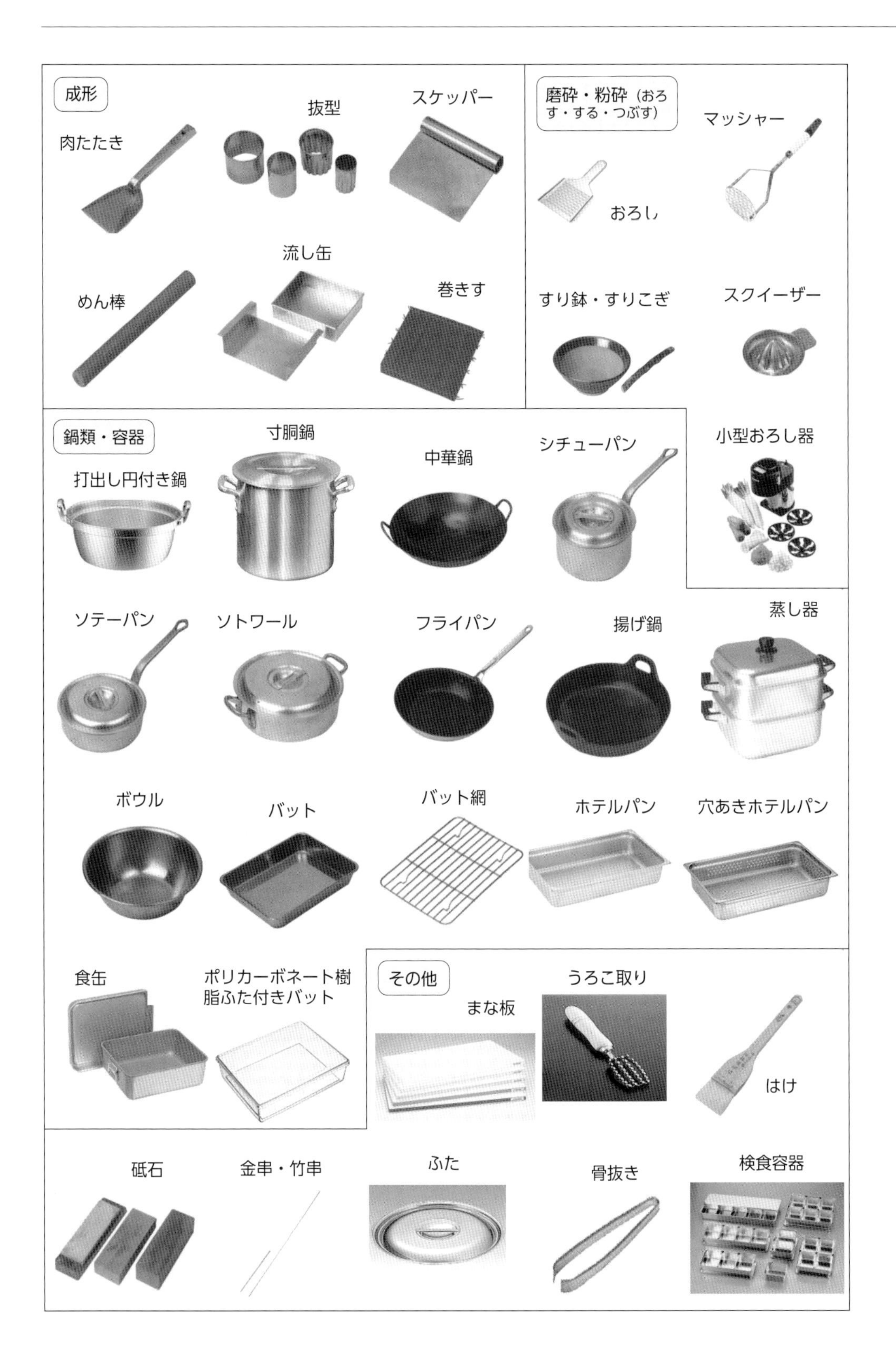
成形
肉たたき
抜型
スケッパー
めん棒
流し缶
巻きす
磨砕・粉砕（おろす・する・つぶす）
おろし
マッシャー
すり鉢・すりこぎ
スクイーザー
小型おろし器
鍋類・容器
打出し円付き鍋
寸胴鍋
中華鍋
シチューパン
ソテーパン
ソトワール
フライパン
揚げ鍋
蒸し器
ボウル
バット
バット網
ホテルパン
穴あきホテルパン
食缶
ポリカーボネート樹脂ふた付きバット
その他
まな板
うろこ取り
はけ
砥石
金串・竹串
ふた
骨抜き
検食容器

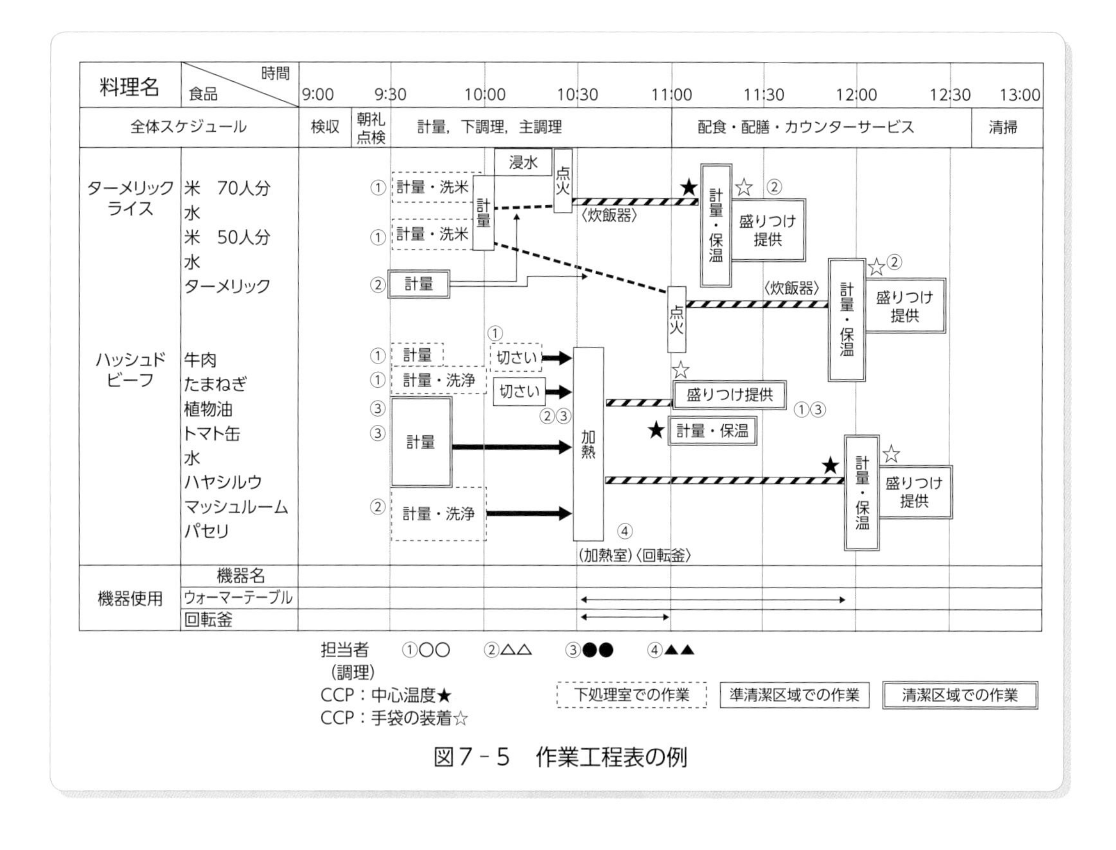

図７－５　作業工程表の例

これも様々であるが，必要な項目は，①料理名，②食品名，③作業区域，④時間，⑤衛生管理（重要管理点：CCP，第９章参照），⑥大型機器の稼働状況（余熱の時間も含める），⑦人員名で，厨房全体の動きを示すものである。これらを作成することで，作業を標準化することができる。人員配置は，調理作業中に事故が絶対に起こらないよう細心の注意を払い，調理従事者の能率や疲労度を考慮して決める必要がある。

5. 調理工程・作業工程の標準化と平準化

調理工程とは，原材料の下処理から料理の出来上がりまでの過程をいい，その調理工程に合わせて，作業のプロセスを組み立てたものが作業工程となる。

まず，**表７-３**の生産管理による調理工程の分類を行い，作業工程の標準化を行う。直接食材料が料理になるまでの主体作業を中心に，付帯作業についても標準化していく。作業内容に合わせ，適材適所に人を配置していく。**表７-４**には，標準化すべき作業事項をまとめた。平準化については，従来のコンベンショナルシステムとレディフードシステムの適切な配分を考慮した融合が今後ますます大切になっていくと考えられる。

表7-3 生産管理による調理工程の分類と例

分類		作業の特徴	例
主体作業	主作業	直接食材料が料理になるまでの調理作業全般	洗浄，切さい，加熱，調味，盛りつけなど
	不随作業	主作業を行うため前後，途中でどうしても必要な作業	加熱機器の始動，停止作業，食器の準備など
付帯作業	準備・後始末作業	主体作業を達成するための準備・後始末作業	準備作業：器具の準備・調理台の消毒など 後始末作業：器具の後片付け，掃除など
	運搬作業	主体作業を達成するための運搬作業	食材料の運搬など

表7-4 標準化すべき作業工程の事項

作業	標準化すべき作業工程の事項
作業指示書（レシピ）・作業工程表	・作業指示書（レシピ）を作成し，調理方法，調味%を記し，調理作業の手順を標準化する ・作業工程表を作成し，時間軸でどの区域で誰が何を担当するのか明示し，CCPも標準化する
機器のマニュアル	・マニュアル作成によって，機器の使用が標準化される
洗浄	・食材料ごとの重量（kg）当たりの目標時間を決定しておく
切さい	・手切りと機械切りを使用する場合は時間と廃棄率等が異なるので，それぞれ目標時間・切り方を決定しておく ・切り方をそろえる。繊維に対しての向きおよび縦・横・厚さ
下味	・食材料の重量に対する調味料などの調味%および投入時間，投入順序
水切り	・料理によって水切り率を（茹で上がり重量，冷却後重量に対して）一定にする。手作業の場合と機器による場合によっても時間および水切り率が異なる
茹でる	・鍋に対する水の重量，投入時の温度，1回の投入量，加熱時間
冷却	・水と冷却機器（ブラストチラー，タンブルチラー，真空冷却器等）を使用する場合は時間と付着水が異なる ・水で冷却する場合は，流水・氷水などを使用するか，冷却機器の場合は，調節する温度と1ホテルパン当たりの重量と広げ方を決定しておく
炊く	・洗米時間を一定にし，一釜の量を80%以下とし，水分量と浸漬時間を一定にする
煮る	・鍋に対する食材料および水分量の適量，各食材料の切り方，重量，投入順序，撹拌の仕方，加熱時間と火を止めた後の鍋の中での余熱を考慮する。また汁物の場合は，保温することで塩分%が上昇することが知られているので，利用者の最初の人と最後の人で味を一定にする工夫が必要である（何度かに分けてつくる，だしを足すなど）
蒸す	・蒸す温度と時間，食材料の大きさ・厚さ，1ホテルパン当たりの食材料重量，機器に1回に投入するホテルパンの数を一定にする
炒める	・大量に炒めると放水量は増え，料理の品質が悪くなる。加熱調理のなかで，最も技術が必要である。そのため，食材料の水切りをしっかりとし，鍋に対する1回の投入量，撹拌の仕方を決める。例えば，野菜炒めの場合，ニンニクなどの香味野菜は弱火，火力を上げて，火のとおりにくいものの順に入れるなどの投入順と火力の順番も一定にする。火のとおりにくいものは，別に余熱をする，また色をよく仕上げたい場合は油通しするなども一定にする
焼く	・オーブンやスチームコンベクションオーブンを使用することが多い。温度，スチーム%，切り方，厚さ，1枚のホテルパンへの並べ方，個数，機器に1回に投入するホテルパンの数を一定にする。高温にすると調理時間は短くなるが，水分の蒸発量が多く縮みやすいので，最後に高温にし，焼き目を付けるなどの機器温度，モードの切り替え時間も決めておく。スチームを入れ，コンビモードにすると内部温度上昇速度が速く，加熱時間が短縮され柔らかく仕上がる
揚げる	・フライヤーを使用することが多い。一定温度に調節できるので，食材料の切り方と1回の投入量を一定にすれば，比較的標準化しやすい
和える	・生の場合はそのまま，茹でた野菜等は，冷却後のしぼり率を一定にする。和えてから提供するまでの時間を極力短くし，一定にする
盛りつけ	・食材料が均一に入るように盛りつける。器のサイズに対する分量もおおよそ決めておく。レードルなども容量を決めやすいものを用意しておく
廃棄物処理	・廃棄物処理についてマニュアル化しておく
準備・掃除マニュアル	・準備・掃除方法をマニュアル化しておく
その他の帳票	・廃棄率，加熱温度，冷却記録，提供温度を記録し，CCPの確認にも利用する

6. 生産管理の評価

評価は，①生産工程（労働生産性も含む），②料理の品質と価格，③調理従事者の疲労度等，多方面から評価をし，顧客満足度（CS）と従業員満足度（ES）の両方が向上する生産計画に結び付くよう努力しなければならない。

参考文献

・君羅　満，岩井　達，松崎政三編著：藤井恵子，第3章2　給食の生産(調理)管理，『N ブックス　給食経営管理論　第5版』，建帛社（2015）
・日本給食経営管理学会監修：『給食経営管理用語辞典　第2版』，第一出版（2015）

第8章 サービス・提供管理：配食・配膳

学習のポイント

顧客の多様化と個別化が浸透するなかで，給食のサービス方法も変遷を遂げている。適時に，適温で，しかも利用者の選択権を支援するサービス法を理解し，それぞれの特徴，留意点を学ぶ。

1．配食・配膳方法の種類と特徴

1.1 配食・配膳

食事の提供は献立表に基づき，確実に利用者に届けることが肝要である。調理された製品を最終的に利用者に手渡す工程である。この工程を配食・配膳という。

配食は，出来上がった料理を容器に移す，さらに容器から食器に盛りつけ，1食分をセットし（トレイメイク），利用者に渡す工程の全体および部分を指す。また，この工程の食器に盛りつける段階から以降を配膳と呼ぶ。学校給食などで調理員が食缶等に料理を移す等の作業は配食であり，児童生徒が行う作業は配膳である。配食・配膳は，調理作業の総仕上げといえる。温度変化に気を付け，短時間に効率よく作業する。

上手に盛りつける（配膳する）ための主な留意点は以下のようである。

① 1人当たりの量と料理に合った器を使用する。
② 配膳を考えた立体的な盛りつけを工夫して外観が美しくみえるようにする。
③ 定められた分量を均等に盛りつける。
④ 担当を決め，流れ作業（コンベヤーなど）で効率よく行う。煮物などの固形物は料理の全体量を計って1人当たりの分量を割り出し，盛りつけの目安を決める。盛りつけ時には25人または50人分ずつ分けておき，汁物の場合は，全体量を計算し，1人当たりの分量を算出した後，50人分ずつに大きく分け，1人当たりが玉杓子の何分目になるかを割り出して配膳の目安にするとよい。

1.2 適時適温給食

配膳方法には調理場の配膳室で行う集中配膳と，学校給食などのように食事の場所で行う分散配膳がある。病院給食では集中配膳に相当する中央配膳と，分散配膳に相当する病棟配膳と，病棟食堂方式とがある。いずれの配膳においても，上記の①～④に留意し，盛りつけが均一で，衛生的で安全な適時適温給食が行われていなければな

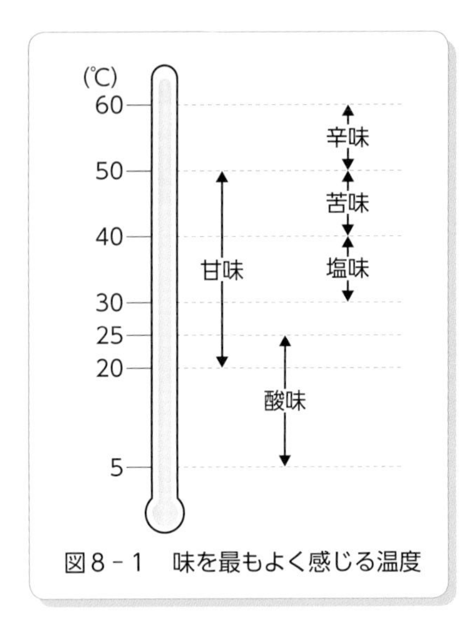

図８－１　味を最もよく感じる温度

らない。料理をおいしく食べてもらうためには，温かなものは温かく，冷たいものは冷たいままで利用者に提供することが重要である。料理の嗜好温度は，一般には体温の±30℃が目安とされている。衛生的には，温菜は65℃以上，冷菜は10℃以下に保つことが細菌繁殖を防ぐ。

近年では高齢者の一人暮らしや高齢者夫婦のみの世帯の自宅に食事を届ける宅配での配食サービスが行われるようになった。この配食サービスには在宅に行く際に「お元気かどうか，お変わりはないか」などの安否確認を行っている。この配食サービスにより身体的，精神的な機能低下などで，食事の確保が困難な方々を対象に住み慣れた自宅で安心した暮らしができるように食事の面から介護保険の目的である自立のお手伝いをしている。このサービスは季節感のある食材料等を使用して利用者のニーズに合わせた形態や量など栄養の面からサポートしている。

また，配食・配膳は全工程において，適切な温度が要求されるため，温度管理が必須であり，味によって強く感じる温度帯が異なっているため（図８－１），食品による適温をどう確保するかが大量調理における最大のポイントとなる。適時適温給食を行うためには，以下の点に留意する。

① 盛りつけ時間を短縮するように工夫して，料理の温度変化を最小限に抑えるように努力する。
② 盛りつけたものは，味を強く感じる温度にするためコールドテーブルやホットテーブルを使用して温度を維持し，配膳するときは保冷・保温配膳車などを利用する。
③ 配膳時の所要時間を記録する。それに際しての温度調査を行い，温度変化をチェックする。

1.3　配食・配膳システムの種類

給食における配食・配膳システムは，生産システムにおける調理と提供の場所と時間の関係，食事提供（サービス）や献立提供の方式，食事環境などで分類することができる。

調理と提供の関係においては，生産システムとサービスシステムによる給食のサービスプロセスのマネジメントを考えることになる。給食オペレーションにおいては，生産システムの舞台裏と利用者がかかわる給食の提供の場について，どのような場所で，いつ，という時間の２要素を視点にとらえることが求められる。

（1）生産システム

調理と提供の場所と時間の関係からみると，施設内の利用者に対して，食事時間に合わせて，調理，提供する方法はコンベクショナルシステムであり，その調理方法はクックサーブである。それに対して，安全・衛生を確保しつつ保存性を高め，ストックした料理を提供するクックチル・クックフリーズ方式は，生産と提供の時間的分離を目的とするレディフードシステムであり，生産と提供の場所の分離を目的とするセントラルキッチンシステムなどもある（第7章参照）。

（2）食事提供（サービス）方式

食事提供（サービス）方式は，調理作業者側からの視点と利用者側からの視点で異なる。セルフサービスは，盛りつけた料理をカウンターから提供し，利用者がトレイにセットしテーブルまで運び，食後は利用者自身が下膳する場合と，学校給食のように調理室で食缶に分配された料理を教室で児童生徒が配膳・下膳をする場合がある。配膳から下膳までフルサービスで行うのはレストラン形式の給食施設，病院や高齢者・介護福祉施設などである。料理を利用者がテーブルに運び，下膳は調理作業者が行う方法をハーフセルフサービスという。また施設の中で配膳場所は調理室の場合とパントリー（配膳室）の場合とに分けられる。パントリー配膳は，病院や高齢者・介護福祉施設のフロアやユニットごとに設置され，食堂に隣接されることが多い。また宅配サービスでは，保温ができる弁当箱などで利用者が指示した時間に利用者宅の玄関，またはベッドサイドまで運搬することもある。

（3）献立提供方式

セット食の定食方式と，料理の組み合わせを自由に選択するカフェテリア方式に分かれる。バイキング方式はカフェテリア方式の一種であり，大皿などに盛りつけられた料理を利用者が自分の皿に盛りつける方法で，サラダなどをバイキング方式（サラダバー）にして実施している給食施設もある。

学校給食では学校行事と組み合わせた食育や，病院や高齢者・介護福祉施設などでは季節の行事に合わせて，カフェテリア方式を実施している。

（4）食事環境

例えば同じ学校給食であっても，通常の教室で行われる食缶配膳と，ランチルーム（食事のための特別な部屋）で行う場合では，食事環境に違いがある。病院給食にあっても，ベッドサイドへの配膳と食堂で何人かが寄り合って食事をすることもある。高齢者・介護福祉施設では，食堂に会する場合が多いが，一般の特別養護老人ホームと入所者の個人の生活をより尊重する個室形式のユニット型では，同じ食堂での食事であっても食事環境に違いがあるといえる。

2. 配食・配膳にともなう機器類と器具類

2.1　機　器　類

①　ウォーマーテーブル　温かい料理を保温する機器で，焦げ付きを起こさないように湯煎式になっているなど，間接熱を利用している（p.99，図７-３参照）。

②　コールドテーブル　作業台の下に冷蔵庫を組み込み保冷する（p.99，図７-３参照）。

③　冷温蔵配膳車，再加熱カート　配膳車が保温側と保冷側を間仕切りで２つに区分され，保温側（65℃程度），保冷側（5℃程度）にセットしてそれぞれを１枚のトレイに盛りつけできる。季節に応じた温度管理ができ，利用者の満足度や衛生管理に効果的である。長時間保管する場合は食品の乾燥が起きるため，ふたやラップなどを利用しなければならない。また，近年では，ニュークックチル方式（p.95参照）に対応した再加熱カートが広く使用されている。これは，配膳用に盛りつけた状態でチルド保存したまま，再加熱できるように設計された配膳車のことである。再加熱はタイマーセットで自動的に行われる（図８-２）。

④　ディスペンサー　食器やトレイが常に一定の高さに保たれるように収納できる。作業者の盛りつけ，配膳作業がスピードアップされ，業務の効率を上げることができる。ディスペンサーはセルフサービスコーナーでよく使われている。

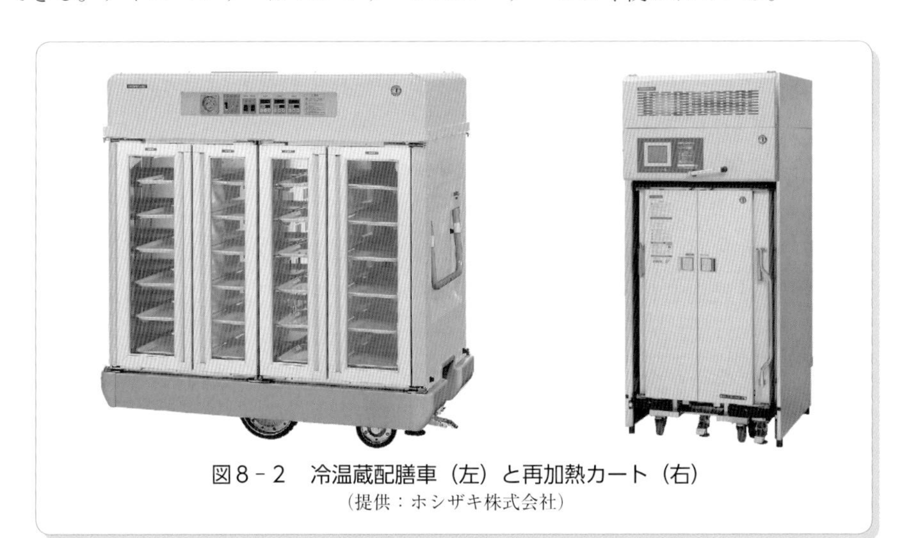

図８-２　冷温蔵配膳車（左）と再加熱カート（右）
（提供：ホシザキ株式会社）

2.2　器　具　類

（１）盛りつけ（サービング）器具

大量調理では，重量で盛りつけを行う。そのため，計量型のレードルなどを用いて，一人前量を同等量にする。

(2) 食　　器

料理は「目で味わう」といわれ，使用する食器によって料理のイメージが大きく左右される。色柄，材質，大きさ，安全性，耐久性，収納性，作業性などについて十分な検討が必要である。材質については，その性質によって取り扱いが異なる（表8-1）。食器のなかには適温サービス用である保温食器や保温トレイ，また障害者の食事用の自助具なども開発されている。

① **保温食器**　保温食器とは適温を維持するためにプラスチック素材の内部に断熱材が入った容器である。主に病院や高齢者・介護福祉施設の給食でごはん茶碗や汁椀，煮物碗に使用されていることが多い。他の適温サービス用器具と比較してイニシャルコストが低いので，使用している施設は多い。しかし，器としてのデザイン性やバリエーションに欠けること，保温効果が長時間持続できないので，冷温蔵配膳車の利用も増加している。

② **保温トレイ**　保温トレイとはプラスチック素材の内部に断熱材が入ったトレイのことで，弁当箱のような容器で，料理を保温トレイで覆って容器自体を保温することができるものである。給食施設での利用は作業から考えるとトレイが大きく作業しづらいこともあるが，在宅サービスの宅配用にはよく使われている容器である。

表8-1　食器の素材別性質・性能

素材	略号	比重	耐熱温度制限温度（℃）	食器保管庫の設定温度（℃）	蒸気消毒	漂白剤		直射日光紫外線殺菌橙	特に着色に注意する食材料	電子レンジ使用
						酸素系	塩素系			
強化磁器	—	3.98（アルミナ100%）2.9（アルミナ30%）	700	85～90	○	○	○	—	—	○
メラミン樹脂	MF	1.48	120	85～90	×	○	×	黄変する	梅漬，紅しょうが，ソース，ドレッシング	×
ポリプロピレン	PP	0.9～1.09	120	85～90	×	○	×	—	トマトケチャップ，スイカ，かぼちゃ，にんじんおろし	○
ポリカーボネート	PC	1.2	130	85～90	×	○	○	黄変する	しょうが	○
ポリエチレンナフタレート	PEN	1.33	120	85～90	×	○	○（絵柄付）×（絵柄無）	黄変する	—	○
シリコン樹脂	SI	0.99～1.5	200	85～90	△	○	○	—	トマトケチャップ，カレー，スイカ，かぼちゃ	○

出典）長田早苗：N ブックス改訂給食の運営（逸見幾代ほか編著），p.89，建帛社（2020）（三信化工株式会社 HP より一部改変）

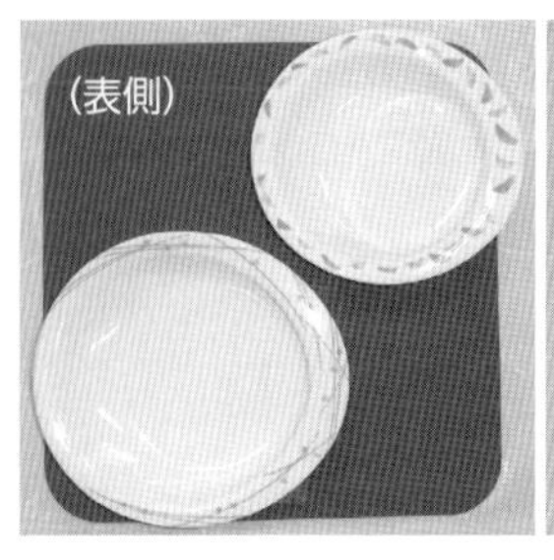

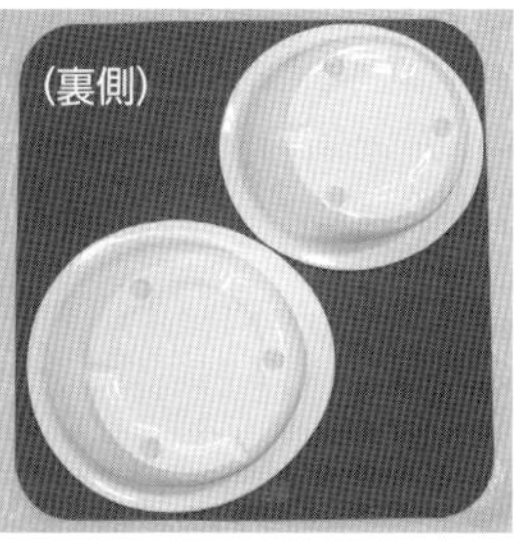

器の裏にすべり止めのラバーが付いて固定しやすくなっている。敷いてある茶色のマットもラバー製のすべり止めマット。

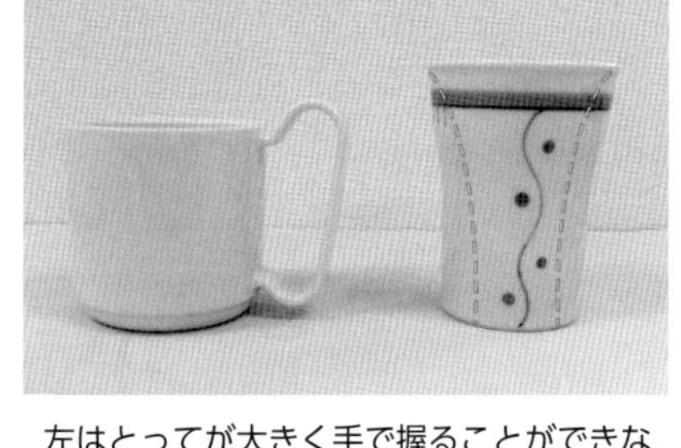

左はとってが大きく手で握ることができなくても飲むことができるカップ。右は点線で示したように中が細くなっていて，あまり傾けなくても中の液体が出るため，上肢に不自由のある人にも飲みやすくなっている。

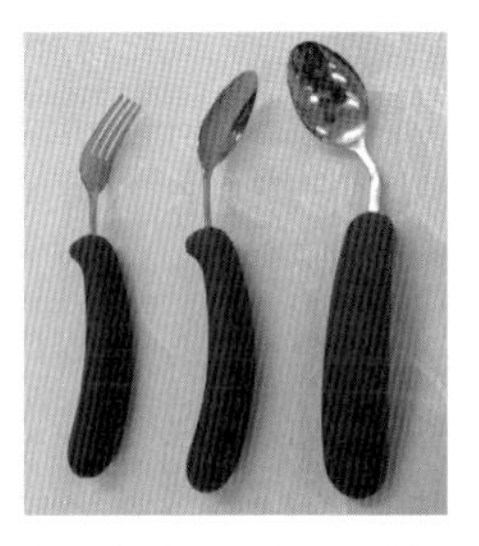

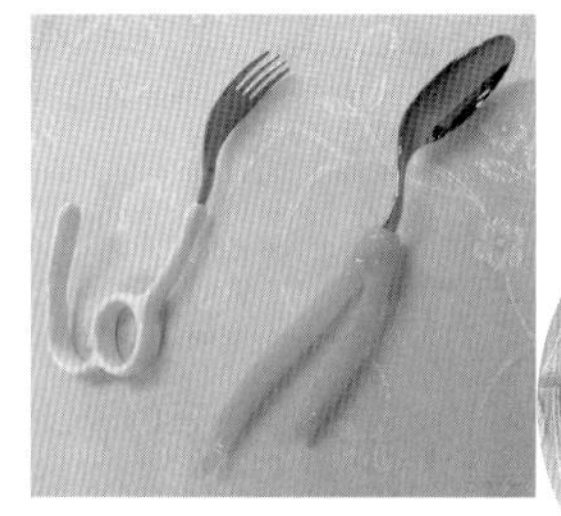

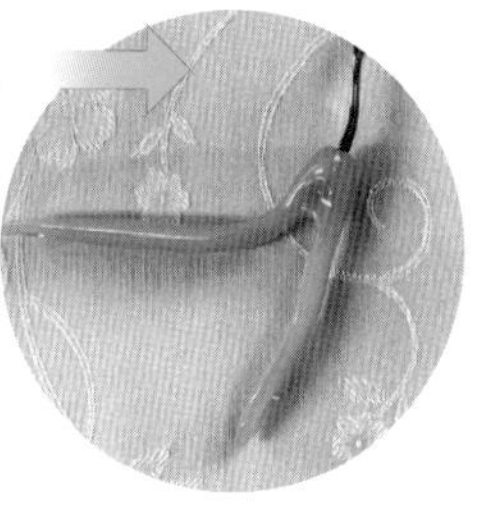

柄や角度を工夫して持ちやすく，食べやすくしたスプーンとフォーク。右の写真のスプーンは柄をお湯で温めることで使う人に合ったさまざまな形状に変えられる。

図８－３　介護用食器・自助具のいろいろ

(3) 自　助　具

自助具とは，高齢者・介護福祉施設などで，身体の不自由な利用者や認知症の利用者などが日常生活動作（ADL）に不自由が生じた場合に，残されている機能を生かして食事ができるように工夫された道具である。皿の底に傾斜をつけてスプーンですくいやすいようにしたり，柄の部分を手に握りやすい形に変形させたりして持ちやすくしている（図8−3）。

3. 配食・配膳にともなう安全・衛生管理

3.1　温 度 管 理

大量調理では，配食・配膳による時間差が生じるため，調理終了後から喫食開始までの料理の温度を料理に合わせた適温で保存しておく必要がある。また，各作業時ごとに温度チェックを実施し，分析・修正を図っていくことがポイントとなる。

1) 温　度　差

提供方法により異なるが，食器に盛りつけた温度と利用者が口にしたときの温度には差があることを理解しておく。

2）嗜好温度

人が好ましいと感じる嗜好温度は料理の種類によって異なる。また食事環境や個人差によっても変わる。一般には体温の±30℃が目安とされている。

3）調理済み食品の温度管理の注意点

食品の取り扱いについては，特に二次汚染と加熱調理後の温度管理に注意する。

① 加熱終了後の食品は衛生的な容器にふたをして保存し，二次汚染を防止する。

② 調理後直ちに提供される食品以外は，食中毒菌の増殖を抑制するために，10℃以下または65℃以上で管理することが必要である。

・加熱調理後，食品を冷却する場合には，食中毒菌の発育至適温度帯（約20～50℃）の時間を可能な限り短くするため，冷却器を用いたり，清潔な場所で衛生的な容器に小分けするなどして，30分以内に中心温度20℃（または60分以内に中心温度を10℃付近）まで下げるように工夫すること。

・調理が終了した食品は速やかに提供できるように工夫すること。

③ 調理後提供までに30分以上を要する場合は以下の点に注意する。

・温かい状態で提供される食品については，調理終了後速やかに保温食缶などに移し保存すること。この場合，食缶などへ移し替えた時刻を記録する。

・その他の食品については，調理終了後，提供までに10℃以下で保存する。この場合，保冷設備への搬入時刻，保冷設備内温度および保冷設備の搬出時刻を記録する。

④ 配送過程においては保冷または保温設備のある運搬車を用いるなど，10℃以下または65℃以上で提供される食品以外の食品については，保冷設備への搬入時刻および保冷設備内温度の記録を行う。

⑤ 共同施設等で調理された食品を受け入れ提供する施設においても，温かい状態で提供される食品以外で，提供まで30分以上を要する場合は10℃以下で保存する。この場合，保冷設備への搬入時刻，保冷設備内温度および保冷設備からの搬出時刻を記録する。

⑥ 調理後の食品は調理終了後から2時間以内に喫食することが望ましい。

3. 2　配食サービスの衛生管理

配食サービスに際しては食品をラップなどで覆うか，ふた付きの容器に入れるなど，ほこりや異物が入らないよう注意する。また，配達の際に仕分けなどのために中継地点を設ける場合は，屋内の衛生的な場所で行う。

利用者に渡すときは受け取り後すぐに食べるように必ず説明する。やむを得ず保存する場合は，冷蔵庫で保管し，時間が経過したときは廃棄するように利用者に説明をする。

3.3　調理後の保管管理

料理の出来上がり温度と配食・配膳にともなう保管中の温度に，できるかぎり変化が起きないようにしなくてはならない。また，保管機器や食器の選定に当たっては，料理の味を劣化させることのないよう気を付ける必要もある。

1）温　蔵　品

・加熱調理後は速やかに温蔵庫に入れる。

・食品の中心温度を65℃以上に保つ。

2）冷　蔵　品

・食品の中心温度が3℃以下になるように保管し，食品の検温は2回/日以上，2品以上をランダムに選択し，中心温度の測定と記録を行う。

3）冷　凍　品

・－18℃以下の品温で保管し，1回/日以上の品温測定と記録を行う。

・真空調理パックをされた食品は2個以上の製品に温度測定を行う。

4）再　加　熱

・再加熱カートなどで再加熱をする場合は中心温度が75℃で1分間以上加熱する。

3.4　給食の運搬・保存

セントラルキッチンシステムなどで調理後の給食を運搬する場合は，原則として冷蔵（3℃以下）もしくは冷凍（－18℃以下）状態を保つ。ただし，調理加工後2時間以内に喫食する場合は65℃以上を保つ必要がある。HACCPの概念に基づく適切な衛生管理を行うなど，各施設での調理以上に厳密な衛生管理を行わなければならない。

食品の運搬に用いる車両は，清潔なものであって，運搬中の全工程を通じて食品ごとに規定された温度を維持できる設備が備えられていることが重要である。その際，運搬中における3℃以内の変動は差支えないものとされている。また冷却に氷を使用している場合にあっては，解けた氷が食品に接触しないよう排水装置が設けられていなければならない。

参考文献

・君羅　満，岩井　達，松崎政三編著：『Nブックス　給食経営管理論　第5版』，建帛社（2015）

・藤原政嘉，田中俊治，赤尾　正編著：『給食経営管理論―栄養・安全・経営面のマネジメント』，みらい（2017）

・高城孝助，三好恵子，松月弘恵編著：『実践　給食マネジメント論』，第一出版（2016）

・韓　順子，大中佳子共著：『給食経営管理論（サクセス管理栄養士・栄養士養成講座）第6版』，第一出版（2017）

第9章 安全・衛生管理

学習のポイント

給食の意義である，安全性・衛生性・栄養性・経済性・嗜好性・便宜性のなかで，食の安全性・衛生性は最も優先されなければならないが，その一方で，安全性や衛生性は厨房業務の煩雑さや給食施設の慣習から，優先順位が低くなる傾向も否めない。給食従事者は，常に安全で衛生的な食事を提供することが求められていることを理解する。給食運営の実務での応用を見据えて安全・衛生管理について学ぶ。

1．安全・衛生管理とは

1.1　安全・衛生管理の定義

安全・衛生管理とは，給食施設内の事故や災害などの発生を防止し，給食従事者が安全に作業を行えること，食中毒や異物混入などの食品衛生上の事故を未然に防ぎ，利用者が給食をとおして健康の維持・増進を図るために，安全でおいしい食事を摂取できることを目的としたマネジメントのことである。給食従事者の安全・衛生管理，原材料の購入から保管，洗浄，切さいなどの下処理から調理，盛りつけ，配食，配膳までの安全・衛生管理を徹底しなければならない。

1.2　安全・衛生管理の意義と範囲

有害微生物や有害物質に汚染された給食を食することで，利用者が健康被害や命にかかわる事故に直面することは絶対に回避されなければならない。そのためには，安全・衛生管理の徹底は重要となる。給食施設における安全・衛生管理を行うためには，管理者は給食従事者に対して，下記の点に配慮する必要がある。

① 給食従事者の健康の自己管理
② 食材料の購入から，調理，提供までの取り扱い方および温度管理
③ 施設・設備を衛生的に保つとともに保守点検の徹底
④ 施設内や作業中の5S活動（表9－1）の実施など安全・衛生教育の徹底
⑤ 事故発生時の具体的な対応策と関係者への周知徹底

表9－1　5S活動の定義

整理（Seiri）	必要なものと不要なものを分け，不要なものを捨てること
整頓（Seiton）	使いやすいように，置き場所などを決め，表示を確実に行うこと
清掃（Seisou）	掃除をして，きれいな状態にし，細部まで点検すること
清潔（Seiketu）	整理・整頓・清掃を徹底して実行し，清潔な状態に保つこと
習慣（Shukan）	清潔に使用するよう，習慣づけること

2. 給食におけるHACCPの実際

HACCP（ハサップまたはハセップ）とは，Hazard Analysis and Critical Control Pointsの頭文字をとったもので，危害分析重要管理点の略であり，食品の安全・衛生に関する危害の発生を事前に防止することを目的とした，自主的な衛生管理システムのことである。HACCPは，HAの「危害分析」とCCPの「重要管理点」に分かれ，原材料の購入から給食の提供まで，各々の工程ごとに危害分析を行い，起こる可能性のある危害または危害原因物質（生物学的，化学的，物理的危害）を特定しリスト化し，危害の発生を防止する重要な管理点を明らかにして管理し，その管理内容をすべて記録することにより，調理の安全を確保しようとする衛生管理の手法である。

アメリカ航空宇宙局（NASA）で宇宙食用に開発したのが始まりで，食品製造における優れた食品衛生管理方式である。

2.1　HACCPシステムの７つの原則と12の手順

HACCPシステムは，７つの原則と12の手順から成り立っている（表9-2）。

このなかで中心となるのが，HAの危害分析とCCPの重要管理点であり，危害分析を行い，CCPを設定することだけで成り立つのではなく，各CCPにおいて，その管理基準（CL；critical limt）の範囲内でコントロールされているかを的確にモニタリングを行い，モニタリングの結果から，CLから逸脱している場合の改善措置を設定する。さらに，HACCPプランが正しく効果的に機能しているかを検証するための方法を設定し，HACCPシステム全体の記録の保存管理を行うといった7つの原則によって安全・衛生管理が体系づけられている。

給食施設では設備等により衛生管理の方法は異なることから，これらの７つの原則と12の手順に基づく管理計画は，施設ごとに作成される必要がある。給食施設での作業区域別にHACCPシステムの７原則を具体的に示したものが表9-3である。

2.2　一般的衛生管理プログラム

一般的衛生管理プログラム（PP；prerequisite programs）とは，HACCPシステムによる衛生管理の基礎となる衛生管理のプログラムである。HACCPシステムは，それのみで機能するのではなく，衛生管理システムの一部であり，効果的に機能させるためには，その前提となる一般的衛生管理プログラムが必要である。次の事項からなる。

①　施設・設備の衛生管理
②　従事者の衛生教育
③　施設・設備，機械器具類の保守点検
④　そ族・昆虫の防除
⑤　使用水の衛生管理

表9－2　HACCPの7つの原則と12の手順

	手順1	HACCPチームの編成	・施設の管理責任者，管理栄養士，調理従事責任者，衛生管理者等，各部門の担当者で構成する
	手順2	製品（給食）の説明書の作成	・献立計画等を記載し，危害要因分析の基礎資料とする
	手順3	製品（給食）の調理法，喫食者等の記載	・料理の調理法，盛りつけ，配膳方法などの記載，喫食者の特性を把握する
	手順4	製品（給食）の標準作業書の作成	・食材料の納入から保管，調理，盛りつけ，配膳等，食事提供までの流れを工程ごとに作成する
	手順5	手順4で作成した標準作業書の確認および訂正	・厨房内設備や調理従事責任者とのミーティング等により，標準作業書の確認および訂正を行う
原則1	手順6	危害分析 (HA；Hazard Analysis)	・工程ごとに原材料や調理工程中に発生する恐れのある危害または危害原因物質の発生要因を明確にし，発生の防止策も明らかにする 危害：食中毒菌，自然毒，残留農薬，危険異物により健康被害を起こす物質または状態のこと
原則2	手順7	重要管理点の設定 (CCP；Critical Control Point)	・危害分析に基づいて，危害要因を取り除き，あるいは低減するために**重要管理点（CCP）**を決める 重要管理点：加熱殺菌，温度管理等
原則3	手順8	管理基準の設定 (CL；Critical Limit)	・各々のCCPについて，**管理基準（CL）**のパラメーターの許容範囲を設定する パラメーター：中心温度，時間，湿度，pHなど
原則4	手順9	モニタリング方法の設定 (Monitoring)	・CCPがCLを満たしているか，モニタリングの方法を設定する 例：中心温度計での測定方法，担当者，頻度，記録など
原則5	手順10	改善措置の設定 (Corrective Action)	・モニタリングの結果，管理基準が逸脱していた場合の改善する方法，手順を設定する 例：再加熱，破棄など
原則6	手順11	検証方法の設定 (Verfication)	・HACCPプランに従って，設定されたことが守られているか，修正を必要とするかを検証する方法を設定する 例：記録，検査など
原則7	手順12	記録と保存方法の設定 (Recordkeeping)	・HACCPシステム全体の記録の仕方や記録用紙や保存方法・期間を設定する。問題が生じた場合には工程ごとの管理状況が記録によって遡って調べることができる

⑥　廃棄物の衛生管理

⑦　従事者の衛生管理

⑧　食品等の衛生的な取り扱い

⑨　事故発生時の対応

⑩　製品などの試験・検査に用いる設備などの保守管理

一般的衛生管理プログラムは，これらの項目について具体的な文書として衛生管理作業基準（SSOP；Sanitation Standard Operating Procedure）を作成する必要がある。

2.3　給食施設におけるHACCPシステム

給食施設においては，食品の購入から各調理工程，配食，配膳に至るまでHACCPシステムに基づいた衛生管理システムを確立する必要がある。1997（平成9）年に作成された「**大量調理施設衛生管理マニュアル**」は，HACCPの概念を導入している。

表９－３　HACCP システムの７原則を用いた給食施設の具体例〈魚の照焼き〉

作業区域	汚染作業区域				準清潔作業区域		清潔作業区域	
作業内容	納　品		下処理		調　理		盛りつけ	保　管
	検　収	保　管	魚の下洗い	調味料の計量	味付け	焼　く	器への盛りつけ	
原則１ 危害分析 (HA)	細菌汚染 異物混入 配送の不備	細菌増殖 品質劣化	二次汚染	二次汚染	二次汚染	二次汚染 細菌残存	細菌汚染	細菌増殖
原則２ 重要管理点の設定 (CCP)	品温測定 品質・鮮度のチェック 容器を介しての汚染	冷蔵庫の温度 保管場所	作業着，履物，洗浄用容器・シンクの汚染 手指の汚れ	容器の汚染 手指の汚れ	作業着，履物，容器の汚染 手指の汚れ 作業動線	加熱時間の設定 中心温度	時間設定 食器・盛りつけ器具類，手指の清潔 異物混入	保管温度
原則３ 管理基準の設定 (CL)	表面温度測定（10℃以下確認） 検収の点検項目の設定 専用容器への入替	冷蔵庫の温度確認（10℃以下） 食材料別冷蔵庫の保管区分	専用作業着の着用 履物の交換 魚洗浄専用容器の使用 シンクの区分化 使い捨て手袋の使用	容器の清潔保持 調味料専用容器の使用 手洗いの励行	魚専用作業着の着用 履物の交換 容器の清潔保持 使い捨て手袋の使用 作業動線の設定	調理開始時間の確認 中心温度３点以上75℃以上の測定 １分以上の加熱 加熱終了時間の確認	盛りつけ開始時刻の確認 消毒済み食器・盛りつけ器具類の確認 手洗いの励行 作業着の清潔保持	65℃以上の確認
原則４ モニタリング方法の設定	表面温度の記録 賞味期限等の記録	冷蔵庫の温度表の記録 冷蔵庫の保管区分の表示	作業区域別の作業着・履物の準備 作業場・器具の使い分け表示等 各管理基準の確認	各管理基準の確認	作業区域別の作業着・履物の準備 作業場・器具の使い分け表示等 各管理基準の確認	調理開始時刻の記録 中心温度の記録 加熱終了時刻の記録	盛りつけ開始時刻の記録	保管温度の記録
原則５ 改善措置の設定	返品 業者の指導 契約の見直し	冷蔵庫の温度表の確認	定期的な調理従事者への衛生教育	定期的な調理従事者への衛生教育	定期的な調理従事者への衛生教育 作業動線の見直し	75℃に達していない場合は再加熱	盛りつけ開始時刻の確認	保管温度の記録の確認
原則６ 検証方法の設定	各記録の確認	冷蔵庫の温度表の記録の徹底				中心温度の記録の徹底	盛りつけ開始時刻の記録の徹底	保管温度の記録の徹底
原則７ 記録と保存方法の設定	表面温度等の記録用紙保管期間の設定	温度表の記録用紙の保管期間の設定				温度表の記録用紙の保管期間の設定	盛りつけ開始時刻の記録の保管期間の設定	保管温度の記録の保管期間の設定

2.４　食品等事業者団体による衛生管理計画手引書策定のためのガイダンス

厚生労働省では，製造・加工，調理，販売等を行うすべての食品等事業者を対象にHACCP による衛生管理の制度化を進めている。食品等事業者は一般衛生管理に加え，コーデックス（食品の国際規格）のガイドラインに基づく HACCP７原則を要件とする HACCP に基づく衛生管理を原則とした衛生管理計画を策定することとしている。また，小規模事業者および一定の業種については，コーデックス HACCP の弾力的な運用を可能とするHACCPの考え方を取り入れた衛生管理を求めている。

食品等事業者団体は，HACCPに基づく衛生管理またはHACCPの考え方を取り入れた衛生管理への対応のための手引書を策定し，厚生労働省は，策定過程で助言，確認を行った手引書を都道府県等に通知し，制度の統一的な運用に資することとしている。手引書作成のための手続き，作業の進め方，手引書に含めるべき内容，参考となる情報等については，「食品等事業者団体による衛生管理計画手引書策定のためのガイダンス」〔第4版，2021（令和3）年〕を厚生労働省が示し，概説している。

3. 給食従事者の安全・衛生管理

ここでは特に，衛生管理の実際について述べる。

3.1 衛生管理体制の確立

給食従事者は安全に作業を行い，労働災害や食中毒などの衛生事故を防止しなければならない。衛生管理を円滑にかつ効果的に実施するためには衛生管理体制の確立が必要であり，「大量調理施設衛生管理マニュアル」では，調理施設の経営者または学校長など施設の「運営管理責任者」とし，施設の衛生管理に関する「衛生管理者」,「調理従事者等」の役割と責任を明確にしている。

1）運営管理責任者の役割

運営管理責任者（責任者）は，施設の総括的な衛生管理の指揮をとり，次のような役割がある。

① 衛生管理者の指名。
② 食材料の納入業者の選定，配送中の温度管理の指導，納入業者が行う原材料の微生物等の結果の提出。
③ 衛生管理者と協力し，「衛生管理点検表」（表9-4）の作成。
④ 衛生管理者に「衛生管理点検表」に基づく点検作業の実施，点検結果の報告をさせ，適切に実施されたことを確認。点検結果を1年間保管。
⑤ 点検結果に基づき，必要な改善策を講ずる。
⑥ 衛生管理者や調理従事者等への衛生管理等に関する必要な知識・技術の周知徹底。
⑦ 調理従事者等を含め職員の健康管理や健康状態の確認を組織的・継続的に行い，食中毒菌等への感染や施設汚染の防止に努める。
⑧ 責任者は，衛生管理者に毎日作業開始前に，調理従事者等の健康状態を確認させ，その結果を記録させる。
⑨ 調理従事者等に定期的な健康診断と，月1回以上の検便検査の実施。検便検査には腸管出血性大腸菌の検査を含め，ノロウイルスの流行期である10月から3月までの間には月に1回以上または必要に応じてノロウイルスの検便検査を受けさせるよう努める。

表９－４　衛生管理点検表

令和　　年　　月　　日

責任者	衛生管理者

氏　名	下痢	嘔吐	発熱等	化膿創	服装	帽子	毛髪	履物	爪	指輪等	手洗い

	点検項目		点検結果
1	健康診断，検便検査の結果に異常はありませんか。		
2	下痢，嘔吐，発熱などの症状はありませんか。		
3	手指や顔面に化膿創がありませんか。		
4	着用する外衣，帽子は毎日専用で，清潔のものに交換されていますか。		
5	毛髪が帽子から出ていませんか。		
6	作業場専用の履物を使っていますか。		
7	爪は短く切っていますか。		
8	指輪やマニキュアをしていませんか。		
9	手洗いを適切な時期に適切な方法で行っていますか。		
10	下処理から調理場への移動の際には外衣，履物の交換（履物の交換が困難な場合には，履物の消毒）が行われていますか。		
11	便所には，調理作業時に着用する外衣，帽子，履物のまま入らないようにしていますか。		
12	調理，点検に従事しない者が，やむを得ず，調理施設に立ち入る場合には，専用の清潔な帽子，外衣及び履物を着用させ，手洗い及び手指の消毒を行わせましたか。	立ち入った者	点検結果

〈改善を行った点〉

〈計画的に改善すべき点〉

出典）厚生労働省：大量調理施設衛生管理マニュアル，別紙（2017）

⑩　調理従事者等に下痢，嘔吐，発熱などの症状，手指等に化膿創があったときは調理作業に従事させないようにする。

⑪　施設の衛生管理全般について，専門的な知識を有する者から定期的な指導，助言を受け，従事者の健康管理については，労働安全衛生法等関連法規に基づき，産業医等から定期的な指導，助言を受ける。

⑫　高齢者や乳幼児が利用する社会福祉施設や保育所等においては，施設長を責任者とする危機管理体制を整備して，感染拡大防止のための組織対応を文書化し，具体的な訓練を行う。また，従業者や利用者の下痢や嘔吐の発生を迅速に把握するため，定常的に有症状者数を調査・監視する。

２）衛生管理者の役割

衛生管理者は調理現場での衛生管理を実施・管理する役割を担う。

① 運営管理責任者と協力し,「衛生管理点検表」(表9-4)の作成と点検作業。
② 運営管理責任者に衛生管理点検表の提出と点検結果の報告。
③ 異常の発生を確認したときの応急措置や運営管理責任者への報告,指示の受容。
④ 施設の補修や調理従事者等からの提案を運営管理責任者に進言。

3)調理従事者等の役割

「大量調理施設衛生管理マニュアル」における調理従事者等は,食品の盛りつけ・配膳等,食品に接触する可能性のある者および臨時職員を含むものとしている。

① 衛生的な態度を身に付ける。
② 自己の健康を管理し,体調の異常は衛生管理者へ申し出る。
③ 食品取扱い者としての自覚をもち,衛生管理者の指示を遵守する。
④ 衛生環境の改善策を提案する。

3.2 調理従事者等の衛生管理

1)健康診断の実施

調理従事者等は,採用時に医師による健康診断(労働安全衛生規則第43条),検便による健康診断を行わなければならない(同第47条)。採用後も1年に1回以上は健康診断を実施し,身体の健康状態を把握し結核や赤痢などの感染症に罹患していないことを確認する。「学校給食衛生管理基準」では,年1回の健康診断を行い,当該健康診断を含め,年3回定期に健康状態の把握をすることが望ましいとされている。

2)検　　便

検便は食品を取り扱う者すべてに義務付けられており,月1回以上は実施し,5~10月の食中毒多発時期には月2回以上が望ましい。赤痢菌,サルモネラ属菌,腸チフス菌,パラチフスA菌,腸管出血性大腸菌O157などについて検査する。10~3月はノロウイルスの検査に努める。また,調理従事者等は日常の食生活においても肉,魚,卵類の生食,かき(牡蠣),二枚貝等の摂取を控え,衛生管理に注意しなければならない。

3)調理等作業時の衛生管理

調理従事者等は,調理等作業時に二次汚染を防止するために,日ごろから健康管理に留意し,次の事項を遵守しなければならない。

① 清潔な作業衣,髪の毛を完全に覆う帽子または三角巾,マスク,前掛けなどは毎日清潔なものと交換し着用する。異物混入を防止するために,ヘアピンの使用は避ける。時計,アクセサリーは身に付けない。
② 作業開始前および用便後,作業が変わるごとに手指の洗浄,消毒を行う。手洗いは流水,石けんによりしっかりと2回手指の洗浄を行い,きれいに洗い流したのち使い捨てペーパータオルで拭き取り,消毒を行う。
③ 調理室内の汚染作業区域,非汚染作業区域では専用の作業衣,履物を使用する。
④ 生の食肉類,魚介類,卵類など微生物の汚染源となるおそれのある食品は素手で

触らず，専用の調理器具か使い捨て手袋を使用し，次の作業が変わるごとに交換する。調理済み食品も素手では触らず，調理済み用の調理器具もしくは使い捨て手袋を着用し次の作業が変わるごとに交換する。使い捨て手袋を着用しながら，冷蔵庫のノブや戸棚の引き出しなどを触らないなど，使い捨て手袋の使用は二次汚染の原因とならぬように使用する。

⑤ 二次汚染を防止するために，準清潔作業区域と清潔作業区域の作業動線が交差しないよう留意しながら作業を行う。

⑥ 下痢，発熱，嘔吐などの症状や手指等に化膿創がある場合は，衛生管理者に速やかに報告し調理作業には従事しない。

4. 給食業務における安全・衛生教育の計画と実際

給食従事者の安全・衛生教育は，採用時から行うことが義務付けられている（労働安全衛生法第59条，労働安全衛生規則第35条）。給食施設において食中毒や労働災害を出さないためには，給食従事者の安全・衛生教育は採用後も継続的に行うことで，安全・衛生管理を徹底させることが重要である。

4.1　安全・衛生教育の方法

安全・衛生教育は年間計画（表9-5）および月間計画を立てて，「大量調理施設衛生管理マニュアル」に基づき，各施設における「衛生管理マニュアル」等を作成し実施する。教育の方法としては，次のようなものがある。

① 毎日の朝礼（表9-6）やミーティング，施設内で定期的に勉強会（職場内教育；OJT）を実施，また，保健所や外部の講習会（職場外教育：Off-JT）等に参加し，衛生管理に必要な知識・技術を周知徹底する（p.171 参照）。

表9-5　年間計画表の例

実施月	安全・衛生管理の目標	実施計画
1月	インフルエンザ，ノロウイルス感染防止	マスクの着用，うがい・手洗いの徹底
2月	火災発生の防止および初期消火・避難	防火訓練，消火訓練
3月	冷蔵庫，冷凍庫の清掃・整理整頓	衛生チェック表の周知徹底
4月	労働災害の防止	新人教育，安全対策の職場内研修
5月	細菌性食中毒の防止	職場内研修
6月	細菌性食中毒の防止	保健所等講習会
7月	細菌性食中毒の防止	食品納入業者の衛生指導
8月	細菌性食中毒の防止	厨房内のふきとり検査の実施
9月	大量調理機器等の安全確認	防災訓練
10月	包丁・まな板・調理器具の衛生管理	外部講習会
11月	自己の健康管理の徹底	外部の保健師による講習会
12月	ノロウイルス感染防止	施設での衛生講習会

表9－6　朝礼時の衛生教育の例

朝礼時の衛生確認事項（毎日必ず読みましょう！）
1. 作業衣，帽子は清潔なものを身に付け，髪の毛は出ていないか他の職員にも確認してもらいましょう。
2. 作業開始前および用便後，汚染作業区域から非汚染作業区域に移動する場合，食品に直接触れる作業に当たる直前，生の肉，魚等の食品等に触れた後，他の食品や器具等に触れる場合，配膳の前には，しっかりと2回流水・石けんによる手洗いは必ず行いましょう。
3. 包丁，まな板，調理器具は専用のものを使用しましょう。使用後は洗浄をしっかりと行いましょう。
4. 使い捨て手袋は作業ごとに交換をしましょう。
5. 作業区域別に作業衣，履物の交換を行いましょう。
6. 各記録表への記録は必ず行いましょう。

② ポスターの掲示など，視覚に訴える手法により注意喚起する。

③ 防火・防災訓練を実施する。

5.「大量調理施設衛生管理マニュアル」のポイント

5.1 「大量調理施設衛生管理マニュアル」の制定

1996（平成8）年に，学校給食を中心とした腸管出血性大腸菌O157による集団食中毒が発生し，死者が出た。それらを受けて，1997（平成9）年に「大量調理施設衛生管理マニュアル」（最終改正：平成29年6月16日生食発0616第1号，巻末資料，p.209参照）が作成された。「大量調理施設衛生管理マニュアル」はHACCPの概念に基づき，調理過程における4つの重要管理事項を次のように示した。

① 原材料受入れおよび下処理段階における管理を徹底すること。

② 加熱調理食品については，中心部まで十分加熱し，食中毒菌等（ウイルスを含む）を死滅させること。

③ 加熱調理後の食品および非加熱調理食品の二次汚染防止を徹底すること。

④ 食中毒菌が付着した場合に菌の増殖を防ぐため，原材料および調理後の食品の温度管理を徹底すること。

適用される給食施設の規模は同一メニューを1回300食以上，1日750食以上を提供する施設であるが，それ以下の提供食数の給食施設でも活用されている。1996（平成8）年の腸管出血性大腸菌O157集団食中毒等の発生事例から，野菜や果物を加熱せずに供する場合は，①流水で3回以上水洗いする，②中性洗剤で，また③必要に応じて，次亜塩素酸ナトリウム等で殺菌する，④流水で十分すすぎ洗いする，などの具体的な洗浄法が示された。

また，2006（平成18）年にはノロウイルスによる集団食中毒が発生し，加熱調理食品の中心温度の測定基準の「二枚貝等ノロウイルス汚染のおそれのある食品の場合は85～90℃で90秒以上」など，ノロウイルスに関する事項が改正された。

さらに，ノロウイルス，腸管出血性大腸菌の食中毒の発生防止対策については，調理従事者等の健康状態確認等の重要性が確認され，また，食中毒の発生原因の多くは，一般衛生管理の実施の不備によるものとされ，2017（平成29）年には，毎日の調理従事者の健康状態の確認および記録の実施等について一部改正された。

5. 2　2017（平成 29）年改正の重要管理事項

原材料受入れおよび下処理段階における管理では，加熱せずに喫食する食品（牛乳，発酵乳，プリン等容器包装に入れられ，かつ，殺菌された食品を除く）については，製造加工業者の衛生管理体制について保健所の監視票，食品等事業者の自主管理記録票等により確認するとともに，製造加工業者が従事者の健康状態の確認等ノロウイルス対策を適切に行っているかを確認することとされ，野菜および果物（表皮を除去する場合を除く）を加熱せずに供する場合には，高齢者，若齢者および抵抗力の弱い者を対象とした食事を提供する施設では，殺菌することとされた。調理従事者等の衛生管理については，調理従事者等は毎日作業開始前に，自らの健康状態を衛生管理者に報告し，衛生管理者はその結果を記録すること，衛生管理体制では，責任者は，衛生管理者に毎日作業開始前に，調理従事者等の健康状態を確認させ，その結果を記録させることなど，調理従事者等の健康状態の管理に関する項目が改正された。

6. 防火・防犯管理

6. 1　防火・防犯管理とは

給食業務は調理時に火を扱うことから，「防火管理」は重要である。防火管理とは，火災の発生を未然に防ぎ，火災が発生した場合には，被害を最小限度に抑えるために必要な対策を立てることである。

また，給食現場において，食品倉庫からの在庫品の持ち出しや職員ロッカーからの盗難等の軽犯罪が少なからず存在するといわれている。給食現場においても犯罪を未然に防ぐ「防犯管理」が必要である。管理者を中心として，そのような犯罪行為を防止する環境づくりや職員のモラル低下を防ぐ教育などの対策が重要である。

6. 2　防火・防犯管理の対策

(1) 防 火 管 理

消防法第８条において，「学校，病院，工場，事業場，興行場，百貨店（中略），複合用途防火対象物（防火対象物で政令で定める二以上の用途に供されるものをいう。以下同じ。）その他多数の者が出入し，勤務し，又は居住する防火対象物で政令で定めるものの管理について権原を有する者は，政令で定める資格を有する者のうちから防火管理者を定め，政令で定めるところにより，当該防火対象物について消防計画の作成，当該消防計画に基づく消火，通報及び避難の訓練の実施，消防の用に供する設備，消防用水又は消火活動上必要な施設の点検及び整備，火気の使用又は取扱いに関する監督，避難又は防火上必要な構造及び設備の維持管理並びに収容人員の管理その他防火管理上必要な業務を行わせなければならない」と定められている。

表9-7 防火管理に係る消防計画の一般事項

1. 自衛消防の組織
2. 防火対象物についての火災予防上の自主点検
3. 消防用設備等の点検および整備
4. 避難施設の維持管理およびその案内
5. 防火上の構造の維持管理
6. 収容人員の適正化
7. 防火管理上必要な教育
8. 消火，通報および避難訓練の定期的な実施
9. 火災，地震その他の災害の発生時における消火活動，通報連絡および避難誘導
10. 防火管理について消防機関との連絡
11. 火気の使用または取扱いの監督
12. その他の防火対象物の防火管理に関する必要事項
①防火管理に係る消防計画の適用範囲
②管理権原者および防火管理者の業務と権限
③火元責任者その他の防火管理の業務に従事する者の業務と担当範囲
④休日・夜間等における防火管理の体制
⑤放火防止対策
⑥防火管理に関する会議の開催および運営
⑦ガス漏えい事故防止対策
⑧その他防火管理対策上必要な事項

防火対象物とは，燃えたときに消火しなければならないものすべて（消火対象物）のなかで，火災を出さないよう管理しなければならないものをいう。管理について権原を有する者（以下，管理権原者）は，一般的には，防火対象物の所有者や事業所の経営者などである。

1）防火管理者の責務

防火管理者は，防火管理業務の責任者であり，防火管理に関する知識を有し，管理的，監督的な地位にある必要がある。大規模な施設や事業所の場合は，総務部長，管財課長などであり，小規模な施設や事業所では，施設長，社長，事務長などが行う。

防火管理者には次のような責務がある。

① 消防計画（表9-7）の作成および所轄の消防署長への届出。
② 消火，通報および避難訓練の実施。
③ 消防用設備の点検および整備。
④ 火気の使用，取扱いに関する監督。
⑤ 避難または防火上必要な構造および設備の維持管理。
⑥ 収容人数の管理。
⑦ その他防火管理上必要な業務。
⑧ 必要に応じて管理権原者に指示を求め，誠実に職務を遂行する。
⑨ 火元責任者への指示。

2）防火管理の現状と課題

防火管理者の下に消防計画が作成されて，基本的には，学校，病院，施設，事業所などでは防火訓練が定期的に行われている，しかし，365日3食を提供する医療施設や福祉施設などの調理従事者等は作業工程に基づいた時間で給食提供をしなければならないなどの理由から，実際には防火訓練時に給食業務を中断することができずに，防火訓練には参加しないケースも多々みられる。火元となり得る厨房内で作業する調理従事者等への防火管理上の教育，例えば，揚げ物の鍋に火が入るなどの事故への対応策や，火災の予防策や火災が出たときの対応などについてのマニュアルを作成し，防火管理への周知徹底が必要である。

（2）給食部門における防犯管理

給食部門では，食品倉庫の食材料の持ち帰り，仕入れ業務担当への業者からのリベート，職員ロッカーの盗難などの犯罪事例があげられる。また，給食現場での事例ではないが，お祭りに提供されたカレーに故意に薬物を混入させた事件など，軽犯罪のみならず人の命にかかわる犯罪が起こることも視野に入れた防犯管理が必要となる。

1）防犯管理の対策

たとえ軽犯罪であっても，犯罪を未然に防ぐ環境づくりが大切である。防犯管理の例として，以下のようなことがあげられる。

① 食品倉庫の在庫品等の棚卸しのチェックは複数で行い，就業終了後には鍵を閉めるなど管理を徹底する。

② 職員ロッカー等は必ず鍵を閉め，貴重品等の管理は徹底するよう職員に促す。

③ 職員に給食現場で起き得る犯罪に関する講習会を行い，仕入れ業者等との癒着を防止し，風通しのよい職場をつくる。

④ 納品時の防犯管理としては，納品・検収の場所に防犯カメラを設置する。

給食部門における防火・防犯管理については，未然に火災や犯罪が起きぬよう，管理者である管理栄養士が中心となり，各施設，事業所ごとに対応策を検討し実践することが重要である。

参考文献

・厚生省生活衛生局乳肉衛生課監修，動物性食品のHACCP研究班編：『HACCP―衛生管理計画の作成と実践』，中央法規出版（1997）

・『六訂大量調理施設衛生管理のポイント―HACCPの考え方に基づく衛生管理手法』，中央法規出版（2018）

・丸山　務，髙谷　幸：『食品衛生の基本!!　調理施設の衛生管理』，日本食品衛生協会（2009）

・三好恵子ほか：『給食経営管理論』，第一出版（2014）

・石田裕美，冨田教代編：『第９巻 給食経営管理論―給食の運営から給食経営管理への展開』，医歯薬出版（2013）

・石田裕美ほか編：『給食経営管理論　改訂第３版』，南江堂（2019）

・東京防災設備保守協会：『これ１冊ですべてがわかる 防火管理者・防災管理者の役割と仕事』，日本能率協会マネジメントセンター（2014）

第10章 施設・設備管理

学習のポイント

給食施設の耐用年数は，一般的に約50年，機器類では5～10年の減価償却資産である。給食施設内の設備には給水，給湯，排水，換気，空調，ガス，電気，照明などがあり，定期的に交換することを前提として開設時に設備設計を考えることを理解する。また，災害時におけるライフラインの停止時の対策についても理解する。さらに，日常業務のなかでの保守点検の手法，扱い方の訓練等について，具体例をとおして学ぶ。

1．施設・設備管理とは

給食の施設・設備管理は，衛生的に安全で，高品質の給食を効率よく生産，維持するために実施する。オペレーションシステムと連動した施設・設備管理が求められるため，先に示した生産管理の調理システムやサービス方法，提供管理の配食，配膳方法を確認した上で管理する。さらに，保守管理ではオペレーションが安定的，効率的に稼働するために，設備の定期的な点検の計画や実施が求められ，稼働中に不具合などが生じた場合では応急措置や修理を外部へ依頼するなど，専門業者から詳細な情報を得ることも生じる。近年は地震や洪水のような自然災害も多く，このような場合の危機管理対策も含めた管理が求められる。

給食の運営では，給食を生産，提供するために食材料の搬入，保管，調理から配食・配膳までの施設と，給食の喫食や下膳，食器の洗浄・消毒や保管，残菜処理の施設，そして給食の事務作業の場や調理従事者等の厚生施設などを必要とし，これらが給食の施設として，設備とともに主な管理範囲となる。**表10-1**には，セントラルキッチンシステムなどで必要とされる原材料，製品の理化学検査や微生物検査などの検査室や品質管理室も含めて，主な施設の名称を示す。特に衛生管理上の施設の区域を意識して管理することが求められる。

給食施設内の主な設備とその内容を**表10-2**に示す。設備は施設に備えられ，衛生的で安全に給食を生産，提供するために必要な熱源，照明，給排水，換気，空調，電気配線などの付帯設備の他，機器類，食器類などが含まれる。給食施設の給食の目的にあった栄養・食事計画をもとにしたオペレーションシステムに沿って，施設の位置，形態，スペース，レイアウトなどや，付帯設備，施設の内装（床，壁，天井），周辺環境まで広範囲にわたる管理が対象となる。

施設，設備の管理においては，多くの法的規制が設けられている。給食施設，設備

表10-1　給食施設の主な管理範囲

<table>
<tr><td rowspan="3">生産にかかわる施設</td><td>食材料の搬入口，荷受け室，検収室，食材料保管室，下処理室，前室，冷蔵室，冷凍室</td><td colspan="2">汚染作業区域</td></tr>
<tr><td>主調理室，冷蔵室，前室</td><td rowspan="2">非汚染作業区域</td><td>準清潔作業区域</td></tr>
<tr><td>配膳室（盛りつけ室，パントリー）</td><td>清潔作業区域</td></tr>
<tr><td>提供にかかわる施設</td><td colspan="3">食堂，配送室</td></tr>
<tr><td>洗浄にかかわる施設</td><td colspan="3">食器洗浄室，用具洗浄室，洗濯室</td></tr>
<tr><td>品質，事務にかかわる施設</td><td colspan="3">品質管理室，衛生管理室，事務室</td></tr>
<tr><td>作業者の厚生施設</td><td colspan="3">更衣室，休憩室，トイレ，シャワー</td></tr>
<tr><td>その他</td><td colspan="3">給食施設の周辺（通路），廃棄物集積場排水など施設外設備</td></tr>
</table>

表10-2　施設内の主な設備とその内容

主な設備	内　容	備　考
ガス設備	熱源として供給する配管設備やガス機器類	ガスの種類は，都市ガス（天然ガス：13A・12Aなど）のガス貯蔵設備が不要，液化石油ガス（LPG）のボンベ，タンクを設置して配管するものがある。
電気設備	分電盤により，照明やコンセント，空調機用，調理機器用に分かれた設備	電気の種類は，単層100V，単層200V，三相200Vがある。機器類によって種類が異なる。
照明設備	施設内で作業目的に応じた照度の明るさを得る設備	労働安全衛生規則により作業内容と照度が示されている。500ルクス以上は安全であるといわれる。
給水設備	調理・飲料・洗浄などに使用され，適切な水圧と水量の水供給設備	水道管からの直結給水方式，受水槽，貯水槽などに貯め給水する貯水槽水道方式がある。災害時に，直結給水方式は貯水槽がないため断水するが，貯水槽水道方式では貯水槽の残水を使用できる。ただし，貯水槽には保守管理が必要である。
給湯設備	加熱した湯を適切な水圧と水量で給湯する設備	給湯方式は，病院のように給食施設以外でも使用する場合の中央式，給食施設内に給湯装備を設置する局所式がある。
排水設備	施設内で使用した厨房排水，雑排水などを衛生的に敷地外に排出する設備	洗米機のように排水管に直接接続しない間接排水は排水溝へ誘導する。排水溝に排水トラップを取り付け，臭気，防虫対策をとる。
換気設備	調理室内の空気を入れ替える設備（給気設備と排気設備）	調理室で火気があると汚染空気の排気を行い，さらに給気が必要とされる。
空調設備	調理室内は衛生的な点から室温，湿度を一定以下にすることが求められており，そのコントロールのために必要な設備	給食は，高温での大量の調理を行うことから，室温や湿度が作業内容に合わせて高くなる。これらの安全性のため，作業者の労働衛生的にも空調設備が必要とされる。

に関連する法規は，食品や料理などを扱うことから食品衛生に関する法令，給食の目的による施設別に関連する法令，建物や関連する設備，そして環境に関係する法令など大きく3種類に分けられる。主な法令名を**表10-3**に示すが，その法令は必要に応じてインターネットなどで最新の情報を入手することが求められる。

法令に基づくオペレーションシステムに適切な機器類が設置され，給食の運営が実施される。施設は，床，天井，壁に囲まれており，これらの衛生管理は給食調理・製造のみならず，労働衛生にも影響が及んでいる。床は，排水溝や排水勾配，床と壁では接点部をR仕上げ，天井では埃が堆積しないなどの湿気やカビを防止する材料であることが求められる。近年，換気天井システムの導入も多くなり，フード方式で生じる給排気の乱流を起こすことなく，冷たい空気を周りから落とし，温かい空気を押し上げ，空調エネルギーの少ない，快適な環境を保つ工夫が可能になっている。衛生管

表 10-3　施設・設備に関連する主な法令

食品衛生に関する主な法令	
	健康増進法（健康増進法施行令・健康増進法施行規則）・食品衛生法（食品衛生法施行令・食品衛生法施行規則）・大量調理施設衛生管理マニュアル
給食施設に関連する主な法令（施設別）	
病院	医療法（医療法施行令・医療法施行規則）・病院，診療所等の業務委託について
高齢者・介護福祉施設	指定介護老人福祉施設の人員，設備及び運営に関する基準
児童福祉施設	児童福祉施設の設備及び運営に関する基準・保育所における調理業務の委託について
学校	学校給食法（学校給食法施行令・学校給食法施行規則）・学校給食衛生管理基準
事業所	労働基準法・労働安全衛生法（労働安全衛生規則）
その他	セントラルキッチン／カミサリー・システムの衛生規範
建物や設備，環境に関係する主な法令	
	建築基準法・水道法・下水道法・ガス事業法・電気用品安全法・消防法・環境基本法・悪臭防止法・水質汚濁防止法

理のために施設内は，ドライ運用として湿度や室温が適切に保たれるように配慮する。

2. 給食施設の設計で使われる専門用語と記号

給食施設は，一般的に耐用年数が 50 年ほどであるために，新築の設計にかかわる機会は少なく，増改築や一部改造，機器の入れ替えなどで施設・設備の計画にかかわることの方が多い。

給食施設の面積は，給食の業種，提供食数，提供方法，献立の種類，食材料の加工度，調理システム，食器の数量，非常食用の倉庫などにより決定されるため，これらを把握しておくと計画が進めやすい。表 10-4 に，給食の業種として病院，介護施設，事業所，学校における 2000（平成 12）年以降に施工された 988 施設の給食の生産施設の面積を示した。これらの数字は，表 10-1 に示す生産と洗浄にかかわる施設の面積を示し，事務室や厚生施設は含んでいない。医療施設や介護施設は，個別配膳を行うためのスペースが必要であるため，他の施設より 2 倍近い面積が必要になっている。設計計画には，表 10-5 に示すような衛生管理上の課題も重要であるため，経験的な情報とともに法令に基づく適切な情報を合わせて把握しておく。

給食施設の設計の流れは，図 10-1 に示したように，現存の建物や設備の分析を行い，給食の運営形態や給食のシステムなどを検討し，さらに経営する視点を合わせもって，問題点や改善点を考慮しなければならない。さらに，関係者と打ち合わせをしながら長期的な視点（設備の保守管理）に立って，設備や機器類の計画に参画することが必要で，計画，設計から工事完了，工事監理の後に，施設の維持管理へとつながっていく。

計画においては，食材料の受け入れから保管，下処理，調理，盛りつけ，配食・配膳，下膳，洗浄などの流れに沿って，衛生的に各作業区画を決めるゾーニングが行われる。その際に，食材料の動線や調理従事者の動きを示す作業動線を考慮しなければ

表10-4　各種給食施設別の給食の生産・洗浄室の面積

給食の施設分類		厨房面積（単位）	食数（床）*	施設数
病　院	病院	1.04m²/床	263.5	245
高齢者・介護施設	老人保健施設	1.01m²/床	109.1	67
	特別養護老人ホーム	1.00m²/床	131.0	46
事業所	事業所	0.41m²/食	379.5	378
学　校	単独校（炊飯あり）	0.47m²/食	528.6	78
	単独校（炊飯なし）	0.45m²/食	667.3	26
	給食センター（炊飯あり）	0.40m²/食	2816.1	92
	給食センター（炊飯なし）	0.28m²/食	4529.5	56

食数（床）*：施設数当たりの食数（床）
資料）最適厨房研究会の実態調査より（2006年実施，2000年以降の施工施設988件）

表10-5　施設内外の設備の整備ポイント

施設内外の整備内容		整備の対象
調理場内の設備	調理場の面積	調理場内の適正な面積　作業の安全のため
	調理場内の建築仕上げ	床，壁，天井，間仕切りなどについて清掃性と安全性の考慮
	調理場内の環境	室温，湿度，照度，臭気，騒音
	分離された作業区域	調理場内の衛生的な区分の確保
	作業動線	調理場内の作業におけるワンウェイ，交差汚染の回避
	衛生設備の整備	手洗い設備，調理場内の消毒設備，用具保管設備など
	調理場外の環境	ごみ処理，排水設備の適正化
保　全	保守整備計画	保守計画（年間計画，月間計画，緊急時）
	点検・検査	機器設備の構成
	記録	実施記録，保管ルールの整備
害虫対策	害虫対策	施設内外の危害分析と対策
	害虫駆除等の計画	対象害虫の年間駆除計画

ならない。食中毒などの予防のために，食材料は**ワンウェイ**（一方通行）や**交差のない移動**により調理管理ができなければいけない。また，調理従事者の食中毒予防の衛生管理と能率や疲労などの労働衛生管理の2つの視点から，各作業区画の計画を進めることが求められる。図10-2に高齢者福祉施設について，図10-3には学校給食の共同調理場などのセントラルキッチンのゾーニング例を食材料（太い矢印）と調理従事者（細い矢印）の動線をもとに示した。セントラルキッチンでは生産量が多いために，食材料別に調理場の区画を確保することが多くみられる。

次に，リストアップされた大量調理機器と設備を合わせ，作業区域ごとに作業動線に沿って機器類を配置した平面図（レイアウト）を検討，作成すると，施設内での食材料の流れがイメージできる。

調理機器の選定は，間口，奥行き，高さを可能な限り揃えると，施設内の見通しがよく，必要とする設備ごとに機器類を集約するとよい。

表10-6に作業空間のための基準となる値，図10-4に厨房設備図示記号，図10-5に平面表示記号，図10-6に機器類の図示記号を示した。

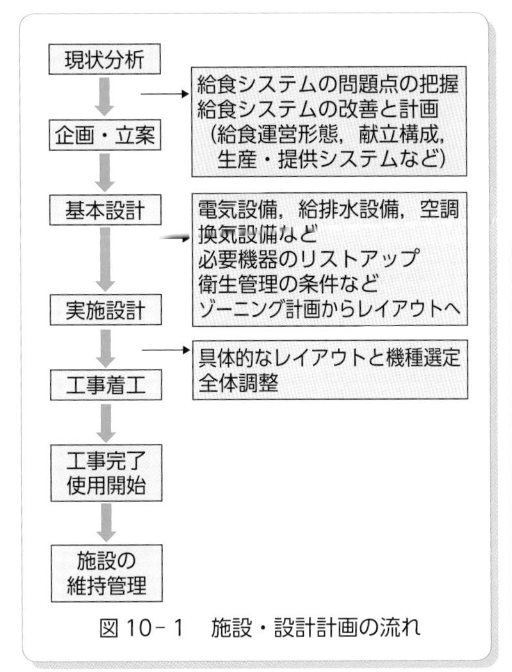

図 10－1　施設・設計計画の流れ

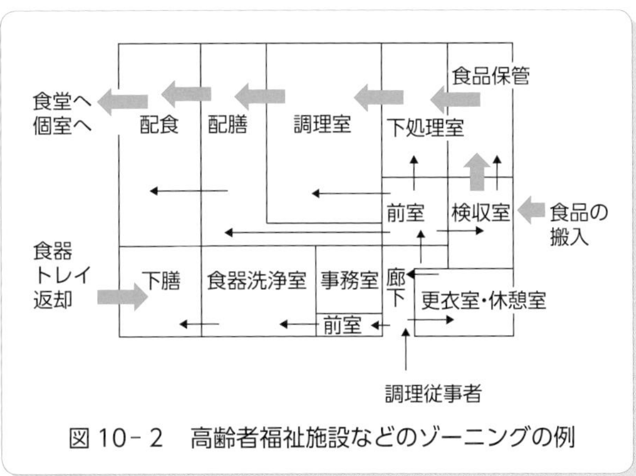

図 10－2　高齢者福祉施設などのゾーニングの例

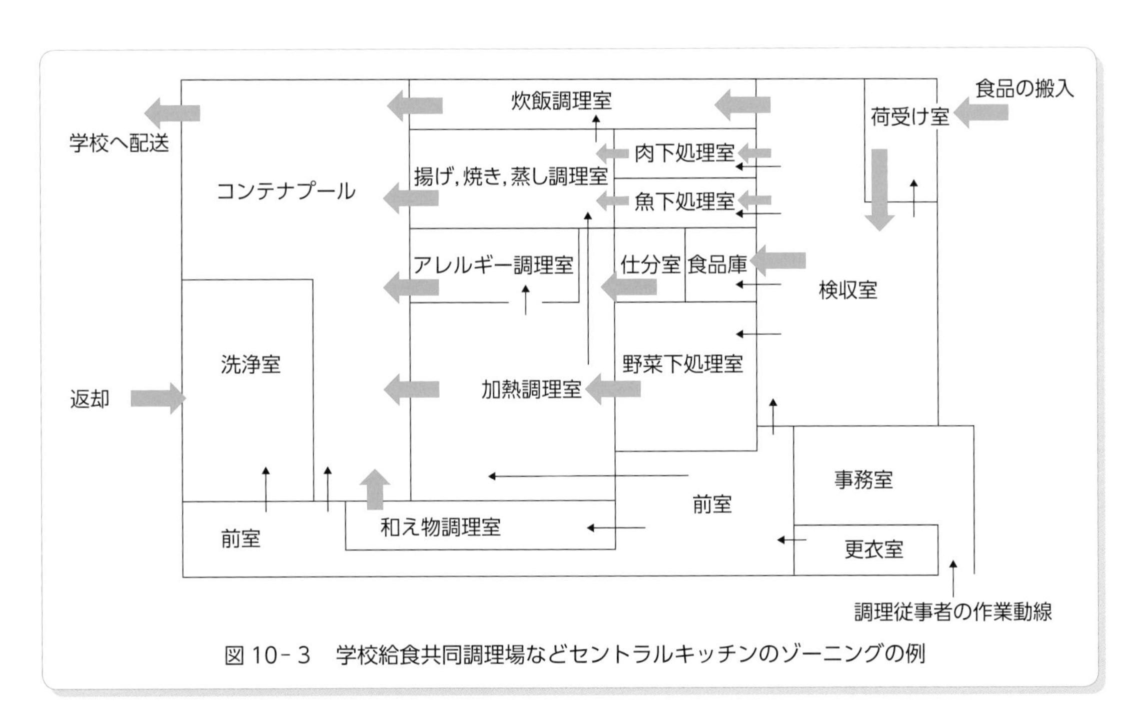

図 10－3　学校給食共同調理場などセントラルキッチンのゾーニングの例

表10-6　作業空間のための基準となる値

施　設	作業内容	基準値（mm）
生産施設通路の幅	1人歩き	750
	2人歩き	1,000
	物を持って歩く	荷物幅×1.5+750
	火気の前	1,000
	ワゴンの移動	ワゴン幅×1.5
	ワゴンの回転	ワゴンの長さ×1.5～2.0
	ドア前の通路	ドア幅+750
食堂	カウンターの高さ	800～1,100
	カウンターの幅	載せる物×1.5
	カウンターの長さ	2,000

給　水		スイッチ（三相）	S
給　湯		コンセント	
排　水		電動機（単相）	M
床排水		電動機（三相）	M
給　気		ヒータ（単相）	H
排　気		ヒータ（三相）	H
ガス立上り		電　灯	L
ガス栓		換気フード	
分電盤		換気扇	
スイッチ（単相）	S	電話器	T

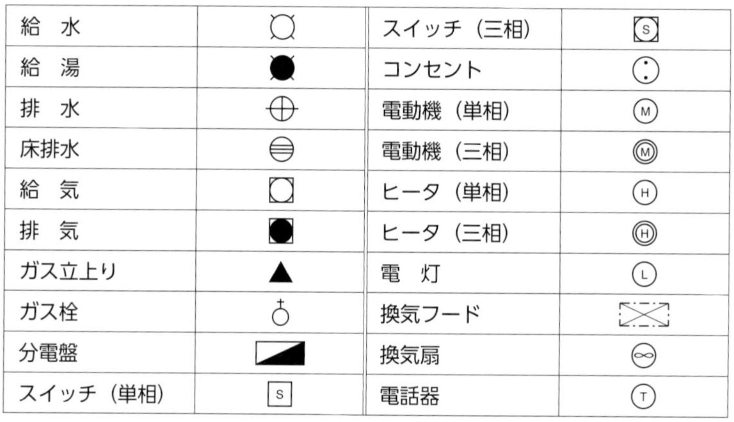

図10-4　厨房設備図示記号

本図示記号は厨房設備の平面設計図において，その室と機器が必要とする関係諸設備位置などを端的に示すために用いるものである。

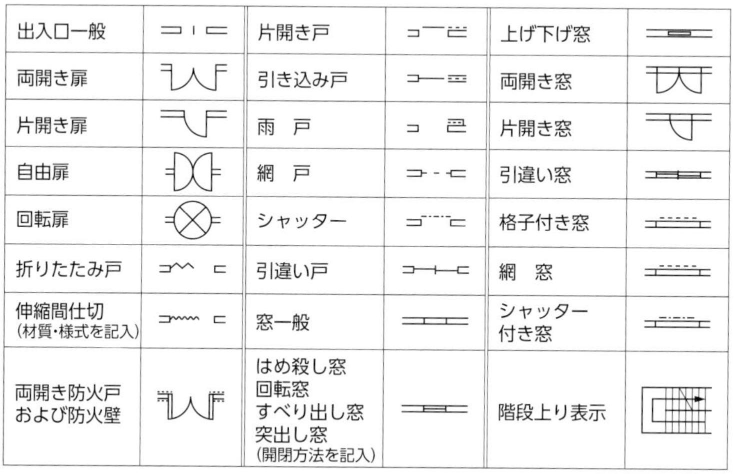

出入口一般		片開き戸		上げ下げ窓	
両開き扉		引き込み戸		両開き窓	
片開き扉		雨　戸		片開き窓	
自由扉		網　戸		引違い窓	
回転扉		シャッター		格子付き窓	
折りたたみ戸		引違い戸		網　窓	
伸縮間仕切（材質・様式を記入）		窓一般		シャッター付き窓	
両開き防火戸および防火壁		はめ殺し窓 回転窓 すべり出し窓 突出し窓 （開閉方法を記入）		階段上り表示	

図10-5　平面表示記号（JIS A 0150）

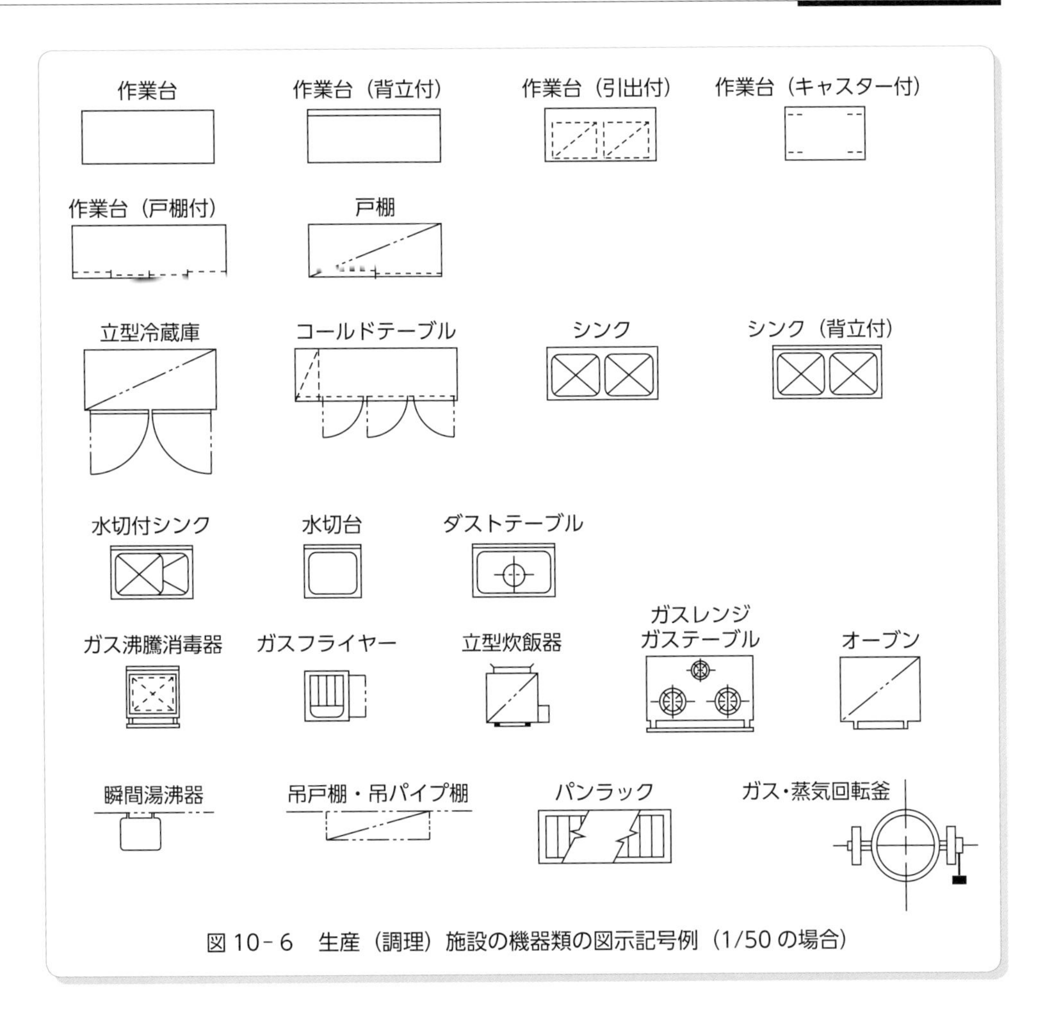

図 10-6　生産（調理）施設の機器類の図示記号例（1/50 の場合）

3. 給食設備の実際例

図 10-7 に，T 病院の給食施設の平面図を示した。給食のオペレーションのシステムは，レディフードシステム（ニュークックチル方式）を導入し，提供日の前に調理，配膳を終了させてチルド保存し，提供直前には再加熱のみの作業となる。したがって，チルド保存のための調理済みチルド庫（p.133 図面右上），トレイメイク後のチルド庫（p.132～133 図面中央），また配膳車プール（p.132～133 図面中央）などが広く確保されている。

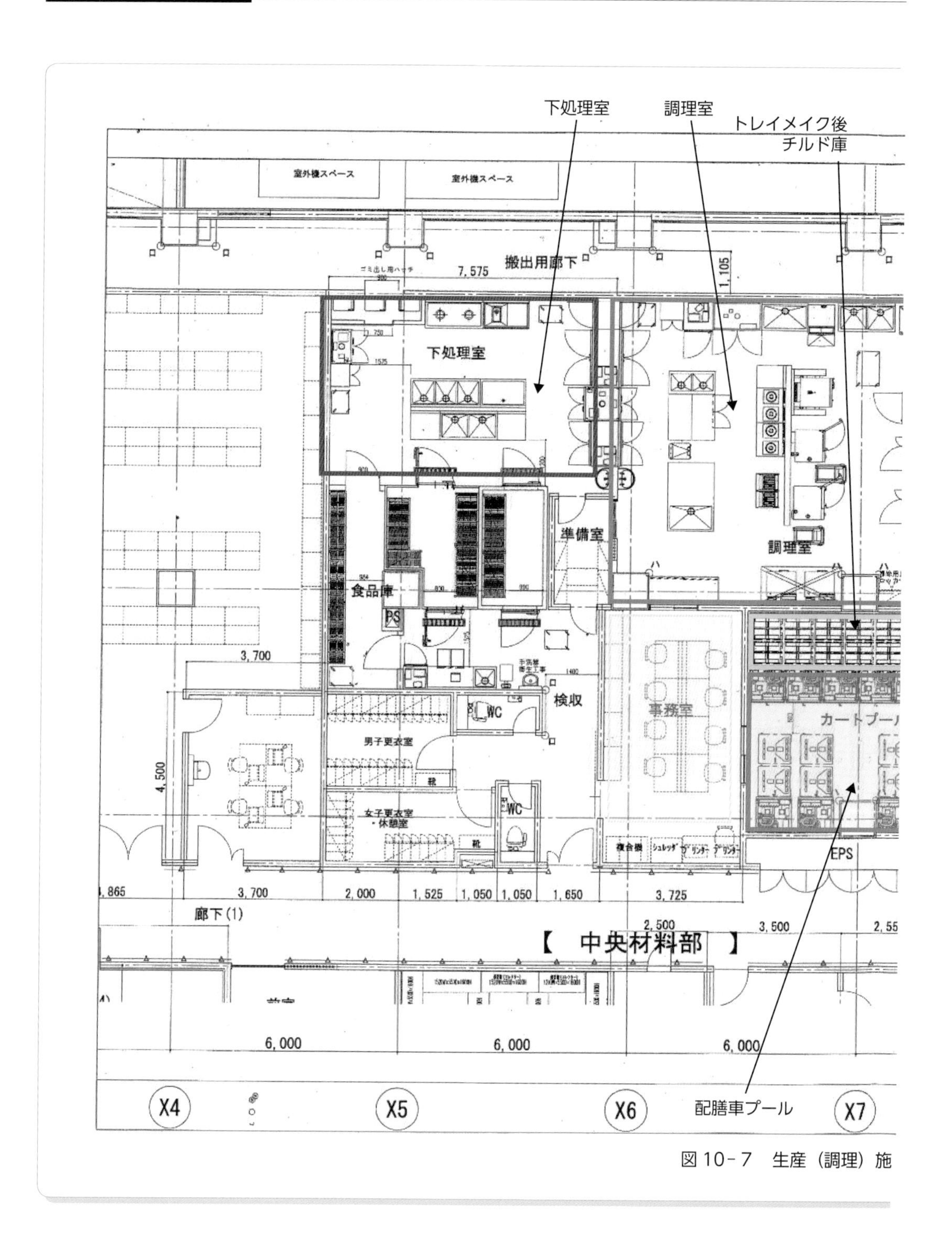
下処理室
調理室
トレイメイク後
チルド庫
室外機スペース
室外機スペース
搬出用廊下
7,575
1,105
下処理室
調理室
準備室
食品庫
PS
検収
事務室
カートプール
WC
男子更衣室
女子更衣室
・休憩室
WC
EPS
3,700
4,500
3,700
2,000
1,525
1,050
1,050
1,650
3,725
廊下(1)
2,500
3,500
【　中央材料部　】
6,000
6,000
6,000
X4
X5
X6
配膳車プール
X7

図10-7　生産（調理）施

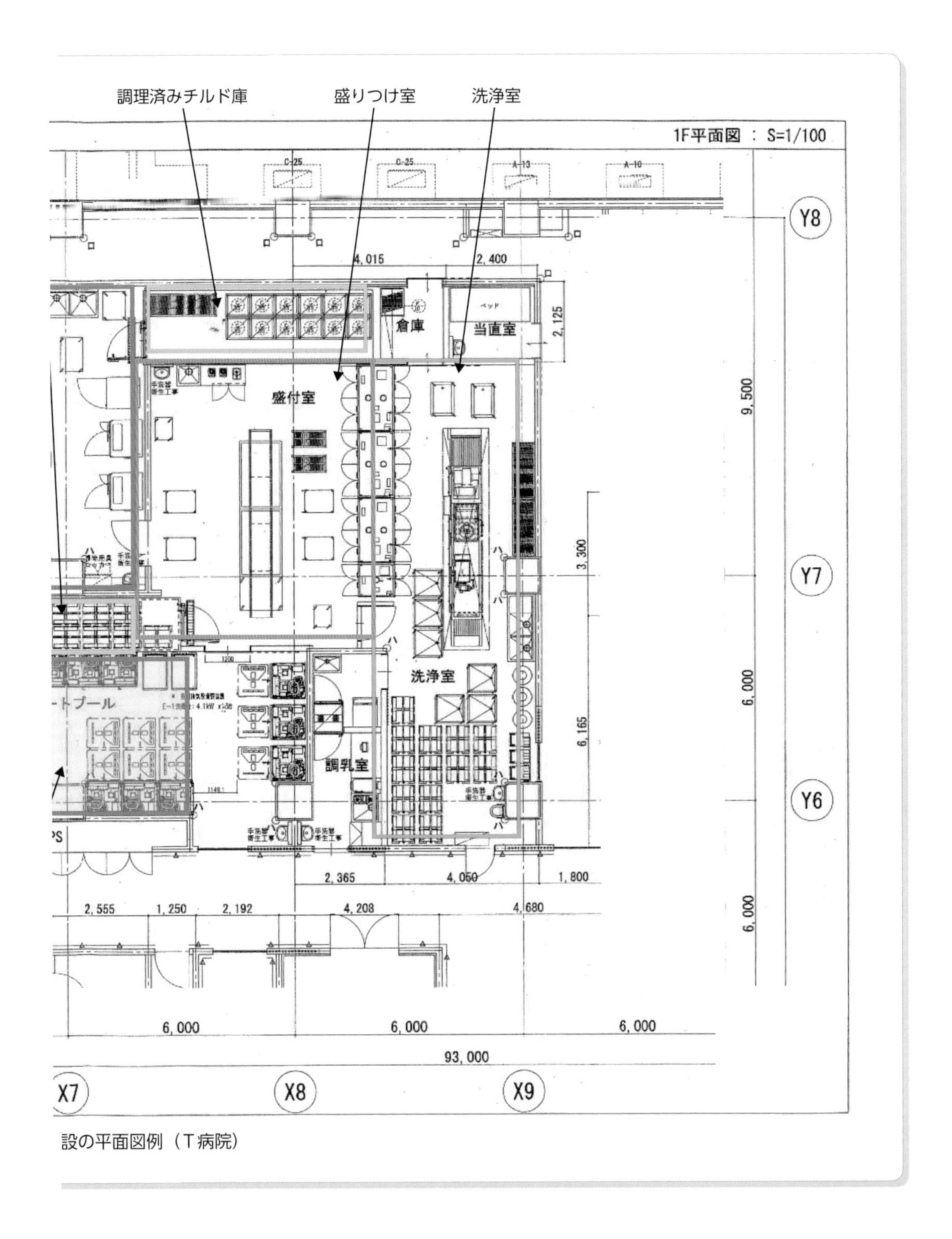
調理済みチルド庫
盛りつけ室
洗浄室
1F平面図 : S=1/100
倉庫
当直室
盛付室
洗浄室
調乳室
Y8
Y7
Y6
X7
X8
X9
93,000

設の平面図例（T病院）

4. 給食施設・設備の保守管理

給食施設内の機器類の保守管理は，購入時に添付された取扱い説明書に基づいて，使用後の洗浄や整備を実施する。特に，分解できる機器類は丁寧に部品ごとに洗浄，殺菌を行い，セットし直しておく。故障やメンテナンスなどのために，機器名，メーカー名，型式，数，購入年月日，納入会社，担当者などの連絡先や購入価格を記録しておくとよい。機械，機器類および設備などの保守管理と安全管理を表10-7に示す。

表10-7　生産（調理）施設内の保守・安全管理点検リスト（例）

設備名称など	周期				作業内容
	日	週	月	年	
1　作業安全と装置の点検	○				機器，用具などを常に整理整頓し，作業通路と災害時の避難通路を確保しておく。
			○		人が近接しての傷害や機器の操作ミスによる災害などのおそれがある箇所に安全作業などの方法を掲示し，また，付帯する安全装置などを定期に点検，整備する。
				②	人災・火災時の応急措置手順を定め，作業員全員に定期的に伝達する。
2　厨房機器など	○				使用前に機器，用具の正常を確認する。
	○				使用食品の量と品質の適正を確認する。
3　電気設備			○		移動機器のコード，プラグ，照明器具などを点検，整備する。
				○	分電盤および機器の開閉器，絶縁抵抗，接地線を点検，整備する。
4　給水（湯）設備		○			給水（湯）栓を点検，整備する。
			○		給水圧を点検，保持する（瞬間湯沸器0.5 kgf/cm^2，水圧洗米器0.7～1 kgf/cm^2以上）。
				○	瞬間湯沸し器と温水ボイラ，シスターンなどを点検，整備する。
5　排水設備		○			機器の配水管から排水溝などまでの管接続部を点検，詰まり物を除去して整備する。
			○		排水溝，埋込み管，グリース阻集器とそれらの開孔ぶたを点検し，清掃，整備する。
6　ガス設備			○		機器への接続管（可とう管，ホースなど），ガス圧，機器の機能（特に自動安全装置）を点検，整備する。
		○			移動機器の使用時の位置と壁面などとの遠隔距離，または防熱板を点検し，正常にする。
				②	配管，ガス栓（末端閉止弁），ガス漏れ警報装置などを点検，整備する。
7　蒸気設備	○				蒸気漏れ箇所はそのつど補修する。
			○		給気弁，減圧弁，圧力弁，安全弁，蒸気トラップ，ストレーナなどを点検，整備する。
8　換気設備				②	フード，ダクト，防火ダンパなどの機能を点検，整備する。
	○				グリースフィルタなどを清掃，整備する。
9　消火設備				②	消火器，簡易粉末消火設備，ファン停止スイッチなどを点検，整備する。
10　危険物	○				LPガスのボンベなどの置場とガス残量，その他の燃料置場を点検，整備する。
	○				食用油その他の少量危険物保管場所を点検，整備する（揚げかすはふた付き缶に入れる）。

第11章 事務管理

学習のポイント

情報は，組織にとって重要な経営資源の 1 つであり，必要なときに，必要なところで，必要な情報を瞬時に入手できることが，労務・時間の管理上求められる。保管方法，書類の分類を標準化して，適切に事務管理を図ることを理解する。近年の IT 化により，誰もが容易に施設の情報を扱えるため，個人情報を含む給食にかかわる情報の取り扱いについて，基本的な考え方を学ぶ。

1. 事務管理とは

事務とは，給食の運営管理に必要とされる情報を書類として作成，整理，保管する作業を指す。業務が確実に，能率的に遂行されるために，組織内の業務部門ごとの情報を収集，作成，伝達，記録，交換，保管などし，給食の提供による対象者の健康の維持・増進のための一連の管理業務のなかで行っている。事務として取り扱う情報は，給食の運営管理における栄養・食事管理，品質管理，食材料管理（原価管理含む），生産管理，作業管理，提供管理，安全・衛生管理，施設・設備管理ごとに収集され，帳票類として作成され，伝達（連絡，指示，報告）の役割とともに，必要に応じて変換され，統合させて活用し，保管する。一般的に各管理業務の小分類から中分類，大分類へと積み上げられ，さらに各管理業務間にわたって共通に，あるいは栄養部門外においても活用する。いずれにしても事務管理では，給食にかかわる情報を収集・分類，記録・作成し，書類として伝達し，変換，保管管理する。具体的な例として，病院給食の選択食について，患者の選んだ食の情報のフローを図 11-1 に示す。

栄養部門内の情報は，給食の運営業務のために毎食，毎日の情報を収集，保管管理すると同時に，1 月，半年，1 年と一定の期間を単位に集積された情報を，組織の運用状況の評価として用い，PDCA サイクルに反映させる。その取り扱いでは，正確，迅速，丁寧（明確さ，わかりやすさ）が重要であり，事務が適切で能率的に行われるよう管理する必要がある。表 11-1 に示すような原則を理解する。

事務管理の目的は，必要な情報が必要なときに必要なところで瞬時に活用でき，給食の運営管理および経営管理が円滑に進められることである。

健康増進法施行規則では，栄養管理の基準（第 9 条）の第 4 号に，献立表その他必要な帳簿などの作成，備え付けについて示されている。適切な栄養・食事管理のもとで給食を運営管理する特定給食施設では，帳票類を作成して管理することが求められ

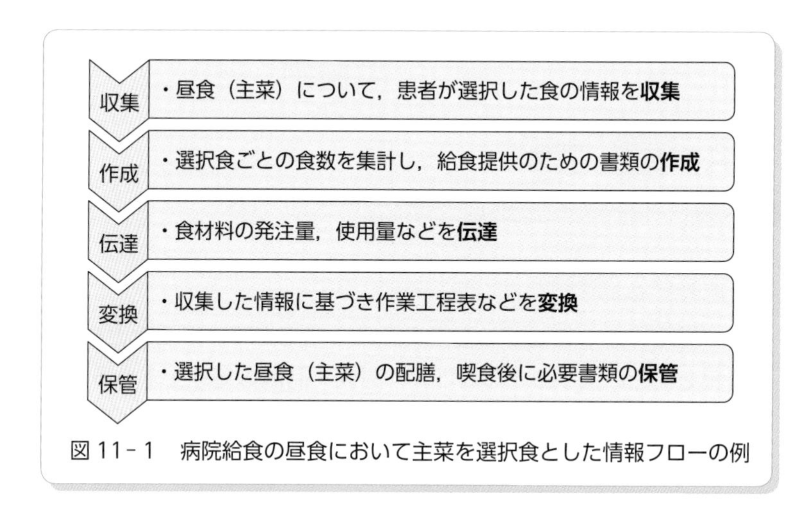

図11-1　病院給食の昼食において主菜を選択食とした情報フローの例

表11-1　文書の取り扱いの原則

文書の取り扱いの原則
1．文書の取り扱いは正確かつ迅速に行う
2．文書は丁寧に取り扱う
3．文書は責任をもって取り扱う
4．文書の処理状況は明らかにしておく
5．文書の適正な保管，保存に努める

ている。このように，①給食の運営管理および給食経営管理にかかわる情報，②各行政の指導監督官庁への書類提出および監査などの対応時に必要とする書類（情報）など，使用目的に合わせて多種多様な情報を事務管理しなければならない。また，③組織外から得られる給食に関連する法令などの情報を管理することも求められる。**表11-2**に使用目的別の帳票類の例を示す。また，近年は給食施設が外部評価などを受けることも多く，その場合には給食の運営，経営管理とともに利用者の健康増進を評価する情報など，多方面から書類の提出が求められる。

給食の運営，経営管理では，サブシステムを統合したトータルシステムとして運営されているため，サブシステムごとの事務を整備，管理し，さらにそれらを統合させた事務が，経営の資源としての役割を果すことも理解する。

2．給食業務で必要な帳票類

事務管理で作成する書類には，文書や帳票類がある。帳票類には，帳簿と伝票がある。例えば，調理従事者の出勤簿や衛生管理チェック記録簿，購入食品の検収簿や食品受払簿などは，連続的な記入あるいは累積的に記録されており，帳簿といわれ，給食の運営管理の資料となる。また，伝票は食品の発注伝票や納品伝票などのように業務の記録と伝達の機能，さらに伝達事項の誤りを防ぐなどの要素も含まれている。このように，帳簿と伝票は機能を異にしているが，情報内容が連動し相互に関連することが多く，それぞれ必要な内容を簡潔に記載することが求められる。

表 11－2　使用目的別の帳票類の例

目　的	帳票類の例	内　容
1. 給食の運営・経営管理にかかわる書類	人員構成表	給食の利用者（患者）の栄養アセスメントに基づく対象集団の情報
	給与栄養目標量算出表，栄養計画表，予定献立表，実施献立表	給食を運営するための栄養管理（栄養計画）に関する情報 食事を単位に料理の組合せ，材料・分量，栄養量などの情報
	発注伝票，納品受領書，検収チェックリスト	給食の生産における食材料，給食関係物品の情報
	食数表，作業指示書，作業工程表	給食の生産のための作業に係る情報
	使用水点検簿，調理場の温湿度記録簿	給食の生産における衛生管理の情報，記録
	調理機器マニュアル，調理機器点検簿	給食の生産のための機器類の取扱（操作）説明書や点検の情報
	細菌検査記録簿	給食を運営する際の衛生管理情報
	給食従事者の健康診断記録簿，勤務計画表，出勤簿	給食を生産する給食従事者の情報
	栄養管理報告書，嗜好調査，献立表，給食委員会議事録，貸借対照表	給食の利用者の栄養評価，給食の品質評価のための情報 給食の経営管理のための情報
2. 行政の指導監督官庁への書類提出	給食開始届	健康増進法第 20 条第 1 項
	管理栄養士配置計画書の提出	健康増進法第 21 条第 1 項 健康増進法施行規則第 7 条
	栄養管理報告書の提出	特定給食施設の管理者は，毎年 5 月および 11 月に実施した給食について，実施した月の翌月の 15 日までに報告書の提出
	献立表，作業工程表，作業動線，加熱温度・時間，保管温度・時間など	食中毒発生時に原因究明のための書類を保健所へ提出，協力
3. 施設に関連する法令の書類整備	日本人の食事摂取基準，日本食品標準成分表	給食の計画や評価のための最新の情報
	卸売り市場価格	食材料の標準価格の情報（市場別）
	国民健康・栄養調査	国民の身体状況や栄養摂取量，生活習慣など健康にかかわる情報
	食中毒，感染症に関する情報	食中毒などの情報

給食業務で必要な帳票類について，**表 11－3** に病院給食を例に業務別に示した。また，入院時食事療養関係の帳簿類は，行政への提出が求められるため，日ごろから整理しておく必要があり，主な帳簿類の分類を**表 11－4** にあげる。

3. 個人情報の取り扱いと帳票の保管

個人情報の保護に関する法律〔2003（平成 15）年制定〕において，個人情報とは生存する個人に関する情報であり，氏名，生年月日，その他の記述などで特定の個人を識別できる記録と定義されている。先に示した給食業務の事務管理では，コンピュータ導入による情報の収集，情報の蓄積，ネットワーク利用による情報の共有をはじめ，その管理業務自体が迅速化，効率化，合理化されている。その一方で，扱う情報には個人情報に当たる内容がかなり含まれていることから，その取り扱いには十分な注意が必要となる。

例えば，病院などの食事提供場面で用いる食札は，患者に提供する食事内容の確認情報と同時に，誤配膳を防止するために必要な情報であるが，個人を特定できる個人情報でもある。そのため，病院では患者に食札について説明をし，同意を得ることが

表11-3　病院給食の業務別，主な帳票類の例

業　務	帳票名
栄養・食事管理業務	患者年齢構成表 給与栄養目標量の算出表 食品分類表 食品構成表 院内食事箋規約 喫食調査記録簿 栄養管理報告書
献立管理業務	献立表（予定および実施） 検食簿
食数管理業務	食事箋 患者入退院簿 食数集計表
食材料管理業務	食料品消費日計表 給与食品検討表 発注書・納品書 在庫食品受払簿 原価計算書
安全・衛生管理業務	健康診断記録簿 腸内細菌検査記録簿 大量調理施設衛生管理マニュアルによる点検表および記録簿
施設・設備管理業務	設備機器・備品台帳 設備機器の修理記録簿
経営管理業務	給食日誌 栄養管理委員会記録 業務委託契約書（業務委託のある場合）

表11-4　入院時食事療養関係の主な帳簿類の分類

1　治療食の献立・調理に関する帳票
2　特別治療食の調理・患者の嗜好調査の帳票
3　食材料の出庫・保管に関する帳票
4　患者の転入室にともなう給食事務に関する帳票
5　調理室，食器類の管理に関する帳票
6　栄養教育・指導に関する帳票
7　日常業務の記録に関する帳票
8　その他

求められる。また，高齢者・介護福祉施設においても，利用者の摂食・咀嚼・嚥下機能に合わせた食事形態を提供しており，利用者の障害による機能低下の程度が個人情報として食札に食形態として表示される。図11-2に高齢者・介護福祉施設の食札の例を示した。この施設の食札のルールは，主食の種類を食札の色（4色）で，副食の種類を異なる型のシール（6種）として，主食と副食を組み合せ，さらに禁止食品を文字で示すなどにより情報を提示している。

なお，管理栄養士・栄養士の資格取得のために施設で臨地実習や校外実習する場合に，施設では学生に対して個人情報の取り扱いを丁寧にわかりやすく説明し，個人情報の漏洩を防ぐ守秘義務についての誓約書を取り交わす例が多くある。

厚生労働省では，医療・介護関連機関での電子カルテなどのコンピュータ利用を踏

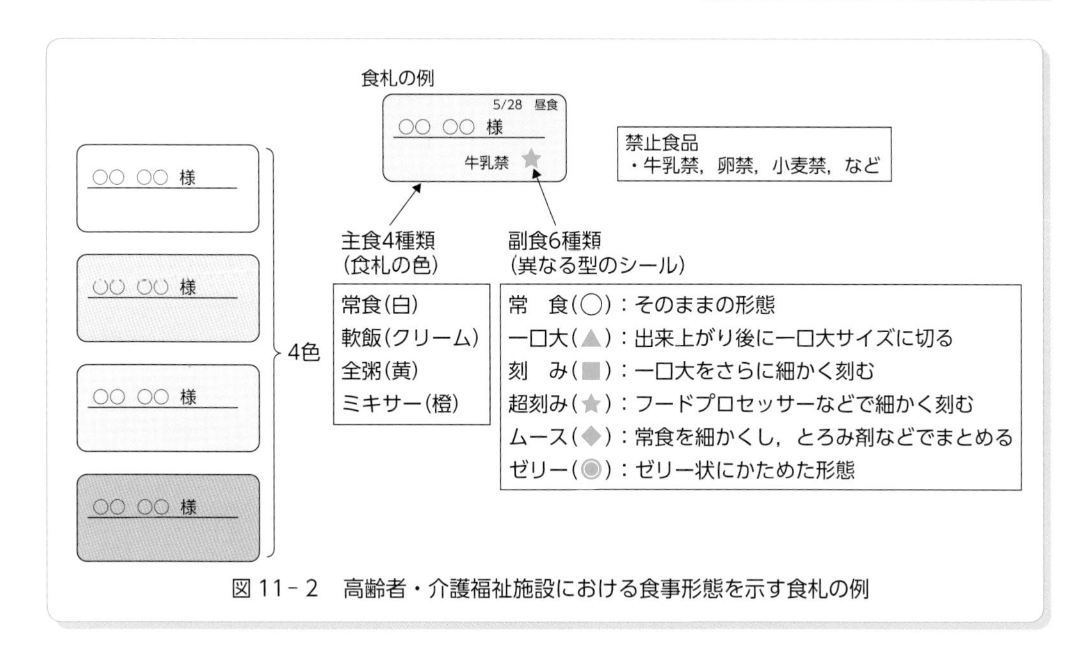

図 11－2　高齢者・介護福祉施設における食事形態を示す食札の例

まえて，「医療情報システムの安全管理に関するガイドライン」や「医療・介護関係事業者における個人情報の適切な取扱いのためのガイドライン」を示している。医療・介護関係の職域だけでなく，教育機関や児童福祉機関においても同様な個人情報の取り扱いが求められる。管理栄養士・栄養士が，健康増進のために食にかかわる職務に従事するときには，個人情報を開示しないこと，職務上知った秘密を守るなどの守秘義務が課せられることを理解して業務しなければならない。

個人情報を含む帳票類は，その使用目的を明確にし，記載内容は必要事項を簡潔に整理し，作成者，作成期日，保管期間などを必要に応じて記入し，業務別に分類し，ファイリングしてデータベースとして，記録，保管，保存する。保管，保存は，IT情報システムを利用するとともに，重要度の高い情報では棄損に備えたデータのバックアップも日常業務に加えることが必要である。さらに，情報システムが停止することも想定した対策を講じておくことも必要となる。

給食の運営管理，経営管理の IT 化は，学校給食のメニュー閲覧サービス，病院でのオーダリングシステム，高齢者・介護福祉施設での栄養ケア・マネジメント，給食会社における食材料のロジスティクスシステム（調達・生産・配送などの物流）などに具体的に導入され，事務管理が正確，迅速，省力化されてきた。今後は，給食の運営管理において，さらなる IT 化によるシステムの導入が予測される。

そのようななかで，個人情報の外部漏洩，データの無断活用や改ざん，外部からのハッキングなど情報システムに対するセキュリティが重要視されている。ファイルの利用者制限（閲覧制限），ファイルにパスワードをかける，室内入室記録など，施設内でのセキュリティ管理を行う時代になっている。

第12章

献立業務

学習のポイント

献立は，給食および栄養管理業務の中心的な役割を担い，献立の良し悪しは，栄養管理，調理作業，コストや顧客の満足度など給食業務全体に影響を及ぼすことを理解する。IT 技術の進展はこれら給食業務と栄養管理業務を劇的に改善した。とりわけ，医療における電子カルテやオーダリングシステム（ordering system）の導入は食種や献立の体系化，レシピのデータベース化がリンクされ，献立作成作業を容易にし，かつ正確な作業のスピード化に寄与していることを理解する。IT 技術を応用する上で必要な献立のシステム構築とそれにともなう留意点について学ぶ。

1. 献立とは

1.1　献立とレシピ

一般的に，献立（menu）は食卓に並ぶ料理の種類や提供する順番を指すものである。類似語にレシピ（recipe）があり，レシピは調理法を意味し，食材料名，分量または重量，つくり方を順番に描いている作業指示書であり，両者の用途と役割には違いがある。以下に献立とレシピの用途と役割を示す。

1.2　献立の用途と役割

① 献立は，調理従事者と喫食者に料理の提供内容を示すものである。調理従事者には調理の段取りを，喫食者には料理が出される順番を示すことで，食事内容全体を把握できる。

② 洋食の場合は，食卓に並べられる数種類のフォーク，ナイフなどの食具の使う順番を示し，どの食具を使うか，マナーに役立つ。

③ 給食では，必要に応じてエネルギーや食塩などの栄養量を示すことで，喫食者に対する栄養情報となり，食育となる。

④ 給食では1週間単位で献立を掲示することで，調理従事者には発注や仕込みの段取りに関する情報となり，喫食者には家庭での食事の参考となる。また学校給食ではアレルギー食材料など，保護者にとっても参考となる。

⑤ 献立作成者側から献立をとらえると，喫食者を飽きさせないための料理構成，食品，調理法，彩りなどを提供前に確認する手助けとなる。

1.3 レシピの用途と役割

① 一般的なレシピには，料理名，食材料名，重量・容量，つくり方が記載されている。しかし，給食の場合，上記の他に，料理・調理・食材料・季節・栄養価などを分類することで，検索を容易にし，必要なレシピをピンポイントで示してくれる。その他必要な情報として，調理温度，一人前の盛りつけ量（重量および容量，使用する器具のサイズなど），つくる人数分の重量および容器量（ホテルパンのサイズなど）や器具類，および盛りつけ用のホテルパンの規格サイズ，ホテルパンの人数量，また容量などを記載し，つくりやすさと，出来上がり状態が再現性を得られるようにすることが大切である。

② つくり方の順に食材料名を記載することで，段取り（食材料集めや計量，野菜の切り方などの下準備など）と調理を容易にする。

③ 栄養計算ソフトでは，料理一人前の栄養価（エネルギー量やたんぱく質量等），および一人前の食材料標準原価が示され，献立の栄養管理やコスト分析を可能とする。

④ 献立とレシピが対になることで，家庭での調理の応用を容易にし，食育につながる。

⑤ 給食用のレシピには，大量数量でのみ書かれるものがあるので，一人前量や家庭サイズの分量にレシピの分量を併記することで，栄養教育・指導での有効な情報となる。

2. 献立の種類と献立作成のポイント

特定給食施設における献立も給食業務での中心的な役割があり，施設の給食目的をかなえる献立としなければならない。献立の基本は，①主食，②主菜，③副菜（野菜）の3点に，汁物，第2副菜（小鉢など），果物やデザート，乳製品などの料理を組み合わせて構成される。その際，「食事バランスガイド」，「日本人の食事摂取基準」，「健康日本21」などの基準に沿った献立とし，栄養バランスだけでなく，栄養教育・指導や食育を意識することで実践効果が期待できるものとすることが大切である。特定給食施設については他章で解説しているので，本章では献立作成のポイントに焦点を当てて施設ごとに以下に示す。

2.1 医療施設

医療施設における給食の対象者は，①傷害をもつ患者であり，②ライフステージすべての患者（新生児から高齢者まで）である。ただし，③対象者の多くは高齢者という特徴がある。また，医療における栄養基準は医師の処方した食事箋が優先されるため，献立作成では嗜好と栄養基準が類似する対象者をグループ化することが可能である。つまり，離乳食期，幼児期，学童期，思春期，青年期，壮年期，高齢者などに分類し，それぞれに共通する栄養基準と嗜好や料理の好みに配慮することで喫食率や満足度を高めることが可能となる。

2.2　高齢者・介護福祉施設

高齢者は，定義上65歳以上を指すが個人差が大きいため，例えば，①咀嚼能力に応じた形態分類，②嚥下能力に応じた嚥下食の度合いを栄養基準にプラスして考慮する必要がある。高齢期の対象者は食欲低下による低栄養の改善，予防の意味から，食事内容は嗜好だけでなく，少量でエネルギー量の高い食事や間食などの補食を考慮することがある。施設入所者にとっては生活の場であり，行事食や祭事など，高齢者が季節感や楽しみから生き甲斐を感じられる食事計画や食卓の工夫（装飾や季節感を感じさせるものなど）が求められる。

2.3　児童福祉施設・障害児(者)福祉施設

これらの施設の入所者は身体的，精神的，また家庭的および社会的に支援を必要とする1歳未満の乳児および小学校入学前までの乳幼児，並びに18歳未満の少年，妊産婦を対象としている。一時的ではあるが生活の場となり，とりわけ精神面での癒しや回復を必要としており，食卓の楽しさ，食事のおいしさなどの情緒的に配慮した工夫が求められる。その一方で，成長期であり，思春期の入所者があることから，食事や食卓が食育の場となり，心豊かな人間性の育成，正しい食習慣，食事のマナーを学ぶことのできる実践教育の場となることを留意し，栄養・食事計画に沿った献立とすることが大切である。

2.4　学　　校

わが国で実施されている学校給食システムは，開発途上国などに進出している現状があり，世界の模範となり得るものとして構築されてきた。学校給食の対象は，主に小学校の児童と中学校の生徒である。学校給食法〔2008（平成20）年改正〕によって，教育の一環とされており，心身の健全な発達に資するだけでなく，食育の推進を図ることを目的としている。

この時期の児童や生徒は心身の成長期であり，食生活の乱れ，朝食の欠食，肥満ややせ願望などの課題があり，教育委員会や校長などの管理者と管理栄養士・栄養士は十分なコミュニケーションをとる必要がある。また，アレルギーや肥満，貧血，栄養不良などを抱えた児童や生徒との個別指導と保護者との個別面談を通して個々の必要を把握することが食育効果につながる。

献立作成に当たっては，学校給食の配膳法にも関連するため，「単独校調理方式」，「共同調理場方式」の特徴や欠点などを把握する必要がある。一般的には，共同調理場方式はコストや労働管理に利点があり，単独校調理方式はおいしさ，個別対応などに利点があるといわれている。しかし，近年のIT化や調理機器および調理システムの発展にともない，学校給食で働く管理栄養士・栄養士に対して，生涯教育やマネジメント能力のさらなる向上が求められている。給食の目的達成のための新しい技術や考え方に対して，前向きな姿勢が求められる。

近年は，学校給食においてもグローバル化が加速しており，アレルギー対応だけでなくベジタリアン食，ハラール食など個々に対応できる給食システムを構築する必要がある。「子ども食堂」による夕食サービスが求められていること，朝食欠食，高齢者向け配食サービスとの併設，学校給食が昼食しか提供しない現状，採算性の問題など，今後の学校給食のサービス対象や役割を考慮する時期といえる。これらの現状に向かい合うと同時に将来の展望を考えることも管理栄養士・栄養士の責務であり，そのような視点で献立を考える時期にある。

2.5 事 業 所

事業所は様々な形態で運営されており，一様ではない。10歳代から60歳代に至る幅広い年齢層を対象としており，この時期に特有の生活習慣病の予防や改善が給食には期待される。事業所給食は，事業所の福利厚生の一環である。つまり，事業所給食に求められるのは，嗜好（おいしさ），楽しさ，迅速さ，便利さ，安さなどである。こうした従業員の求めに応じることで，勤労意欲や作業能率を高めることが事業者側のねらいであり，近年は労働者の生活習慣病の予防に加え，精神的な癒しとなる食卓，食事時間の提供を通して労働者の心身の健康を維持することが求められている。

事業所では，楽しみや癒しを増す食環境やコミュニケーションが図れる食卓やテーブルの並べ方，自由に選べるバイキングスタイル，食べたものが栄養計算されるなどのITを駆使した食事サービスや健康情報とリンクした新たなサービスが展開されつつある。「給食は安いがまずい」では通用しない時代にあり，このような新しい食事サービスに対応できる献立構成や料理の多様性が必要である。

2.6 その他—自衛隊・海上保安庁，更生保護施設

自衛隊や海上保安庁の給食対象者は，一般事務職から長い期間を海上生活する勤務者と様々である。対象者は比較的若年層（20～40歳代）が中心であり，多くが肉体労働をともなう職種であり，必要エネルギー量は高い。海上自衛隊，陸上自衛隊，航空自衛隊では，一般職と特殊な隊員を区別して栄養基準が設定されており，各隊で栄養基準に従った献立が立てられている。活動力や体力が良好に維持されることが優先されるが，一般職や壮年時の幹部隊員の健康の保持・増進が図られる献立も必要となる。海上保安庁でも同様である。

そのなかでも，「海軍カレー」，「横須賀カレー」などのように一般にも普及している人気メニューがあり，各施設では特色ある献立が立てられ，各隊相互での味自慢なども行われている。これらの施設においても，食事の楽しみは重要であり，食卓はコミュニケーションの場である。管理栄養士・栄養士のちょっとした工夫が隊員の士気に影響するのである。

更生保護施設は，犯罪をした人や非行のある少年を一定期間保護し，円滑な社会復帰を助ける施設である。更生保護施設の給食は，衛生的に調理され，健康維持に必要

なエネルギーと栄養素量が確保された味覚が豊かなものであることが大切である。献立は，1週間分を立てることになっている。更生保護事業法による法人が運営する施設が，2019（令和元）年時点で全国に103カ所あり，そのうち88施設は男性用である。刑事施設から仮釈放になる者の3割が入所し，自立の支援を受けている。

3. 献立のシステム化

3. 1　献立のシステム化とは

わが国の医療における国民皆保険による食事療養制度や学校給食は，医療や教育の現場において国民に等しく給食サービスを提供するもので，他国にはない制度を維持し，効果を上げてきた。しかし，経済の発展により経済格差ばかりでなく，給食においては嗜好やアレルギー，疾患などの個人差が広がり，多様な（ダイバーシティ：diversity）食事サービスが広がりつつある。特定給食施設のそれぞれの給食目的をかなえるためには，きめ細かい対応が必要になる。給食という大量調理業務を遂行するなかでも，個々の対応を可能にする給食システムの構築が必要である。

3. 2　献立の種類と分類法

医療を例として述べよう。医療施設では，多種多様な献立を簡素化し，分類することが多様なニーズに応えることになる。例えば，①患者用の「治療食」と病院従業員用の「職員食」，および患者の見舞客用の「一般利用客食，またはゲスト食」のように対象者別に分類することができる。次に，②治療食は常食・全粥食・流動食などの食事形態による一般治療食と，特定の疾患で診療報酬の加算の対象となる特別加算食，およびライフステージのなかで一般治療食とは嗜好や栄養量の異なる献立が必要な離乳食・幼児食から学童食などのグループを特別治療食に分類することで，個々対応に準じた食種体系を構築できる。「食種体系表」の例を図12-1に示す。

3. 3　IT技術の応用

近年，IT技術の発展は給食現場の献立作成，栄養・食事管理，レシピの発行などの給食管理業務を大きく変化させた。1970～1980年代にかけてIT化が給食組織，特に医療施設における導入を加速させた。その結果，給食業務や医療カルテは，同時に，かつ多数の者の閲覧を可能とした。管理栄養士・栄養士養成校からの実習生も，施設勤務の管理栄養士・栄養士の管理下で患者の生データを閲覧できるようになり，臨床実習の内容が向上した。その意味で，IT技術の応用，汎用が栄養・食事管理の質を高め，患者や給食利用者のニーズ（needs）とウォンツ（wants）に応える鍵となるといえよう。

以下では，医療施設に焦点を絞って述べる。

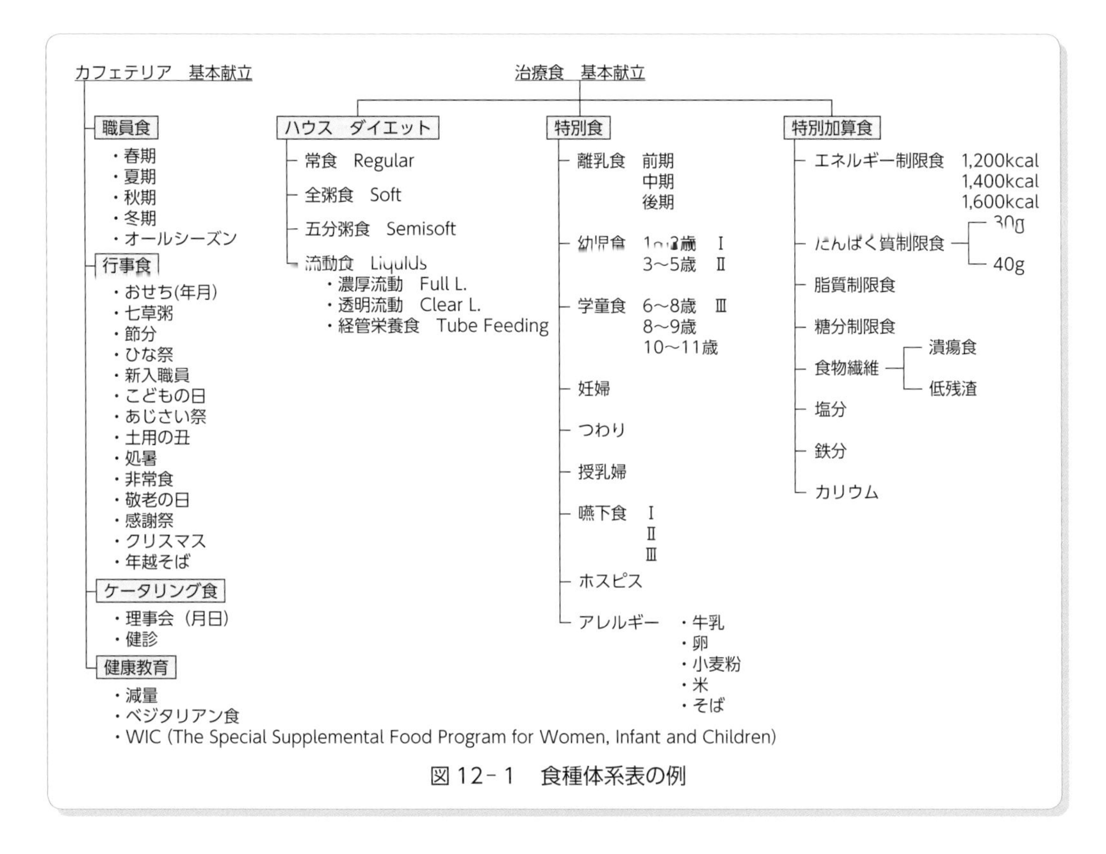

図 12－1　食種体系表の例

（1）電子カルテとオーダリングシステム

医療においては電子カルテの導入が普及しており，病棟で医師が食事箋を発行（食事オーダ）すれば，栄養課内の給食業務担当者を経由し，調理場に料理（食種）ごとに作業指示書（調理指示書）が印刷されて示されるオーダリングシステムを採用している病院が増えている。給食業務だけでなく栄養管理（モニタリング，栄養教育・指導などのカルテ閲覧）においての利用も可能となり，労働時間の短縮や煩雑な業務を正確に作業することにつながるシステムである。

このオーダリングシステムを稼働させるには，事前準備として，①食種のリスト（食事箋）と給与栄養量，②レシピのデータベース化が不可欠であり，食種ごとに，全献立，全レシピ情報を入力しなければならない。その作業量は膨大であるが，一度入力を済ませれば後は繰り返しであり，若干の修正で済むことになる。そのためには，③サイクルメニュー（サイクル献立）の導入が欠かせない。

（2）献立とレシピのデータベース化

献立とレシピは対である。献立とは料理名を列挙することで，どのような料理がどの順番で出されるかを示すものである。それに対して，レシピは料理のつくり方を表したものである。給食用のレシピと一般家庭用のレシピの大きな違いは，第一に量である。家庭用の2〜4人前量に対して，給食では数十人分から数百人分となる。第二に，調理機器類の違いがある。加熱温度，水量，蒸気の圧力など機器類の用量と性能が違うので，レシピにはそれぞれの調理工程で使用する機器類を指示しなければならない。第三に調理器具（ホテルパンなど）の違いである。例えば，1枚のホテルパンの容量は何人分量なのか，一人前の分量，重量を記載し，同じ分量を配膳しなければならない。一人前の栄養価にも影響するからである。

そのためには，給食用のレシピを定型化し同じフォーマットで，レシピを分類しデータベース化する必要が生じる。こうした献立とレシピのシステム化を図ることがIT技術を活用することになり，業務の合理化に貢献する。

（3）機能シェアリングと危機管理

近年は全国の病院を機能別に分類し，医療の分業化を図ることで経営効率を改善しようとする傾向にある。給食業務でも同じ仕組みを構築できる。震災・災害時において近隣の病院や給食関連の業者（食品流通業など）が連携することで，相互扶助を働かせることができるし，コスト面でも分業化はメリットとなる。中小の企業がそれぞれの得意，不得手の分野で補い合える連携を構築し，日常的に業務分担を図れれば，震災や災害時などの訓練にもなる。給食業務の持続可能な仕組みの構築は地域社会に安心感を与える。こうした給食業務のあり方を模索することが給食に求められる持続可能性（サスティナビリティ；sustainability）である。

4. 作業指示書（レシピ）の標準化

献立や作業指示書（レシピ）は給食業務における知的財産である。その知的財産を公開し，共有できる仕組みを構築することは給食業務に携わる者の使命であり，義務である。良いものを多くの人に使ってもらえば公共性が高まり，地域に根差した公共施設としての使命を果たすことになる。こうした知的財産を公開することで，自らも恩典を受けることが必要で，そのためには一定のフォーマット，分類の統一化などの標準化を図り，国際標準に準じたものとすることが必要となる。食生活のグローバル化の波は，献立のシステム化やレシピの標準化など，管理栄養士・栄養士に求められる任務といえる。こうしたシステム構築に積極的に取り組む姿勢が管理栄養士・栄養士には求められるのである。

4.1　標準化する意義

標準化した作業指示書（レシピ）を作成することは，①発注および調理業務におけるミスを防ぐ，②新人でもある程度の献立や料理を作成することが可能となる，また，③品質を保証することになる，④不具合が生じたときに原因の特定を容易にするなどの利点がある。レシピを標準化し，分類することでデータベースを構築でき，広く汎用できることになる。レシピの分類例を表12-1に示す。

表 12-1　レシピ分類例

献立分類	主　食	汁　物	香　物	主　菜	温　菜	冷　菜	デザート	飲　物
調理分類	炊飯	みそ汁	塩漬	揚物	炒物	お浸し	揚菓子	ホット
	・白飯	清汁	ぬか漬	炒物	焼物	和物	焼菓子	ジュース
	・五分づき	スープ	酢漬	オーブン焼	炒煮	和物サラダ	練菓子	乳製品
	・雑炊		佃煮	焼物	茹物	トスサラダ	流し物	
	・全粥			蒸物		流し物	アイス	
	炊込			煮物				
	炒飯							
	うどん			食品分類				
	そば			卵				
	パスタ			乳製品				
	シリアル			豆腐				
				植たん*				
				豆類				
その他	季節：春　夏　秋　冬　全季 料理：和　洋　中　無籍 栄養：Cal. Pro. Fat. DF Nacl Fe レシピ分類							

* 植物性たんぱく質食品（グルテンや大豆製品）

4. 2　標準化した作業指示書（レシピ）の書き方

作業指示書（レシピ）の標準化に必要なことは，以下の点である。これらに即して作成する。

① レシピの書式（フォーマット）を整える。わかりやすく，読みやすくする。
② 食材料名は作業手順に記載する。
③ 重量と分量を併記する。
④ 人数分の欄は一人前用と給食サイズの分量を併記する。
⑤ 野菜などの切り方は一般の大きさを用い，大きさを定義し，規格を記す。
⑥ 一人前サイズの分量と重量を示す。
⑦ 一人前の盛りつけ用の器具とそのサイズを記す。
⑧ ホテルパンを使用する場合は，1バット当たりの用量やカットサイズを記す。
⑨ 加熱機器および加熱温度と時間を記す。
⑩ 出来上がり（盛りつけ）の写真を添付する。
⑪ 料理，調理，食材料などの分類を記す。

分類例は表 12-1 に，レシピ例を図 12-2 に示す。

4. 3　大量調理における標準化した作業指示書（レシピ）の留意点

家庭での調理法を給食調理に応用する上での留意点を示す。給食では使用する加熱調理機器が大きく，主に①水分蒸発，②熱伝導時間，③調理時間の違いなどがある。真空調理法では，真空状態で加熱調理するため，上記の3点が通常の給食調理とも異なるので留意する必要がある。試作を繰り返し，調味量，脱気，温度，時間などレシ

なすのはさみ揚げ

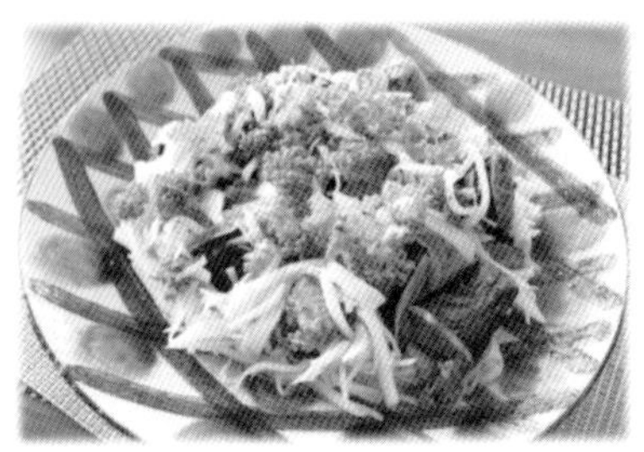

材料 一人分

なす……………………… 1本(70g)
片栗粉…………………… 3g
生姜……………………… 10g
バーガーミックス…… 70g
パン粉…………………… 5g
揚げ油…………………… 適量
〈飾り〉
大根, パセリ, レタスなど

作り方

1. なすのヘタを取り, 縦半分に切る。
2. 切った面を下にし2/3程切り込みを入れる。
3. なすの切り口の内側に片栗粉をつける。

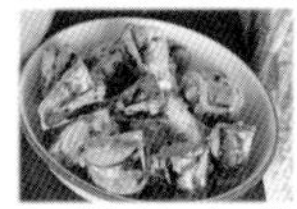

4. ボウルにバーガーミックスとパン粉, おろし生姜を加え, かたさを整える。
   ※かたければ生姜, 柔らかければパン粉を足す
5. なすに4. を挟み中温で揚げ, 飾りをつける。

図12−2 レシピ例

ピを標準化する際に調整することが必要である。機器には調理温度, 脱気の％などが料理ごとに表示されており, 参考にするとよい。

4.4 作業指示書（レシピ）の分類法

表12−1に示したように, 分類法には, ①料理（西洋・中華・和食など), ②調理（揚げ物・炒め物・焼き物・オーブン焼きなど), ③食品（穀類・野菜など, 食品成分表など), ④季節（春・夏・全シーズンなど), ⑤栄養価（エネルギー量・たんぱく質量・食物繊維量など), などがある。その他に, 価格（100円・300円などの食材料原価), イベントまたは行事食（お節料理・クリスマス料理など), と必要に応じてレシピを分類すれば, 必要なレシピをピンポイントで検索することが可能となる。こうした分類を一度にすると大変な業務量となるので, 日々の献立やレシピ作成をコツコツと積み重ねることで, サイクルメニューのデータベースを構築できる。大きな夢の実現は最初の一歩をどう踏み出すかにある。現代のIT技術の発展はそれを可能とするものである。

5. 分類法を利用したサイクルメニュー作成の手順

1）以下に, パターン表の作成手順を示す。

① 料理分類（洋食・中華・和食）を決める（表12−2)。

② 主菜の調理分類（揚げ物・炒め物・蒸し物など）を決める（表12−3)。

③ 副菜の調理分類を決める（生野菜サラダ・お浸し・炒め煮など）（表12−4)。

④ 主食と汁物を決める（米・めん・パンなど)。

⑤ 生果物またはデザート, 飲み物を決める。

2）パターンにある, レシピ分類のなかからレシピを選択する。

3）栄養価などを計算させ, 調整をする。

表 12-2　料理分類例

I								
		日	月	火	水	木	金	土
朝	和洋中	和食	洋食	洋食	和食	洋食	洋食	洋食
	主菜							
昼	和洋中	中華	和食	和食	洋食	和食	中華	和食
	主菜							
夕	和洋中	洋食	中華	和食	中華	和食	和食	洋食
	主菜							

表 12-3　主菜の調理分類例

I								
		日	月	火	水	木	金	土
朝	和洋中	和食	洋食	洋食	和食	洋食	洋食	洋食
	主菜	蒸し物	焼き物	焼き物	蒸し物	焼き物	蒸し物	焼き物
昼	和洋中	中華	和食	和食	洋食	和食	中華	和食
	主菜	炒め物	煮物	揚げ物	焼き物	煮物	揚げ物	蒸し物
夕	和洋中	洋食	中華	和食	中華	和食	和食	洋食
	主菜	焼き物	炒め物	煮物	炒め物	焼き物	煮物	焼き物

表 12-4　その他の分類例

I								
		日	月	火	水	木	金	土
朝	主食	白米	食パン	ロールパン	白米	食パン	ロールパン	調理パン
	汁物	味噌汁	スープ	スープ	味噌汁	スープ	スープ	スープ
	主菜	納豆	卵料理	卵料理	卵料理	卵料理	卵料理	ホットドック
	副菜	お浸し	サラダ	サラダ	お浸し	サラダ	サラダ	サラダ
	小付・漬物	焼きのり・浅漬け	乳製品	乳製品	焼きのり・浅漬け	乳製品	乳製品	乳製品
	デザート	果物	果物	果物	果物	果物	果物	果物
昼	主食	五分つき米	五分つき米	めん類	五分つき米	丼物	五分つき米	寿司飯
	汁物	中華スープ	味噌汁		清汁	味噌汁	中華スープ	清汁
	主菜	炒め物	煮物	揚げ物	焼き物	炒め物	茶碗蒸し	
	副菜	煮びたし	お浸し	お浸し	サラダ	お浸し	中華サラダ	お浸し
	小付・漬物	小付	漬物	小付	小付	漬物	小付	煮物
	デザート	果物	果物	果物	流しもの	果物	果物	焼き菓子
夕	主食	五分つき米	五分つき米	五分つき米	五分つき米	五分つき米	五分つき米	五分つき米
	汁物	スープ	中華スープ	清汁	中華スープ	清汁	味噌汁	スープ
	主菜	焼き物	蒸し物	煮物	炒め物	焼き物	煮物	オーブン焼き
	副菜	サラダ	中華サラダ	お浸し	中華サラダ	お浸し	お浸し	サラダ
	小付・漬物	小付	小付	漬物	小付	小付	漬物	小付
	デザート	果物	冷やし菓子	果物	果物	果物	果物	果物

第13章 マネジメントの概念

学習のポイント

マネジメントの階層と役割，さらにマネジメントに求められる3つの能力（スキル）と5つの機能を理解した上で，一般的なマネジメント概念の基礎を学ぶ。給食業務に当てはめた具体的な内容は，逐次次章以降で詳細に学んでいく。

1．マネジメントとは

一般にマネジメント（management）の訳語は「経営管理」であるが,「経営」「管理」などの言葉とあまり区別されずに使われているようである。英語でも management と administrative（アドミニストレイティブ）は混同して使われることがある。1969年版の『ハーバード・ビジネス・レビュー』では,「マネジメント」を“資源を活用し,目的達成を図ること”とし,「アドミニストレイティブ」は“行政事項の管理活動”と定義している。本書では，経営をトップマネジメント，経営管理をミドルマネジメント，そして業務管理をローワーマネジメントとして区別をし（図13-1），経営管理をマネジメントで表現する。

マネジメント（経営管理）とは経営者または管理者の活動を意味し，プロセス

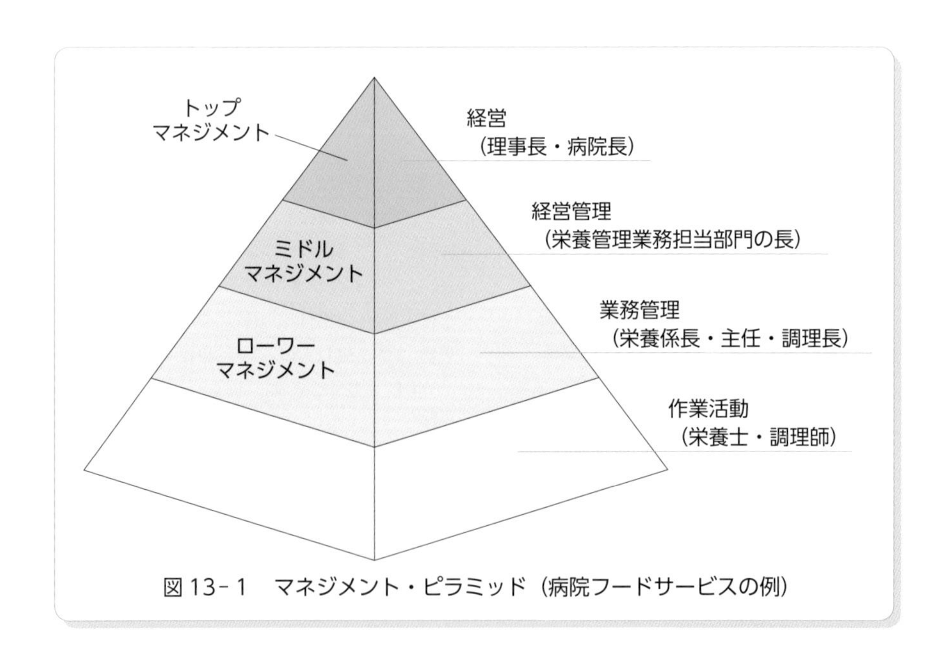

図13-1　マネジメント・ピラミッド（病院フードサービスの例）

表13-1　マネジメントの階層と役割

マネジメントの階層	意思決定の内容	役　割
上層管理者（経営）	戦略的	目標・方向性・戦略の決定
中間管理者（経営管理）	管理的	経営計画の策定・管理
低層管理者（業務管理）	業務的	計画の実行・管理

（process；過程）とファンクション（function；機能）を有する活動である。一般的には“人や物などの経営資源をとおして目標の達成を図ること”であり，“その経営資源の有効活用，効率化を図ること”である。それはマネジメントの階層によって意思決定の内容や役割が異なる（表13-1）。また，マネジメントを行う人をマネジャー（manager）という。

2．マネジメントのプロセスと機能

2.1　マネジメントの三要素

一般に，マネジメントの活動には大きく分けて，3つの要素が含まれる。アイディア（概念の思考）と事柄（管理的な）と人（リーダーシップ）である。

① **アイディア**　“考え”をまとめることであり，そのプロセスには，a．情報の収集・分析，b．原因の追求，c．解決策の策定，などの活動が含まれる。その機能として，「計画する」がある。

② **事　柄**　“管理事項”を管理することが含まれる。結論や判断を下す上で，効率効果の上がる手だてを構築する行為であり，「組織化する」機能を指す。

③ **人**　リーダーシップを発揮し，活動するもので，a．人材を適材適所に用いる一連の活動，b．目的の達成を図るために行う指導・指揮活動，そして，c．計画が目標・目的の達成に向かって進んでいるかを調整・統制する活動などのプロセスや機能を含んでいる。これら一連の機能をそのプロセスで表したものがマネジメントサイクル（図13-2）である。

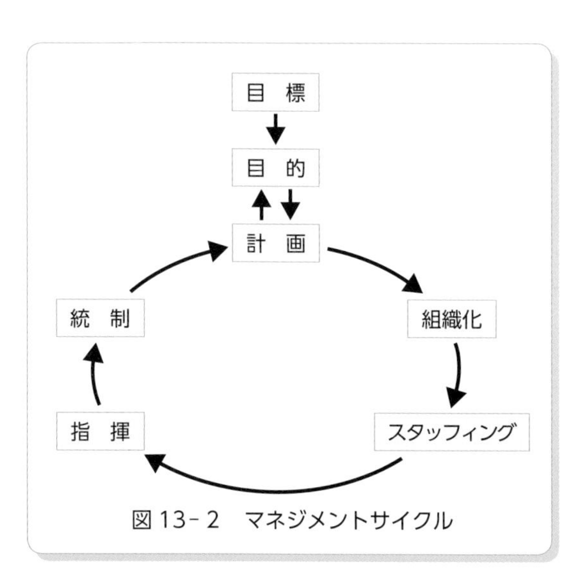

図13-2　マネジメントサイクル

2.2　マネジメントの三機能

マネジメントサイクル（プロセス；process）のなかで，管理者が常に，また継続して行うこと（ファンクション；function，機能）には次の3つがある。これらは計画，組織化，スタッフィング，指揮，統制の各プロセスにおいて発揮される機能である。

① 問題点を分析すること

② 結論や決定を下すこと

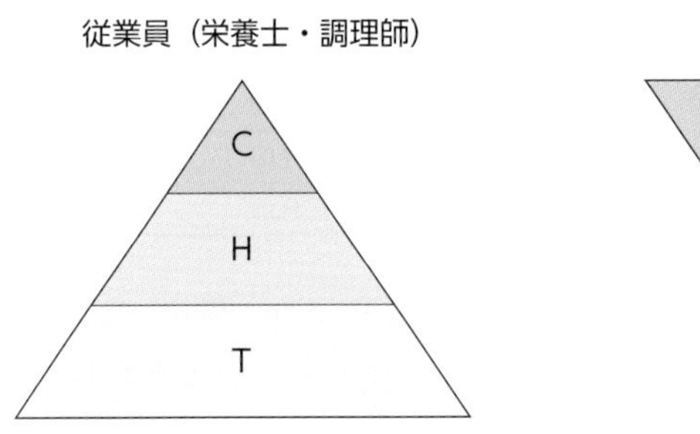

C：conceptual skill　思考能力（情報収集，企画，戦略）
H：human skill　人間関係（コミュニケーション，モチベーション，リーダーシップ，ネゴシエーション）
T：technical skill　技術能力（献立作成，栄養教育・指導）

図13-3　管理者と一般従業員に必要とされるスキル（能力）の相違（給食施設の例）

③　コミュニケーションを図ること

2.3　マネジメントに必要な能力（スキル）

マネジメントに必要なスキルは次の3つである。

① **テクニカル・スキル（technical skill）**　専門的な知識や技術を用いて専門分野の仕事を行う能力。例えば，調理，栄養教育・指導，経理などである。これらの能力は教育・訓練，経験を通して向上させることが可能である。

② **ヒューマン・スキル（human skill）**　人と協働できる能力。人間関係を培う。例えば，コミュニケーション，モチベーション，リーダーシップなどがある。

③ **コンセプチュアル・スキル（conceptual skill）**　経営管理階層が高くなるほど必要とされる能力で，組織運営全体にかかわる能力。例えば，組織の方向性や戦略の策定などがある。

これら3つのスキルは図13-3で示すように，経営管理階層の違いによって必要とされるスキルが異なり，各々の階層に合わせたスキルの向上・習得を図り，行使することが必要である。

3.　5つのマネジメント機能

経営者や管理者がマネジメントをする上で，どのような活動をしているかを記述し，理論を体系化したものが管理過程論である。管理者のプロセス（活動・機能と同意語）の分け方についての完全な一致はないが，ここでは『ハーバード・ビジネス・レビュー』（1969年，NOV-DEC版）の分類法を採用し，解説する。

●5つのマネジメント機能

① 計画する（プランニング；planning）
 a．予測をする
 b．目標や目的を設定する
 c．戦略をたてる
 d．プログラムをつくる
 e．予算をたてる
 f．手順を定める
 g．規約・規定をつくる

② 組織する（オーガニゼーション；organization）
 a．組織をつくる
 b．相関図を描く
 c．職務の責任・権限を定義する
 d．各々のポジションの必要な資格や能力を定める

③ 人の採用・配置をする（スタッフィング；staffing）
 a．人を採用する
 b．人に方向を示し，適応させる
 c．訓練する
 d．知識・技術の向上を図る

④ 指揮する（ダイレクト；direct）
 a．責任を委任する
 b．動機付けをする
 c．調整する
 d．相違点を是正する
 e．変革・変化の調整

⑤ 統制する（コントロール；control）
 a．報告システムを構築する
 b．業務の基準を設ける
 c．結果を判定する
 d．結果の是正処置をする
 e．報償を与える

管理者の活動は以上のように分類され，図13-2のサイクルをまわすことでマネジメントを行う。ここでは，「①計画する（プランニング）」について示し，「②組織する」～「⑤統制する」については，次章以降で逐次解説を加える。

3. 1 計画の必要性とポイント

マネジメントの第一の機能は「計画する」である。会社や組織のリーダーは“理念”を示し，“目標を設定し”，目標達成のための“計画”を作成する。理念とはその組織が求める，またはあるべき姿を表明したものである。“理想像”でもあり，組織の続く限り，追い求めるべき姿ともいえる。その理念に近づくために，目標や目的が設定され，その目標・目的を達成するために計画を練る。この一連の行為がマネジメントに課せられている。計画はなぜ必要なのか。それは，以下の4点に要約される。

① 焦点（フォーカス；focus）を当てるのを助ける
② 目標（ゴール；goal）達成への最短距離である
③ 組織の資源（リソース；resource）に気づき役立てる
④ 動機付けされ，実行を促す

また，計画をする上では，以下の4つの質問をすることが大切である。

① 現在おかれている立場は
 a．問題 アプローチ…何が問題か

b．必要　アプローチ…何が必要か

② どこへ行きたいのか

③ どのようにして行ったらよいのか

④ どのようにして到達したことを知るのか

以上の質問をした上で，計画に着手すべきである。

3.2 目標設定

計画の1つに目標設定がある。SMARTな目標設定とは，

① Specific　具体的な指標，水準か

② Measurable　測定可能か

③ Achievable　達成可能か

④ Relevant　整合性があるか

⑤ Timing または Time limited　期限があるか

を問い，その目標が適切であるかをチェックする必要がある。

3.3 目標管理（MBO）

目標管理（management by objective；MBO）は，ドラッカーが著書『現代の経営』（1954年）で説いた管理手法である。1965（昭和40）年には日本語にも訳され，普及した。

MBOの目的は「動機付け」と「業績評価」の基準をうまく組み合わせることにより目標管理を図ることであり，必ずしも「人事考課」ではない。しかし，多くの企業では「人事考課」の指標の1つに，目標達成度を業績評価に組み入れて行われている。MBOは暗黙知の管理から形式知の管理へ転換することであり，大切なことは目標設定までのプロセスとその後のPDCAサイクル（図13-4）の回転を図ることである。MBOは，非定型業務の多い管理職に適している。

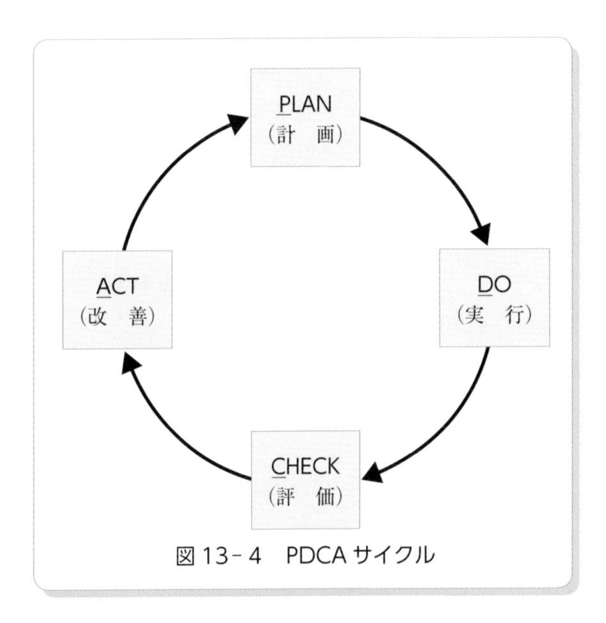

図13-4　PDCAサイクル

3.4 戦　　略

組織のリーダーがマネジメントをする上で，近年普及しているものに，ミッション・ステートメント（MS；mission statement；戦略策定）がある。組織の内部資源と技能を，その外部環境の生み出す機会ならびにリスクにマッチさせること，あるいは環境要因の制約の下で，組織の目的達成のために使う基本手段につ

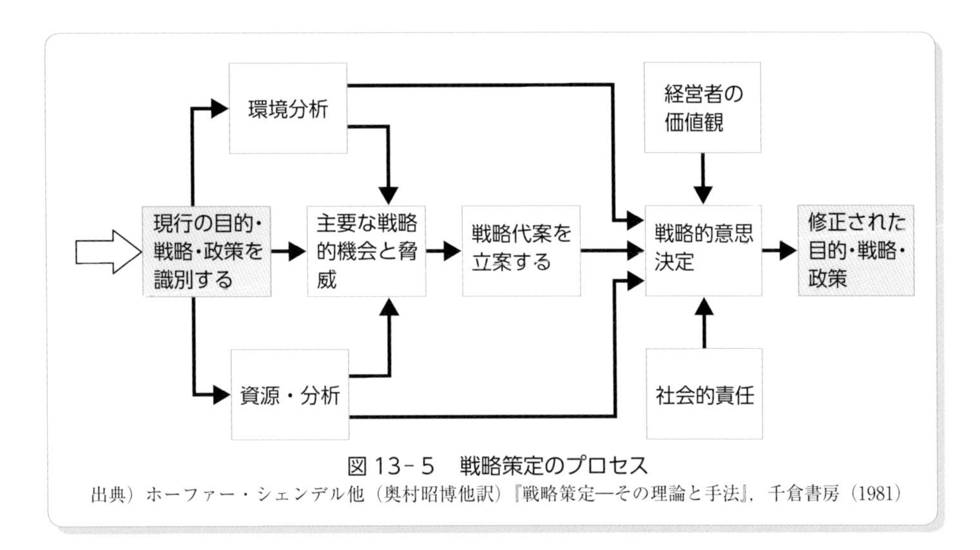

図 13-5 戦略策定のプロセス

出典）ホーファー・シェンデル他（奥村昭博他訳）『戦略策定―その理論と手法』，千倉書房（1981）

いてのステートメントである。

ミッション・ステートメントで大切なことは次の4点である。

① 組織と環境をどう作用させるか

② 資源の効果的利用は

③ 組織の独自性は

④ 組織の目標は

ミッション・ステートメントは，組織の①理念，②目標・目的，③中・長期計画，④単年度事業（活動計画），⑤マーケティング，⑥予算など，組織の方向，環境因子との関連性，資源活用を総合的に判断し，組織の進むべき方向とあり方を表すものである。図13-5に戦略策定のプロセスを示す。

参考文献

・野中郁次郎：『経営管理』，日本経済新聞社（1980）

・ホーファー・シェンデル他（奥村昭博他訳）：『戦略策定―その理論と手法』，千倉書房（1981）

第14章 組織構築

学習のポイント

一般的な組織の成り立ちや，近年のグローバル企業が採用する組織形態などを理解し，その上で，具体的に給食業務における組織について学ぶ。さらに，組織目的を達成するためには，どのような計画策定が求められるのかを理解する。

1．組織の目的・役割と機能

組織とは「特定の目的を達成するために，二人以上の人々が意識的に調整された活動やコミュニケーションによって構成される仕組み」と定義されている。

組織は単なる集団ではなく，組織には組織を構成するために必要な要素としてチェスター・バーナード（アメリカの経営学者，著書『経営者の役割』，1938年など）が提唱する「組織目的（共通の目的）」，「協働意思（貢献意欲）」，「情報共有（コミュニケーション）」（表14-1）の3つがあり，この3要素のバランスが良い状態が組織を継続できる条件になると考えられている。

組織化は，フランスの経営学者アンリ・フェイヨルによる経営管理の5つの機能（計画，組織化，指揮・命令，調整，統制）の1つであり，給食経営管理の目的を達成するためのプロセスには，欠くことができない重要な機能である。

1.1　組織を編成する5つの原則

組織づくりをする上で現在は，グローバル化，IT化などが進み，業務も新たな専門化が構築されるなど，多種多様なことに考慮しなければならない。

①　**階層構造の原則**　　組織をトップからローワーまでいくつかの階層に分け，各階層の責任や権限を明らかにし，命令が一貫して流れるようにする。

②　**専門化の原則**　　組織を構成するメンバーの一人一人が，専門化された業務活動を担当できるような組織形態にする。

③　**命令の一元化の原則**　　組織のメンバーは複数の上司から命令を受けることを避けるようにする。

表14-1　組織の3要素

組織目的	組織としての共通する目的をもっていること
協働意思	お互いに協力する意思をもっていること
情報共有	円滑なコミュニケーションがとれること

④ **管理範囲の原則**　一人の管理者が監督する部下には適正な人数（一般には10～15人）がある。

⑤ **権限委譲の原則**　日常的に繰り返される問題などは定型化された手続きにより行われるべきであり，各階層のリーダーに権限を委譲すべきである。

1.2 職務の階層化

組織には職務の階層とその階層ごとのマネジメントがあり，組織を構成する人々は階層別に区分され，それをピラミッド型で示されることが多い（図14-1）。

（1）経営者層（トップマネジメント）

経営者層は組織の最高責任者層であり，この階層に求められる機能は，経営理念を明確化して経営の方向付けを行うことである。会長や顧問などシニアマネジメント層を加えた取締役会議等を経て，経営方針・経営計画を決定する。

（2）中間管理者層（ミドルマネジメント）

中間管理者層は各分野の責任者層であり，経営者層が決定した経営の方向性に沿って，経営方針・経営計画を具現化するために，下位である監督者層に経営方針を常に伝え続けることが重要である。経営計画に従い中間管理者層が各分野の具体的な方向性を長期・中期・短期目標として決定する。

（3）監督者層（ローワーマネジメント）

監督者層は経営計画に従い，分野ごとに決定した具体的な目標を達成するための，現場作業を監督する者である。一般作業者が円滑に作業を行えるように，自らも作業を行うとともに，作業環境の整備を行い，作業効率を向上させてそれぞれの目標を達成するための業務を行う層である。

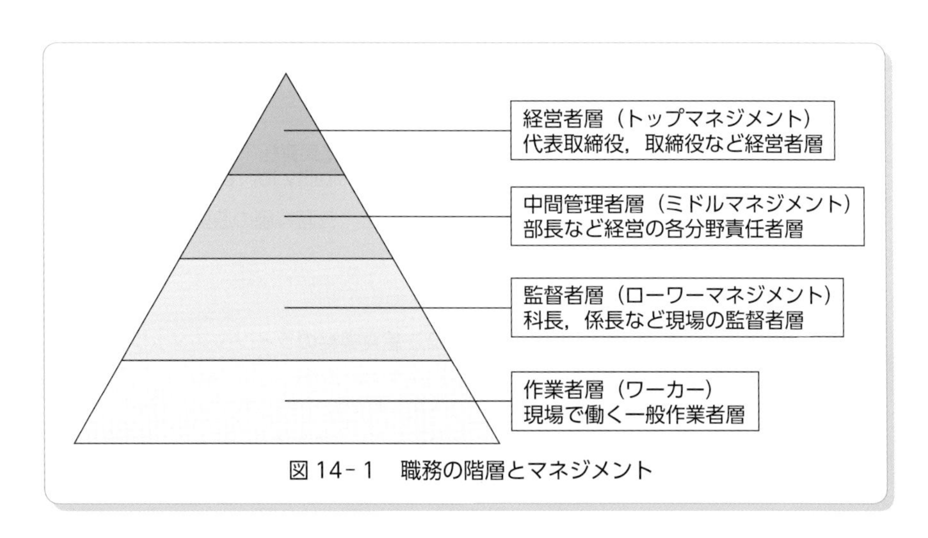

図14-1　職務の階層とマネジメント

(4) 作業者層（ワーカー）

作業者層は監督者層の指示・命令に従い，目標をいち早く正確に達成するために，日常の業務を遂行する階層である。監督者層に対しては，常に報告・連絡・相談（ほうれんそう）を行い，経営方針や経営計画から逸脱しないように，業務を遂行することが重要である。

1.3　三面等価の原則

それぞれの階層には階層ごとの①責務（義務）があり，②権限（保留権限，委譲権限）をもって業務を行うことで③結果責任が生じる。職務（目標）を円滑に達成するためには，この3つのバランスがとれていることが重要であり，これを「三面等価の原則」という（図14-2）。

1.4　組織の形態

組織は規模や業務に応じて様々な形態を構成しているが，その基本となるのはラインとスタッフである（表14-2）。ラインとは組織の目標に対して，直接的に貢献する部門（製造部門や販売部門など）のことである。一方，スタッフとはラインを支援するための部門（人事部門や総務部門など）のことをいい，組織の機能を指す。

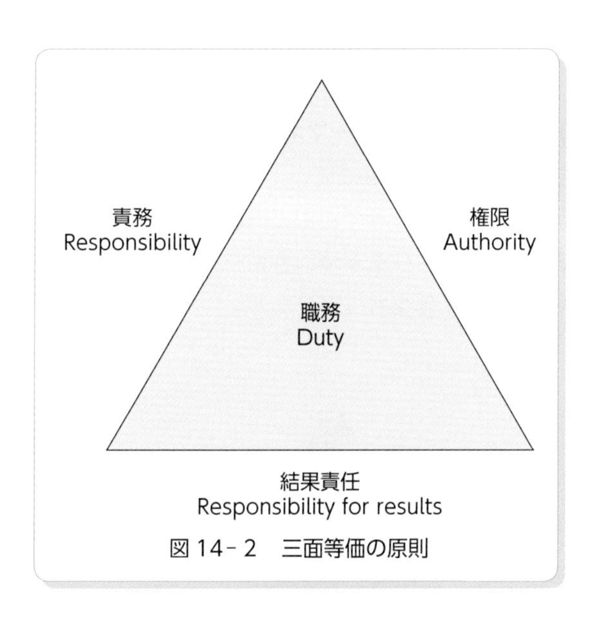

図14-2　三面等価の原則

表14-2　給食業務のライン・スタッフ

ライン	給食業務においては，栄養士・調理師・調理員などが協働して，実際の生産管理（喫食者調査，献立作成，発注，検収，保管，下処理，調理，盛りつけ，提供，洗浄，清掃など）を行う
スタッフ	給食業務においては，事務員などが生産管理の支援業務（勤務表作成，施設・設備の管理，事務用品や調理器具・備品の管理，制服の管理，給与計算，従事者教育など）を行う

2. 組織構築の種類と特徴

組織の形態は，大きく以下の４つに分類される（図 14-3）。

2. 1　ライン組織

ライン組織は小規模な組織に適した形態であり，トップからの指示内容を一元化しやすい特徴をもっている。

ライン組織はメンバーの意思統一がしやすい反面，トップの独裁的な組織になりやすく，トップの力量の影響を受けやすいということがデメリットになることもある。

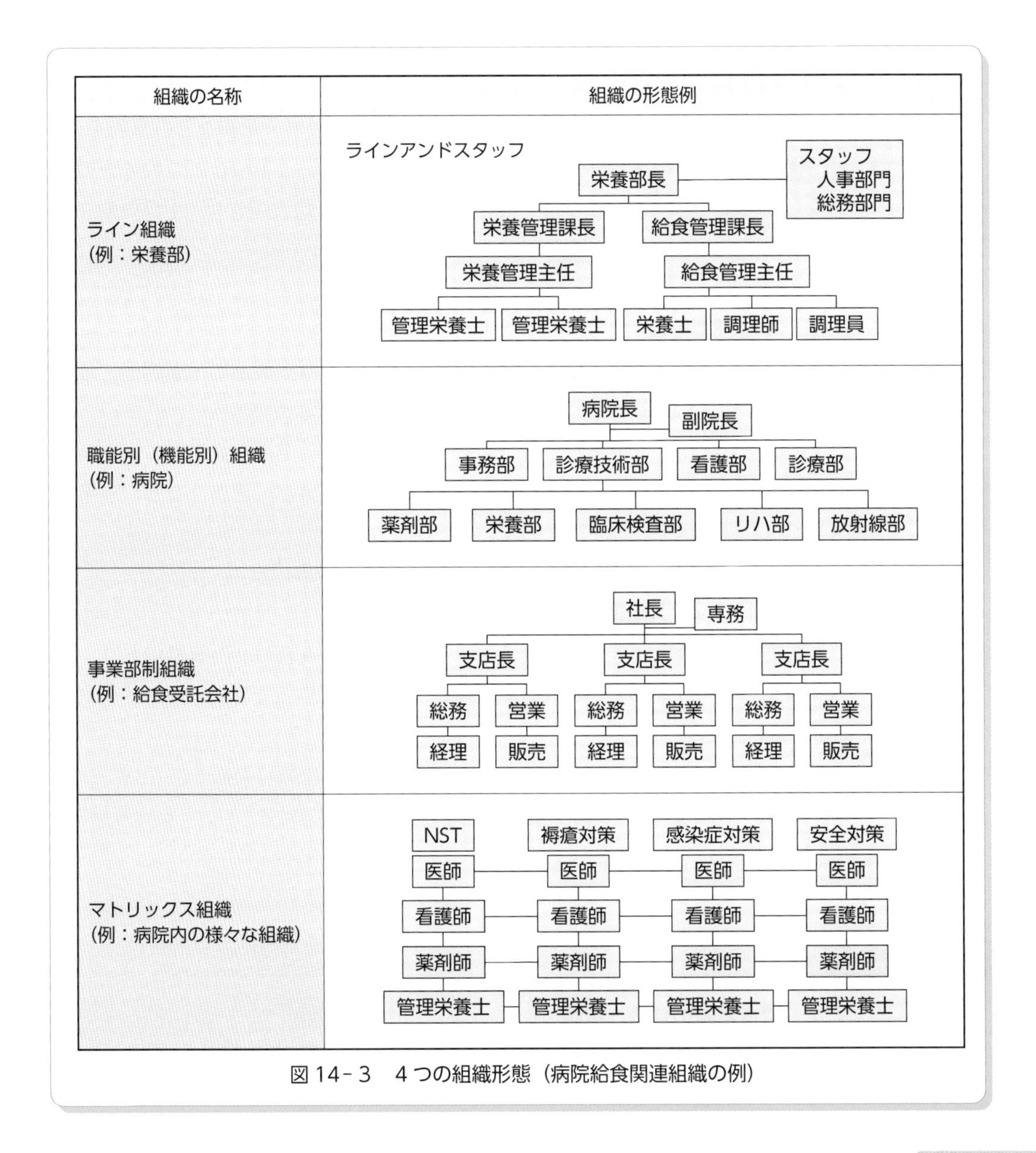

図 14-3　４つの組織形態（病院給食関連組織の例）

ラインアンドスタッフ

ラインアンドスタッフはライン組織が拡大してきた場合に適した形態で，ラインを支えるスタッフ機能として人事や総務を加えた組織である。ラインは組織目的に直結する部門で命令の一元化が図れるのに対し，スタッフは直接命令系統ではなく，支援部門を指すものである。

製造や販売といった経営に直接かかわるラインの人数が増えて，それぞれが役割をもって業務に当たるためには，人員配置や人件費の計算，消耗品や備品の管理，制服のクリーニングなどの業務も拡大するため，そのような支援業務を専門に行うスタッフが必要になる。したがって，ライン組織にスタッフを組み合わせ，円滑に作業が遂行できるように役割分担を明確にしたものが，ラインアンドスタッフである。

2.2　職能別（機能別）組織

職能別（機能別）組織は製造・販売・企画・経理・人事・総務などの機能を生かし，専門性を志向した組織であり，中規模組織に適している。1つひとつの分野の機能を尊重して組織化した体系をとる。職能別組織における給食運営は，1つの独立した分野として機能することになる。

2.3　事業部制組織

事業部制組織は多様化した大規模な組織に適しており，製品別・顧客別・地域別などに分化・独立し，それぞれが責任をもった組織である。

全国規模で展開する企業などは，地域ごとに支店や営業所を設置して，それぞれの組織ごとに営業活動が展開され，営業部・経理部・人事部・総務部などの事業部が機能している組織体系として運営している。

2.4　マトリックス組織

マトリックス組織は事業部制組織と職能別組織を組み合わせた組織であり，事業部（プロジェクト）のリーダーと職能別組織のリーダーといった2つのリーダーの指示・命令を受ける。

医療や介護の現場では，多職種で行うチーム医療の組織（栄養サポートチーム，褥瘡対策チーム，感染症対策チーム，医療安全対策チーム，接遇対策チーム，災害対策チームなど）はマトリックス組織として行われる。

3. 給食組織

3.1　給食組織の特徴と実際

給食組織の実際の運営における特徴は以下のようにまとめられる（給食業務のライン・スタッフは表14-2を参照）。

① 病院や施設では，例えば病院の場合，栄養部も給食運営部門と入院患者の栄養管理部門と外来栄養食事指導部門などライン組織に分かれ，それにスタッフ機能を加えたラインアンドスタッフとして運営されている。
② 病院や高齢者・介護福祉施設全体の組織としては，病院長や施設長をトップに事務部，診療技術部，診療部などの機能ごとに組織が形成される，職能別組織として運営されている。
③ 全国展開している大手の給食委託会社などは，事業部制組織として運営され，各地域に支店や営業所をもち，それぞれの事業部で組織を運営している。
④ 病院では複数の職種（医師・看護師・薬剤師・管理栄養士・臨床検査技師・リハビリテーション職など）で構成される医療安全チームや感染症対策チーム，褥瘡対策チームや栄養サポートチームなどがあり，マトリックス組織を構成している。

3.2 サブシステムとしての給食組織

給食のシステムは1つのトータルシステムであると同時にサブシステムでもある。給食のトータルシステムは，サブシステムとしてさらに実働作業システムと支援システムに分類される（詳細は第15章を参照）。

サブシステムの実働作業システムはライン組織が担い，支援システムはスタッフ機能が担うことになる。

実働作業システムは，栄養・食事管理業務として，利用者の栄養アセスメントや給与栄養目標量の策定，献立作成，栄養教育・指導があり，食材料管理業務としては発注，検収，保管に至るシステムを管理し，流通情報管理も行い，カミサリーシステムやセントラルキッチンも管理する。生産管理においては調理従事者の勤務表の作成やその管理から，実際の調理，盛りつけ，提供の流れを組織的に管理する。

安全・衛生管理業務はHACCPシステムに則り，厨房内での事故や災害などの発生を防止し，食中毒や異物混入を未然に防ぎ，利用者が安全でおいしい食事がとれるように管理する。

品質管理においては，食事提供の過程や利用者に対する食事の品質変動を少なくするために管理する。

支援システムにおいて，人事・事務管理は，利用者の健康保持・増進，QOLを高める食事を効率的に生産するための組織づくりを行う。

施設・設備の管理は適正な食事を効率的に提供するために，調理室の設計や調理器具・調理備品などの購入，メンテナンスを安全や衛生面に配慮して行う。

会計・原価管理は収支バランスを考え，計画的に原価管理を行う。

情報管理はITを活用して効率的な事務管理を行い，スピード化，正確化，数値化，生産性の向上を目指す。

3.3 外部委託

給食業務の外部委託は1993（平成5）年の病院給食の委託解禁を機に全国で進み，病院給食では7割以上が外部委託になっている。外部委託には全面委託，一部委託，人材派遣などがあり，全国規模で展開する場合や地域を限定した給食受託会社が存在する。

しかし近年，給食業務の外部委託は病院給食を中心に推進されてきたが，高齢化や人口減少による人員不足，人件費や食材料費の高騰，消費税率のアップなどにより，委託費用が急騰してしまい，特に1日3食以上の食事を提供する給食業務の外部委託が困難になり，直営に戻る病院や施設も増えている。

4. 組織目標の設定と計画策定

組織の目標設定は組織が目指す方向性を明確にすることである。その目標を具現化するためには，綿密な計画を策定することが重要である。

4.1 目標設定

給食業務における目標設定はトップマネジメントが示す経営計画に則り，ミドルマネジメントとして示される。給食部門の組織目標設定の共通する基本は，安全と衛生である。利用者が異なったとしても安全と衛生は給食部門の組織目標の共通項目である。

給食施設の種類により，保育所や学校の給食であれば，成長期に必要な栄養素の充足や，将来につながる食習慣の形成などが目標設定になり，事業所給食では健康増進や疾病予防が目標となる。病院給食では治療の一環としての食事提供が目標となる。近年では人生の終わりを過ごす場としての高齢者・介護福祉施設では，最後の一口まで満足してもらえる食事の提供を給食部門の組織目標としている施設も増えている。

4.2 計画策定

目標を達成するためには具体的な計画の策定が必要であり，5W1H（表14-4）を用いて策定する。給食業務の計画はミドルマネジメントが示す目標設定に従いローワーマネジメントとして詳細な実務の計画が策定され，ワーカーはその計画に従い業務を遂行することになる。

計画は目標設定に従い，マーケティングを行い，食材料選択や献立が検討される。それに従い施設や設備，備品に至るまで必要なものを検討する。経費や人員，作業工程なども計画には必要な検討項目である。不足するものや人は補充し，教育・人材育成も計画しなければならない。

表14-4　5W1H

When	時	いつ
Where	場所・空間	どこで
Who	関係する人物	だれが
What	物・事	なにを
Why	理由	なぜ
How	手段	どのようにして

第15章 システム構築

学習のポイント

管理栄養士・栄養士は，給食の食事提供や業務の品質を向上させる上で，給食の各機能をシステム化し，効率よく，すべてを関連付けてマネジメントを行う必要がある。これには，トータルシステムとサブシステムがあり，その役割と流れから，機能分化された各々のサブシステムを十分に理解する。サブシステムをうまく統合させ，コーディネートすることで，給食の目的を達成できることを学ぶ。個々の施設のシステムを他部門とも共有しながら構築し，マネジメントすることを理解する。

1. トータルシステムとサブシステム

システムとは，複数の要素が互いに関係し合い，統一したルールでつながり，集合した業務の仕組みまたは流れである。

給食経営管理システムでは，給食の運営にかかわる管理業務として，機能分化され，直接食事提供にかかる栄養・食事管理，献立管理，食材料管理，生産管理，作業管理，サービス・提供管理，安全・衛生管理，品質管理の各システムと，それらを支援する施設・設備管理，組織管理，人事・労務管理，会計・原価管理，危機管理，情報処理管理があり，それらをサブシステムといい，サブシステムをすべて機能させ，統合させることをトータルシステムと呼ぶ。**サブシステムをすべて連結し，それぞれを機能させ，統合し体系化できるトータルシステムを構築する**ことが肝要である。

その目的は，システムをとおし,「おいしさ」「楽しみ」「安全性」「社会性」「効率性」など，利用者に対し適切な食事を提供し，利用者の満足度をも含めた利益を実践で得ることにある。そのためには，各サブシステムのなかでPDCAサイクルを行いながら，かつ，システムを適切に連結させ，品質管理された食事を継続的に提供することである。これらのシステムを統合し，マネジメントし，「むだ，むら，むり」を減らすことが管理栄養士・栄養士には求められる。

2. 給食のサブシステム

サブシステムとは，給食システム全体のなかで，機能単位に分割された個々の管理業務である。以下に主なサブシステムをみていく。

2. 1 栄養・食事管理システム（栄養・食事管理，献立管理）

栄養・食事管理により対象者に合った適切な給与栄養目標量を設定し，食事を提供するための方法や内容（食品構成や献立）を計画することをいう。具体的には給食施設において，利用者のニーズ，身体状況，栄養状態，食習慣などを個人としてアセスメントし，それをもとに集団の特性をアセスメントする。その結果から栄養管理の目標設定を行い，給与栄養目標量，食品構成，栄養教育・指導計画を決定する。また施設の予算や設備など（資源）の食事提供条件や提供方法を考慮し，さらに利用者の食事満足度を高める献立作成，生産計画，品質管理計画などの給食管理全般のマネジメントを行う。対象は集団であるが，可能な限り**個人に配慮したマネジメント**が求められている（図15-1）。

2. 2 調理・配膳システム（生産管理，サービス・提供管理）

調理・配膳システムでは，利用者に安全で安価で栄養管理されたおいしい食事を適当な時間に提供し，利用者の高い満足度を得ることを目指すことが重要である。

このシステムでは，施設の資源（労力，技術，設備，経済など）が大きく関与する。このような資源を十分認識しながら，作業の標準的なマニュアルを作成し，「むだ・むら・むり」を減らし，作業効率を高め評価・改善を繰り返す必要がある。ここでのマニュアルは，作業の単純化と専門化を適切に組み合わせて作成する。管理栄養士・栄養士の直接的関与は薄いようにみえるが，作業に関する十分な知識と認識が重要であり，調理従事者等に納得した業務を行ってもらうには，十分なコミュニケーション

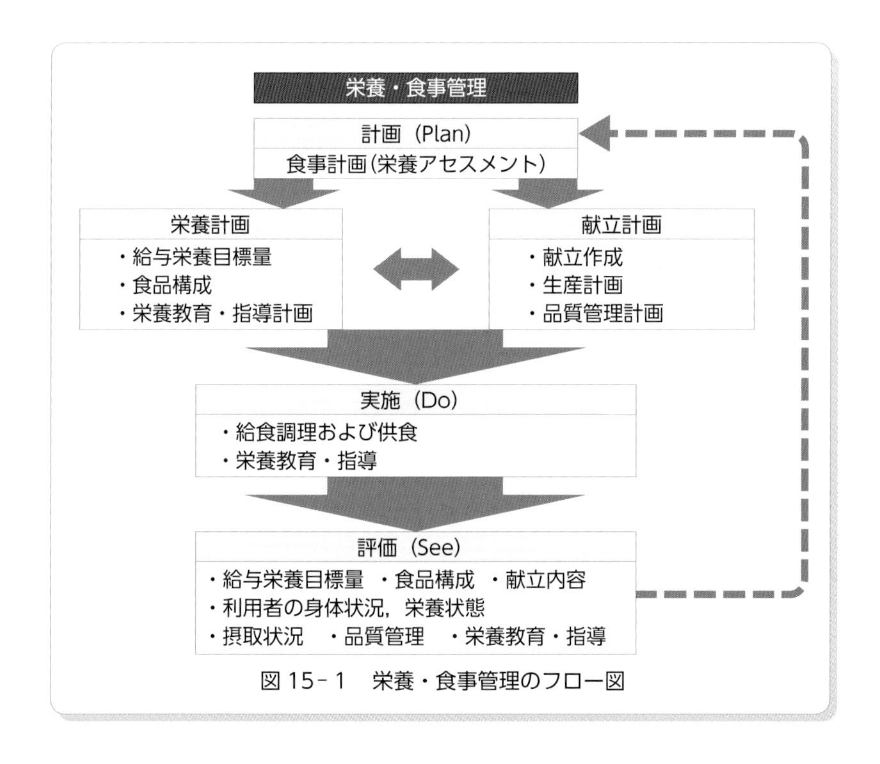

図15-1 栄養・食事管理のフロー図

を図り，多職種で共通の理解をもつことが，このシステムの重要点である。

システムの流れは，一般的に①下処理，②主調理，③盛りつけ，④配膳，⑤提供，⑥下膳，⑦洗浄，⑧消毒・保管，⑨残菜処理となる。これらの標準作業時間，大量調理の方法と技術などを示した標準作業工程表を作成する。その際，適正な人員配置，調理にともなう栄養素の損失，食品廃棄，安全性を鑑みる。盛りつけ・配膳にあっては，安全性を考慮しつつ，見た目に配慮した器の使用や，盛りつけを均等に効率よく行うことが大切である。配膳方法は，調理場で行う集中配膳，学校給食などのような分散配膳，病院では中央配膳，病棟配膳，病棟食堂方式などがある。この際に大事なことは適時適温給食である。近年では保温保冷配膳車が多く使われており，またレディフードシステムを導入する施設も少なくない。

下膳，洗浄，消毒・保管は，全体の作業工程に占める割合が大きいことを認識しておくことが重要である。この作業工程の負担を減らすために外部委託する施設も多い。下膳作業においては，利用者の負担も考えつつ効率よく作業が進むようにする。食器の洗浄，消毒・保管においては，十分な洗浄を行うために洗いの状況を点検しながら，手洗いまたは機械洗浄を行う。洗浄後は電気食器消毒保管庫などにより，十分な消毒を行い保管する。調理機器は，二次感染等の食中毒の原因となることを十分に認識し，毎日の十分な洗浄と消毒を行う。

残菜処理においては，利用者の栄養量の把握や献立評価のために毎食残菜調査を実施し，評価し，改善につなげる。

2. 3　品質管理システム

給食における品質管理は，提供する食事とサービスである。このことは顧客満足に直結し，アンケート調査，嗜好調査，残菜調査，投書などで評価を得ることができる。評価され，課題となる事項は，分析され食事内容やサービスの品質の確保や向上のための改善を図ることになる。

また第三者による評価には，国際標準化機構（ISO）や第三者機能評価などがある。

2. 4　購買・在庫管理システム（食材料管理，会計・原価管理）

購買・在庫管理とは，栄養管理に基づいた献立計画を実施するために，食材料の購入計画から発注，検品，保管，出庫，支払方法，原価の把握までの食材料に関する一連の業務が適切に行われるように管理することである。集団給食では，食費に制約があり，食材料費の管理も人件費と並び重要なファクターとなる。食材料の品質は，安全性はもとより，食事の栄養価やおいしさの評価に直結するため，限られた予算を有効に活用し，できるだけ良質の食材料を確保する購入技術が必要である。

食材料の購入には，適正な購入業者の選定が必要であり，契約方式，購入方法，発注方法，検品などが影響する。

食品の保管は，食品によって異なり，大きく生鮮食品，貯蔵食品と冷凍食品に分けられ，貯蔵食品は，長期間貯蔵できる食品と短期間しか保存できないものに分けられる。このことは，適正な発注計画，保管設備等にも影響する。保管設備は，倉庫，冷蔵庫，冷凍庫などがあり，それぞれの食品に適した温度と日数を考慮する。さらに在庫食品を常に把握する必要があり，定期的な棚卸しを行う必要がある。また必要に応じて食品受払簿を作成する。

さらに，食材料費を予定価格と購入価格で算出しておく。これは献立計画とも関連付ける。特に生鮮食品は，1年のなかで価格変動が大きいため，「旬」と関連付けて考慮する。

このシステムでは，①予定献立に基づいた食材料選定と購入量の算出，②業者選定と契約および発注，③適正な検品と帳票事務，適切な保管と入出庫事務，④食材料費の適正な予算設定と原価管理などの業務となる（p.80，図6－1参照）。

2.5　安全・衛生管理システム

安全・衛生管理システムは，安全な食事提供のための食中毒などの食品衛生事故防止および給食従事者の安全な作業のための施設内の労動災害などを防止することにある。これには食品，人，施設・設備における衛生管理体制が重要である。

食中毒の予防対策としては，細菌性食中毒対策の「付けない」「増やさない」「殺す」である。ここではHACCPの概念に基づいた「大量調理施設衛生管理マニュアル」（巻末資料参照）が重要である。特にこのマニュアルの趣旨のなかで調理過程における重要管理事項として，①原材料受入れおよび下処理段階における管理を徹底すること，②加熱調理食品については，中心部まで十分加熱し，食中毒菌等（ウィルスを含む）を死滅させること，③加熱調理後の食品および非加熱調理食品の二次汚染防止を徹底すること，④食中毒菌が付着した場合に菌の増殖を防ぐため，原材料および調理後の食品の温度管理を徹底すること，としている。

「大量調理施設衛生管理マニュアル」では，「同一メニューを1回300食以上または1日750食以上を提供する調理施設に適用する」としているが，実際にはすべての給食施設において，本マニュアルに基づいて行政指導が行われている。このほか労働安全衛生規則も関与している。給食関係者への十分な教育が必要である。

2.6　採用・教育・訓練システム

採用・教育・訓練システムでは，給食従事者の確保または教育・訓練をとおし，各システムの適切な配置を行うものである。これには管理栄養士・栄養士・調理師などの資格別や，正規職員，契約職員，パートタイマー，人材派遣職員などの雇用形態別に，給食従事者のすべてが対象となる。採用時には，給食運営のなかでどのような業務がどの程度必要かを客観的にとらえた上で，採用計画を作成する。教育・訓練では，熟練者からの自施設業務を通じての教育・訓練（OJT）と自施設または施設外で，直接給食業務に限らない研修会も含めた教育・訓練（Off-JT）および自己啓発に分けられる（p.171 参照）。

2. 7 人事考課システム

人事考課システムは，給食従事者の仕事への姿勢や調理技術などをとおし，施設への貢献度を評価し，昇進や給与の決定などに反映させるシステムである。これには評価する側の「客観性」「公平性」「透明性」「加点主義」の理念と，「能力評価」「情意評価」「業績評価」などの方法によって行われる。いずれにしても従事者に「納得性」が得られなければならない。さらに評価する側の力量も重要となる。

2. 8 報告システム（情報処理管理）

機能分化させた種々のサブシステムが行われるなかで，それらのシステムの報告を正確にデータ化し，迅速かつ有用に活用されるようにシステム化する必要がある。利用者の情報や食材料，調理などの生産管理，コスト管理，人事管理などのマネジメントを給食経営管理の PDCA サイクルとして行う。

2. 9 財務・会計管理システム

給食管理における財務・会計管理とは，単なるコストパフォーマンスだけでなく，それぞれの給食の目的に沿った効果を「むだ，むら，むり」のない形で運用するためのシステムである。給食部門も施設経営にとって必須の部門であり，それを管理・経営する運営者として総原価構成や固定費・変動費の分類などからも，各部内の経営分析，評価，設定は，重要な管理栄養士の業務である。その分析には，損益分岐点分析や ABC 分析などが使われる。

2. 10 施設・設備管理システム

従来，管理栄養士が直接施設設計にかかわる機会は多くはなかった。しかし，運営者である管理栄養士の積極的参加は重要な要素であり，施設・設備管理だけでなく，生産管理，品質管理，安全・衛生管理にもおおいに関係する。また施設・設備管理は，その都度の対応も大切であるが，定期的なメンテナンス業務にも細心の注意を払い，計画的に行う。さらに災害時のライフライン停止時への対応も考慮しなければならない。

参考文献

・君羅　満，岩井　達，松崎政三編著：『N ブックス　給食経営管理論　第 5 版』，建帛社（2015）
・日本給食経営管理学会監修：『給食経営管理用語辞典　第 2 版』，第一出版（2015）

第16章 人事・労務管理

学習のポイント

給食組織における最大の経営資源は人的資源である。人事管理活動である，採用，配置，人事考課，教育の４つの目的や役割を遂行する上での留意点を理解する。また，人口減少の続くわが国の現代の環境下で，給食現場の雇用対策を法令の視点からも理解し，労務管理の要点を学ぶ。とりわけ労務管理では，労働者の健康管理が課題であり，過労働，職場のハラスメント，ストレス（精神衛生）などの対策と法令を理解する。

1. 人事管理

1.1 人事管理とは

人事管理の目的には，①人材の確保，②人材の配置，③労働の成果に対する報酬，④人材の合理的活用の４点がある。人材の確保は，外部から確保する「採用」と，内部から確保する「教育」がある。適材適所に人材を配置することは企業の発展に欠かせない。この場合，適材適所を誰の視点からみるべきかは難しい問いであり，通常は上司や人事の視点からとなる。企業経営においては「平等」と「公平」は大きく違う。従業員の労働に対して公平に評価し処遇（報酬）を与えないと，仕事のできる人が不満を募らせ職場を去ることになりかねない。そこで，「人事考課」を実施し，従業員の労働の成果を公平（平等でなく）に報いることが必要である。人材は企業の盛衰を左右する重要な経営資源である。この人的資源は，1つのことしかできない人材より，一人で複数の仕事をこなしてくれるほうが企業にとってはありがたいことはいうまでもない。そこで，定期的に，システム化された教育・訓練を実施し，職場の配置転換も行うことで多様な職種に対応できる人材を育成できる。こうした合理的な活用の仕組みを構築することが人事管理では重要である。

1.2 雇用の現況と給食分野の今後

一般的な企業における社員構成を図16-1に示す。近年は非正規雇用の増大が社会問題となってはいるが，それでも多くの企業は正社員としての雇用が主だっている。しかし，景気に左右されやすく，繁盛の時期や時間帯の差が大きい給食業界などはコスト低減に着目し，人件費の抑制策として，非正規のアルバイトやパートを雇用し，必要なときに，必要な業務に就いてもらう人事策が以前から採られてきた。

正社員と非正規社員の給与格差の広がりや，景気が上向く一方で少子高齢社会が加

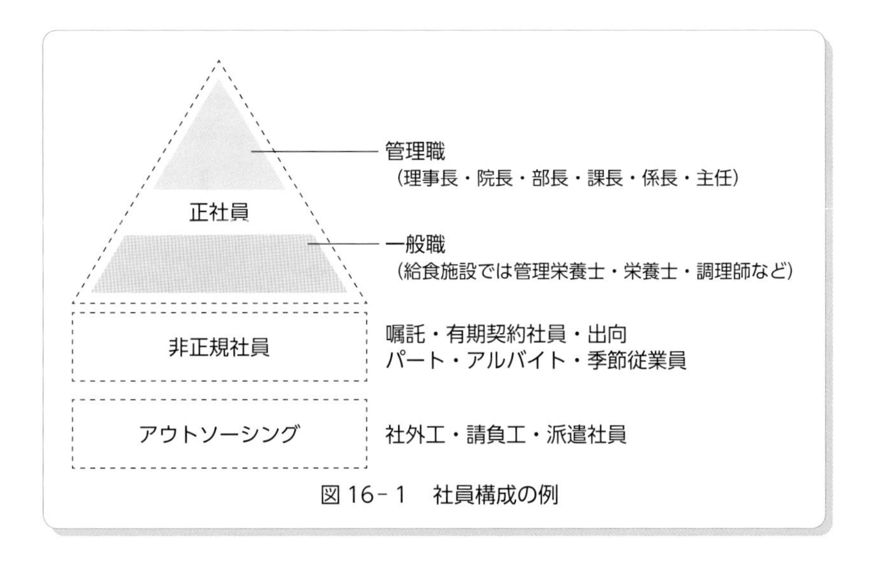

図 16-1　社員構成の例

速する現状を背景に，給食業界における人材不足が顕著になっている。こうしたなか，2019（平成 31）年，出入国管理及び難民認定法の改正が行われ，外国人労働者の受け入れ規模が拡大し，労働者人口の減少対策の 1 つとして期待されている。一次産業の農漁業から三次産業のサービス業まで，外国人労働者なくして経営が成り立たない現状もある。

人材は最も重要な経営資源の 1 つであり，人材の確保なくして業務や業績の発展は望めない。正社員とパートなどの非正規社員の活用法が求められており，働き甲斐のある職場づくりが必要である。

1.3　関連法規

人事管理の領域には多くの「レストリクション」（規制・制約要件，図 16-2，表 16-1）が存在する。とりわけ法的制約があるので給食業務で責任を担う者はある程度の法令を理解する必要がある。以下に要約を示す。

日本国憲法：労働基本権（団結権，団体交渉権，団体行動権）を規定
労働基準法：週 40 時間労働を規定。その他休暇，オーバータイムなどの割り増し
男女雇用機会均等法：採用および雇用のなかで男女差を禁じている
障害者雇用促進法：ある一定の比率で障害者を雇用しなければならない
出入国管理及び難民認定法：外国人の雇用を制限している

1.4　採　　用

企業内で生じる労働需要を満たす方法には，外部からの採用と企業内での教育・訓練および配置転換がある。外部からの採用に関しては，採用計画に基づき，募集人数，募集資格（年齢・有資格など対象），採用条件（給与・福利厚生，勤務内容・勤務開始時期など），募集方法（広告），選択法（誰が・いつ・どのような人材を優先させるか）

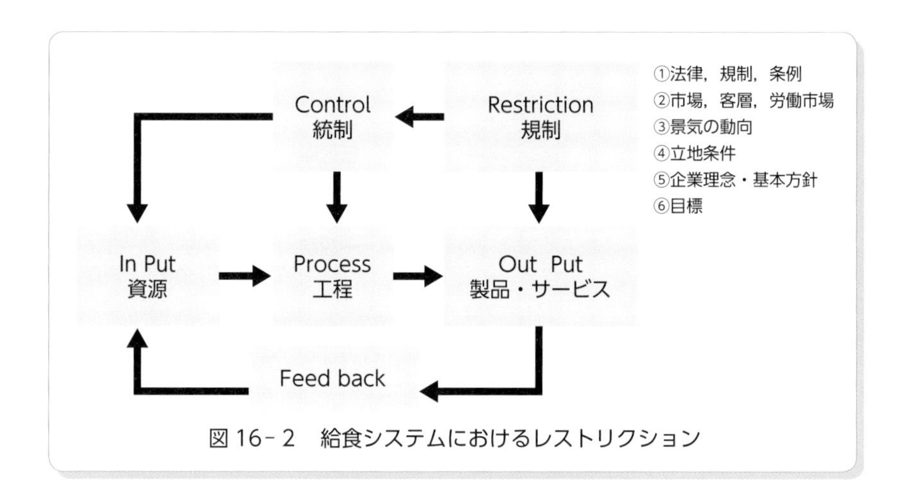

図16-2 給食システムにおけるレストリクション

表16-1 人事管理の構成

管理の領域		レストリクション（制約要件）
採用	□ 採用計画（社外調達・公募）	労働市場（景気・労働市場） ・高学歴志向 ・雇用形態の多様化
↓ 異動・配置	□ 適材適所	法的規制 ・男女雇用機会均等法 ・労働（雇用）契約
↓ 教育・訓練	□ 能力開発（オリエンテーション・OJT・Off-JT・自己啓発）	社会的制約（接遇・第三者評価）
↓ 労働環境	□ 作業条件/作業環境 □ 労働時間	法規・規制 ・労働基準法
↓ 人事考課	□ 評価制度 □ 課業表 □ MBO	労働組合 ・労働協約
↓ 報酬・昇進		

をあらかじめ関係部署と確認し，実施する。

採用対象には正社員，パート・アルバイトなどの非正規社員などの身分要件や総合職または技術職などの対象要件の異なる人材確保があり，労働需要は何かを確認しておくことが必要である。

1.5 配　　置

人事における配置とは，新規採用者の配置と，一般には配置転換を指す。給食受託業者などでは業種の違いや受託先が複数で入れ替わることがあり，新規採用や中途採用などで労働需要を満たし，人事異動によって昇進のプロセスを通じて人材の養成や育成を図る。新規採用者を配置する際に参考とするのが，本人の希望職種と人材の必要な職種とのマッチングとなる。新規採用者の特性や将来性は未知数であり，複数の職場経験をさせ人事考課などの資料をもとに本人の適性を考慮し，適材適所に配置するのが一般的である。

1.6 人事考課

労働者の仕事ぶりや能力，および業績を会社への貢献度を尺度に定期的に評価するのが人事考課である。人事考課の結果は昇進や昇給などにリンクされることで企業内のモラルや労働意欲を高めることに役立つ。評価するため，または評価を受けるためには，評価者の評価訓練と被評価者の「納得性」が求められる。納得性を得るためには，評価制度の「客観性」，「公平性」，「透過性」が求められ，可能な限り「減点主義」でなく「加点主義」を取ることで，評価者と被評価者の納得性を高めることができる。

評価項目には働きぶりや働く姿勢を評価する情意評価と，被評価者が示した働く上での能力を評価する能力評価，そして被評価者が評価期間内で上げた実績を評価する業績評価の３つに分けられる。情意評価と能力評価は被評価者の内的要因の結果でありインプット評価といい，業績評価は仕事の結果を評価することからアウトプット評価といわれる。表 16-2 に評価基準項目の例を示す。

人事考課を実施する上で，評価者（通常上司）も被評価者も理解しておかなければならないことは，人事考課は，あくまで期間内の「働きぶり」を評価するもので，過去の事象や人物評価ではないことである。とはいうものの，人間は感情の動物であり主観的に評価されることは否めない。だからこそ「客観性」と「透過性」が重要である。評価項目は経営者または管理者が求めている仕事への姿勢や仕事の能力を明文化したものである。評価項目の意味することを理解するためには，不明な点を評価者に確認することが評価の向上につながり，企業の発展をもたらすのである。評価者も評価内容の説明能力が求められる。

表 16-2　評価基準―誰が，いつ，どのように評価するのか

評価の種類			領　域	基　準
インプット評価	安定	能力	能力評価	1）知識技術 2）理解力　3）説明力 4）判断力　5）計画力 6）指導力　7）折衝力
	短期変動	取組姿勢	情意評価	1）積極性　2）責任感 3）協調性　4）規律性 5）革新性　6）部下指導 7）部下育成　8）全体視点
アウトプット評価	業績		業績評価	MBO 目標管理による業績評価

1.7 教育・訓練

企業内で生じる労働需要を満たすことと，企業を発展させるためには労働者（管理者も含む）の教育・訓練が欠かせない。

教育・訓練の方法には，実務を上司・先輩・教育担当者から習う OJT（on job training），仕事を離れ定期的に勉強会や講習会の名目で学ぶ Off-JT（off job training）と，労働者自らが学ぶ自己啓発の３種類がある。その違いと長所・短所を表 16-3，

表16-3　教育・訓練の方法

OJT	上司や先輩の指導の下で，職場で働きながら行う
Off-JT	仕事から離れ，教室などで行う。社内および社外での教育がある
自己啓発	本を読む，通信教育を受けるなど，自分で勉強する 関連会社などでの実践報告を行う

表16-4　教育・訓練の長所・短所

	長　所	短　所
OJT	・日常業務に直結 ・低コスト ・継続性・反復性 ・技術指導に適している ・評価しやすい	・指導者に左右される ・計画性がないとむだが大きい ・レベルの統一が困難 ・経験主義に陥りやすい
Off-JT	・多数に，公平に，組織的に教育できる ・日常業務にしばられない広い範囲の教育 ・全体的なレベルの向上に期待 ・専門家による指導	・理解に個人差がある ・実践的な取り組みが難しい ・教育効果がわかりにくい ・日常の業務を中断する
自己啓発	・個人の能力の向上に期待	・企業が求める能力とは一致しない場合がある

表16-5　管理栄養士研修プログラム5カ年〈例〉

OJTスケジュール　　*（1）は1カ月（概ね20日）

	業　務	ポジション・業務・研修回数	課　題
1年目	調理	皿洗い，主食，副菜，職員食，給食管理	衛生管理　食堂ディスプレー HPEアシスタント
2年目	給食管理	給食管理，職員食，主菜	職員食献立　栄養スクリーニング50名 調査研究1件　HPE指導　IEレクチャー
3年目	栄養管理業務	特別食，栄養指導	患者食献立　月報　摂食調査100名 調査研究2件
	進級審査	管理栄養士資格，レポート審査（30本），人事考課	
4年目	健康教育	健康教育，栄養指導，特別食	特別食献立　年間行事食　実習生指導評価 調査　調査研究（2件）
5年目	マネジメント	スーパーバイザー，科長室長，スペシャルプロジェクト，リサーチ	IEレクチャー10回　調査研究2件 実習生研修生指導 ミッション・ステートメント作成 オペレーティング・ステートメント作成

16-4に示す。また，表16-5には，OJTによる給食施設における管理栄養士の研修プログラムの一例をあげた。

2. 労務管理

2.1 労務管理とは

労務管理は労使関係，労働条件，福利厚生を主な範囲とした業務であり，労働者（雇用者）の労働条件や環境を取り扱っている。働きやすさ，安心して働ける環境など，労働者と経営者を結び付ける管理業務である。

(1) 労使関係

労使関係の管理項目には，賃金，賞与，時短などに関する労働組合との交渉業務や労働協約，就業規則などの締結業務がある。

(2) 労働条件

労働条件に関するものとして，①賃金，賞与，退職金，年金などの制度設計業務，②労働時間，休日，休暇などの労働時間に関する業務，③勤務形態（交代勤務やフレキシブル時間），④住宅，財政形成，健康保険などの福利厚生業務，⑤健康診断などの労働安全や衛生教育などがあげられる。

2.2 関連法規

労働基準法では，法定労働時間を週40時間と定めている。労働時間には，就業規則で定めた労働時間を所定内労働時間とし，所定内労働時間を超えた労働時間，いわゆる残業時間を所定外労働時間としている。また，「休日」を労働義務のない日，「休暇」は労働義務を会社から免除されている日と区別し，定義している。

2.3 労働契約と労働協約

労働契約は，経営者と労働者が入職時に労働条件（賃金や労働日など）や期間などを締結するものであり，労働協約は経営者と従業員の代表が労働契約と同様の事柄について締結するものである。労働協約は労働契約に優先される。

2.4 健康管理

近年の生活習慣病やストレスなどの健康障害は医療費増大を招き，企業の生産性にも大きな影響をもたらすことから，労働基準法では，ある一定以上の従業員数を有する企業に対して，年1回の健康診断の実施や，パワーハラスメント（パワハラ）・セクシャルハラスメント（セクハラ）などの相談窓口を設置することが義務付けられている。

第17章 統制管理

学習のポイント

第13章で学んだ5つのマネジメント機能のうちControl（統制）は組織目標達成や事業計画の是正処置を図るなどの他に，中間管理職としての資質が問われる重要な機能である。管理栄養士などの中間管理職は多くの時間を人（上司・部下・同僚・他部門・他機関）とのかかわりのなかで費し，業務を遂行する。人的資源の活用は，動機付け，スケジュール管理，人事考課制度，報告システムなどの管理活動を通じて統制を図ることを理解する。

1．マネジメント理論とリーダーシップ

1.1　マネジメント理論の流れ

マネジメント（経営管理）の目的は組織目標の達成に向けて，経営資源（人・モノ・金・情報）の有効活用とその運用の効率化を図ることにある。こうした活動はあらゆる組織で実践されてきた。歴史をみても，古代エジプトのピラミッド建設や灌漑事業，ローマ帝国の軍隊組織，わが国では江戸時代の幕藩体制など，多くの偉大な事業を成し遂げた組織があった。

現代のマネジメント理論は20世紀初頭，アメリカを中心に発展してきた。近年のマネジメント理論に影響を与えた理論の概略を以下に示す。

1）フェイヨル（Henri Fayol，フランス）

管理過程論を唱え，マネジメント機能として，計画，組織化，調整，統制，命令の5つの機能を示した。「古典的管理論」と呼ばれる。

2）テイラー（Frederick Taylor，アメリカ）

20世紀初頭に「科学的管理法」を著した。のちに，メイヨー（Elton Mayo，オーストラリア）はウェスタン・エレクトリック社のホーソン工場（シカゴ郊外）で作業者の生産性向上の要因を調べて標準作業時間を科学的に確立する方法を考案した。

1.2　モチベーション理論

管理者を含め，労働者が何を求め，何に生きがいや価値観を置くかは多様である。しかし組織内にあっては共通の組織目的の達成を目指し働いている。組織目標の達成には管理者を含め労働者一人ひとりが働く意欲を高めることが重要なポイントとなる。この働く意欲を高めること，または動機付けといわれるものがモチベーション（motivation）であり，管理者にとって労働者のモチベーションを高める方法はマネジ

メント学のなかでの中心的なテーマでもある。こうした研究は心理学者によって研究されてきた。本章では代表的な３つの理論を紹介する。

(1) マズローの欲求階層説

心理学者であるマズロー（Abraham Maslow，アメリカ）は，①ある時点における個人の行動は一般に，その人の最も強い欲求によって決定される，②人間の欲求満足行動は低階層から高階層に移行すると説いた（図17-1）。つまり，労働意欲は労働者の現状を把握し，上の階層の事柄を示すことで高められるのである。お腹を空かしている人には仕事の達成感や満足感（自己実現）ではなく，パン（生理的欲求）でお腹を満たすことがモチベーションとなると説いている。

(2) マクレガーのＸ理論とＹ理論

マクレガー（Douglas McGregor，アメリカ）はマズローの欲求階層論を経営者向けに要約し，人の性質や行動は人間観の上に成り立っていると説き，Ｘ理論とＹ理論を示した。

1）Ｘ 理 論

人に対して命令や統制による管理を基本とする考え方で，①人は生来仕事が嫌いで，できることなら仕事をしたくないと思っている。②人は仕事が嫌いであるという特性をもっているため，強制されたり，統制されたり，命令されたり，処罰によって脅迫されなければ組織目標のために十分な力を発揮しない。③人は命令されることを

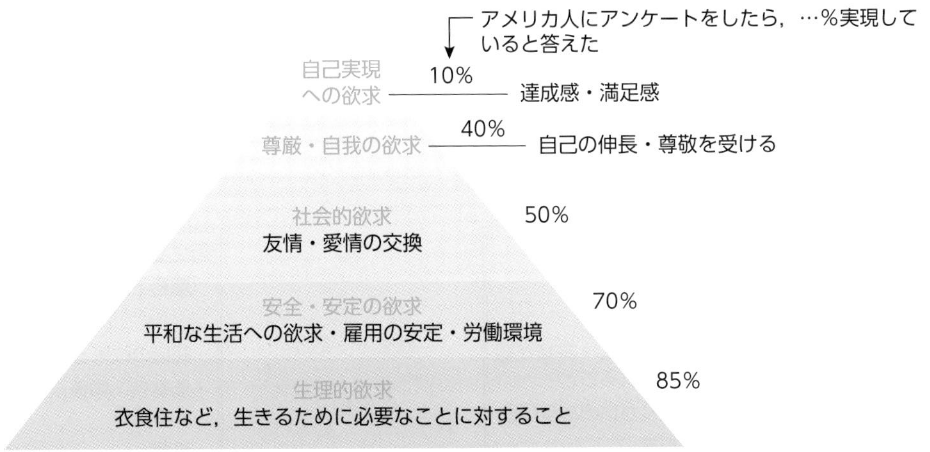

アメリカ人にアンケートをしたら，…%実現していると答えた

自己実現への欲求　10%　達成感・満足感

尊厳・自我の欲求　40%　自己の伸長・尊敬を受ける

社会的欲求　友情・愛情の交換　50%

安全・安定の欲求　平和な生活への欲求・雇用の安定・労働環境　70%

生理的欲求　衣食住など，生きるために必要なことに対すること　85%

この理論によれば，1．ある時点における個人の行動は一般に，その人の最も強い要求によって決定されると考える。

2．人間の欲求満足化行動は低次欲求から高次欲求へと段階的に移行する。

図17-1　マズローの欲求階層説

好み，責任を回避したがり，あまり野心をもたず，何よりも身の安全を望んでいる。④企業内の問題を解決しようと比較的高度な創造力を駆使し，手練を尽くし，創意工夫を凝らす能力は，たいていの人に備わっているものであり，一部の人だけのものではない。⑤現代の企業では日常従業員の知的能力のほんの一部しか生かされていないと，説いた。

2）Y　理　論

人間的側面を重視し，人間性の回復を図ることを基本とした考え方で，①人は仕事が嫌いではなく条件次第で，仕事は満足の源泉にも懲罰の源泉にもなる。②人は自分が進んで献身した目標には自ら鞭を打って働くものである。③献身的に目標達成に尽くすかどうかは，それを達成して得る報酬（その最も重要なものは自己実現の欲求の実現）次第である。④人は条件次第では，自ら進んで責任をとろうとする。責任回避，野心のなさ，安全第一は人間本来の性質ではない，と説いた。

（3）ハーズバーグの動機付け・衛生理論

ハーズバーグ（Frederick Herzberg, アメリカ）は1950年代にピッツバーグで会計士と技術者を対象に，職務に対する満足・不満足と労働意欲との関係を調査した。その結果，職務に対する満足要因を「動機付け要因」として，①仕事の達成や業績が認められること，②やりがいのある仕事，③重責，④成長と発展，をあげた。その一方で，職務不満足要因を「衛生要因」とし，①組織の政策や管理，②監督者・同僚・部下などの人間関係，③給与，④労働条件，⑤職務安定性をあげた（図17-2）。このハーズバーグの研究は最初の行動科学論となった。

ここにあげた3つの理論は，古典的な動機付け理論ではあるが現代のマネジメントにおいても有効であり，人間の本質をとらえたものといえる。

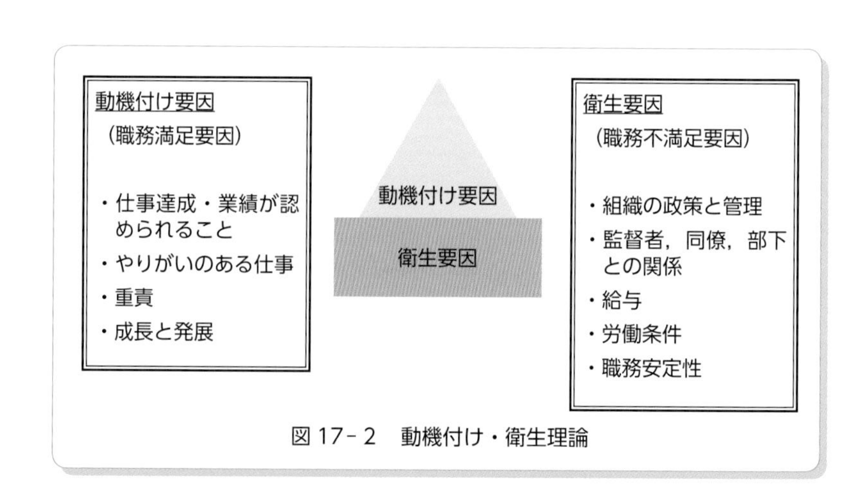

図17-2　動機付け・衛生理論

1.3 リーダーシップとリーダースタイル

リーダーシップ(leadership)を“influencing people to accomplish desired objective”と1964年の『ハーバード・ビジネス・レビュー』が定義している。人(部下)を感化し,組織目標を達成することがリーダーの役割であり,何をリード(導く)するかは「組織目標」であり,誰を導くかは「人」である。

人を組織目標に導く方法は個人の価値観や性格にもよるし,置かれた立場や状況にも左右される。リーダーのタイプは大きく2つに分類できる。1つ目は「人間関係」を重視するタイプであり,職場内の融和に努め,人間関係に重点を置くリーダーである。2つ目は「業績や結果」を重視するタイプである。リーダーは組織目標の達成を図ることが役割であるから当然の考えともいえる。どちらのタイプがその組織で適切であるかはリーダーの置かれたTPO(時・場所・状況・目的)により,一概にどのタイプが良いとはいえないし,リーダーの性格が影響される。この2つのリーダータイプ要因に当てはめて解説したのが図17-3であり,表17-1に内容を示した。リーダーとしての自身の考えをリーダースタイルと比較し,自身のスタイルを理解しておくとよい。

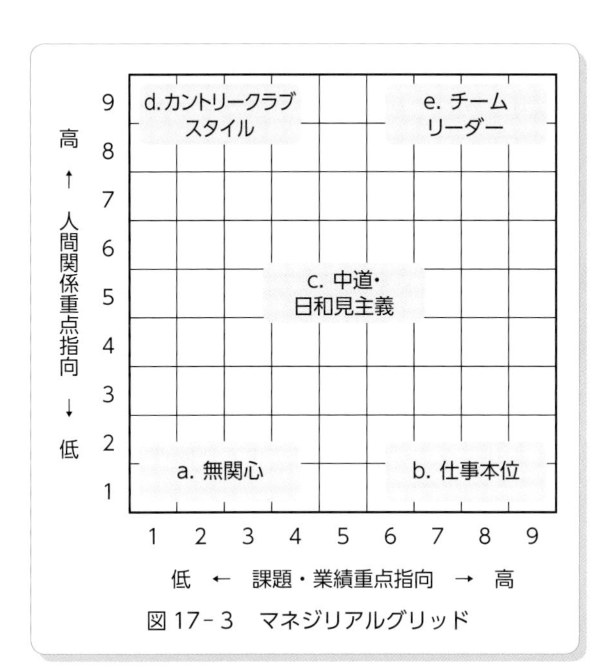

図17-3 マネジリアルグリッド

表17-1 リーダーのスタイル(型)

型	内容
a. 1-1型 無気力・無関心・放任型	・人間関係にも課題関係にも無関心 ・最小の努力,ひたすら引退を望んでいる ・何もしない,ただ生きていくのみ
b. 1-9型 課題・業績中心権力(仕事本位)型	・部下を仕事達成の道具として使用 ・権力によって服従させる ・人間関係を無視する
c. 5-5型 中道型・妥協型	・日和見主義,方向性をもたない ・どちらかのスタイルに行く途中型 ・すべてはうまくいかないものと妥協する
d. 9-1型 人間中心型・カントリークラブ型	・和気あいあい型,なれ合い型 ・面倒見は良いが,業績には無関心 ・教会の運営スタイル
e. 9-9型 チームリーダー型・理想型	・仕事は共同で仕上げ,目標に導く ・人々を参画させ,意思の集約を図る ・相互の信頼,理解により,高い人間関係を築き上げる

＊ a.〜e.は図17-3に対応する

2. スケジュール管理

給食管理や給食サービスで重要な項目に，①食の安全性，②食事の品質，③効率のよい給食提供などがある。給食現場には，正規社員の他に，パート，アルバイトなど身分の違いや技術，知識，意欲も一様でない職員が混在する。管理者は職員の技量や経験などの違いを考慮しスケジュールを管理しなければならない。スケジュールを管理する際，給食従事者の教育・訓練を含めた効率のよい管理法が欠かせない。

IT 技術の発展はパソコンでのスケジュール管理が容易になり，スケジュールミスによる欠員やダブルキャスティングなどのトラブルを容易に確認できる。スケジュールは職場の教育・訓練と昇進昇格ともリンクしており，職務分掌などで人事考課などの管理文書で明確にしておくことが重要であり，職員への透明性，公平性を示すことが人事管理には欠かせない。例えば，新人は，下処理作業（1 カ月）～主食（2 カ月）～副菜（4 カ月）～主菜（4 カ月）のように訓練や昇進のプロセスを明文化し，教育・訓練をシステム的なスケジュールにするとよい。そのためには，スケジュールを日々変更するのではなく，最低でも 1 週間，できれば 1 カ月単位で固定したスケジュールを組むことでシステム化しやすくなる。システム化することで，給食従事者の上達が早くなり，仕事の責任が明確になる。それぞれの職場で事情が異なるが，ポイントはスケジューリングと教育訓練の連動であり，システム化と明文化，透明性と公平性に留意した管理法といえる。

3. 報告システムの構築

「ホウレンソウ」は多くの組織人が唱える，業務上の語呂合わせである。つまり「報告，連絡，相談」のことである（しかし，それを実践している人はといえば，多くないようである）。その一番目が「報告」である。何を報告するかを管理者と部下の理解を一致させることが「報告システム」を構築することになる。そのためには役職やポジションごとの，①責任項目，②決裁項目，③誰に対して責任を負い，④誰に対して報告義務を負うかを明確にした組織図や職務分掌が必要となる。報告には，事前に報告し確認することと，事後に経過を説明する 2 つの報告があることを，特に学生や新入社員は理解しておくとよい。仕事の責任は最終的には上司が負うわけで，上司が経過を知っておくことと，知らずに決断することでは大きな違いを生じかねないからである。部下は上司が適切な判断，決断を下しやすいように経過を報告し，上司は部下が働きやすいように説明しておくことでミスを防ぎ，効率よく仕事をするために欠かせないことである。

4. 原価管理と食数管理

4.1 原価とは

「原価」は英訳ではcost（コスト）になる。その語源には，「費用」や「売上」などの他に「犠牲になった」という意味も含んでいる。つまりコストとはある製品や商品をつくるのに犠牲になったものといえる。経営学ではコストを，①経営目的を達成するために犠牲になった，②消費された経営資源で，それを③貨幣価値で測定したもの，としている。つまり，企業が経営活動をする上で消費した品物やサービスなど，貨幣価値で表せるものを原価（コスト）としている。

原価は，①製品の製造そのものが完成までに生じた費用を「製造原価」とし，②製品が完成した後に販売や会社を運営するために生じた費用を「営業費」と，大きく2つに分類される。その一方で，原価の一般概念に当てはまらないものを「非原価項目」といい，①経営目的以外の財務活動などでの費用，②風水害などの異常な状態で生じた損害費用，③税法上認められている損金算入項目，④法人税や役員賞与，株主への配当金などの利益剰余金などがある。

4.2 原価項目と分類（構成）

原価を，「製造原価」と「営業費」に分類する他に，①材料費，労務費（人件費），経費のように費用の形態で分類する「形態別分類」，②原価の生じた目的や機能で分類する「機能別分類」，③製品を製作する上で直接か間接に要した費用かで分類する「製品との関連による分類」の3通りの分類法がある。**表17-2**では材料費を例に3つの分類法を示す。

表17-2　原価の費目別分類

1．形態別分類 材料費，労務費，経費と区別し，必要に応じてさらに細かく分類
2．機能別分類 原価の消費（支払）された目的や機能によって分類 例；材料費は主要材料費・補助材料費・修繕材料費・研究材料費などに分類
3．製品との関連による分類 その原価が製品を製作する上で，直接費か，間接費かによって区分する分類 例；直接材料費・直接経費など

4.3 コストマネジメント

コストマネジメントの目的は組織目標の達成に直結しないむだや損失をなくすための管理活動であり，製品企画から作業工程，販売方法など一連のプロセスのなかの「むり・むだ・むら」をなくすための管理活動であり，単なるコストカットとは異なる。原価に焦点が当てられるのは操作性に優れ利益に直結するからである。原価は利益を生むための消費であり，利益に直結しない消費はむだとみなされる。

4.4　コスト分析の手法

給食分野でのコストの中心は「食材料費」である。給食における商品・製品は食事であり，食事（商品・製品）の材料が食材料（食品）であり，食材料原価は給食における基本的な原価となる。わが国の食材料原価には複数の計算法がある。一食当たりの食材料費を計上する食材料原価と，売り上げに占める食材料費の割合を示すのが一般的にいわれるフードコスト（food cost）である。一食当たりの食材料原価は，標準原価，または事前原価・見積り価格とも呼ばれるもので，その時点での原価予測となるものである。

病院給食や学校給食などの給食分野でこの原価が用いられるのは，一食当たりの栄養価を算定する必要から献立作成時に一食当たりの重量を用いるからである。この原価はその時点での仕入れ価格を反映してはいるが，その前提にあるのは調理過程におけるミスがなく，むだのない場合の原価である。しかし，実際の給食作業では余分につくる，調理上のミスでつくり直す，また逆に予想より多くの食数が生じたため（してはいけないことだが）一人前量を調整し人数分に盛りつけるなどが実際の現場では生じており，原価（実際価格）とは異なる。

そこで，以下の算定式によって実際の原価を求める必要が生じてくる。

実際の原価＝当月実際使用価格合計÷当月食数合計

「当月実際使用価格合計」は，前月棚卸し価格＋当月仕入れ価格合計－当月月末棚卸価格の算定式で求める。こうして算定したものが給食一食当たりの実際の食材料費（食単価）である。

食材料標準原価と食材料実際原価の差が問題点であり，標準原価が高ければ，一人前量が定量化されてないといえるし，実際原価のほうが高ければミスやむだな作業が生じていた，食品の盗難などが生じている可能性があることになる。この2つの原価を比較することで食数予測，食材料の計量，調理でのミスやむだ，盛りつけ量が規定されていないなど業務の問題点に焦点を当て業務改善につなげるのが原価管理をとおした統制管理といえる。

その他，原価管理や売上，給食作業，または販売戦略に用いる分析法に「ABC分析」と，「損益分岐点売上」の分析法が給食管理では用いられるので以下に示す。

（1）ABC分析

ABC分析は本来算定の難しい間接費の計算法であるが，一般的には売り上げ献立（商品）のベスト3，またはワースト3を調べ，献立（商品）の入れ替えの方法とする商品管理，売上管理，そして原価管理などに用いられる分析法である。この分析は医療におけるリスクマネジメントや品質管理などでも用いられている。分析法を図17-4に示す。

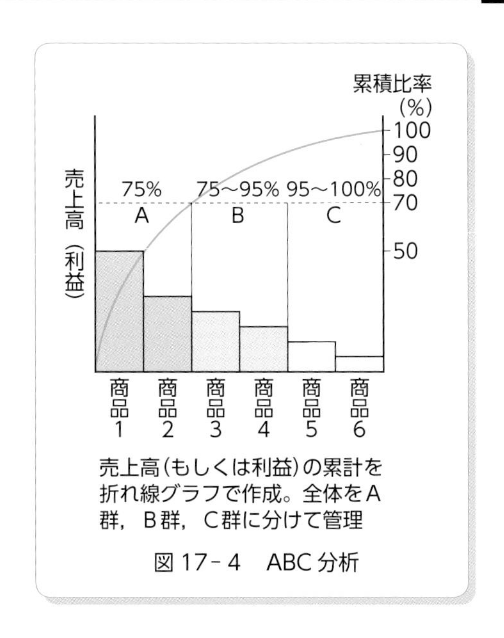

図 17-4　ABC 分析

(2) 損益分岐点と損益分岐点売上高

企業では新製品（商品や献立）の開発を常に行っている。その際，発売予定の製品をどのくらい売れば採算がとれるかを知る必要がある。それによって，製造計画（生産体制），マーケティング手法，販売価格の設定や販売計画を調整する必要があるからである。**損益分岐点**とは損益が拮抗する点，つまり経費合計と売上合計が一致し利益ゼロの点である。その点における最低目標となる売上高が**損益分岐点売上高**となる。

経費には，正規職員の給与や施設の賃借料，水道光熱費などの基本料など売上と関係なく生じる「固定費」と，残業代，材料費など売上が伸びるに従い，ともに新たに生じる「変動費」があり（表 17-3），損益分岐点売上高は以下の算定式となる。

損益分岐点売上高＝固定費 /〔1－（変動費 / 売上高)〕

図 17-5 は損益分岐点および損益分岐点売上高の概念を示した図である。

表 17-3　損益分岐点計算における費用

費用は，販売量や売上高に応じて増減する〈変動費〉と売上高や販売量の増減に関係なく一定額発生する〈固定費〉に分解できる。	
〈変動費〉…	商品，原材料費や外注加工費，販売運賃など 製造業では原材料費・水道光熱費・外注加工費など 販売業では，仕入・販売手数料など
〈固定費〉…	減価償却費，賃貸料，人件費の大部分（給料・役員報酬） 支払利息点

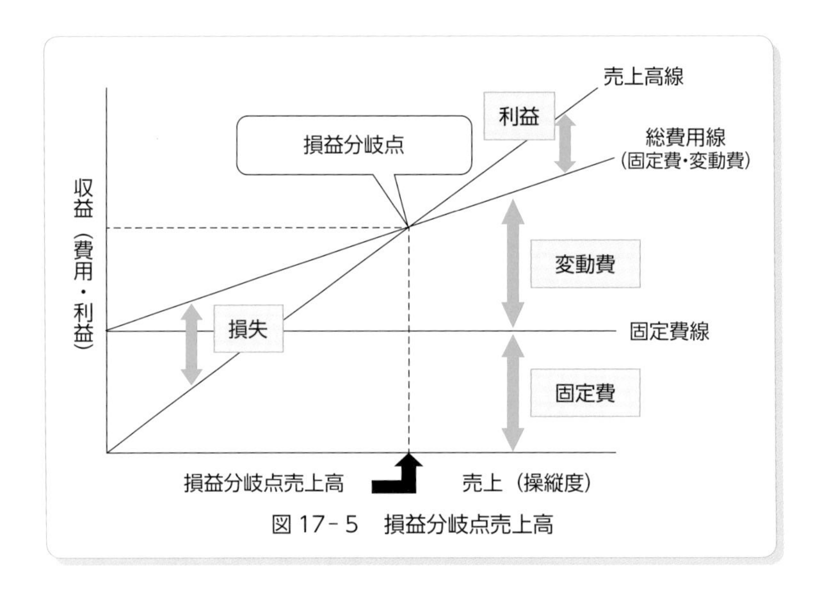

図17-5　損益分岐点売上高

4.5　売り上げ管理

給食やフードサービス事業では食事を提供し，組織で掲げられた給食の目的や利益を求めている。給食事業では利益貢献より給食目的を達成することが第一目的である。例えば，医療においては「治療の一環」，学校では「教育の一環」，介護施設では「生活の場」などの給食目的が掲げられている。だからといって赤字経営ではたとえ公費の援助があっても給食事業の継続はいつか破綻を招くことは周知のとおりである。したがって，給食事業では給食目的の他に，健全な会計管理が管理栄養士には求められる。原価管理で多くの管理栄養士が陥ることに，原価（経費）を下げ，給食の質やサービスの低下を導き，本来の給食目的を二の次に考えることがある。原価の低減策には食材料費を抑える，人件費を抑える，経費の節約の下に経費節減を打ち出すなどの策が取られている。こうした行為はネガティブ思考を招き給食業務自体，そして管理者自身を含め組織構成員のモラル低下や使命感を失わせ，給食業務で最も重要な「やる気」を低下させてしまい，本末転倒である。

給食事業の経済的な健全性をみる会計帳票には，貸借対照表や損益計算書などの会計報告がある。貸借対照表は企業が所有する現金や不動産，機器類，商品などの「資産」とその資産がどのような経緯で得られたかを示す「負債」と「資本」によって構成されている。資産＝負債＋資本で，資産の部を貸方，負債と資本の部を借方で表示し，貸方と借方が一致することから貸借対象表，英語では balance sheet（B/S）と呼ばれる。その仕組みを表17-4に示す。本章では，原価管理の視点から損益計算書について以下に解説する。

表 17-4　貸借対照表

・事業年度末の財政状態を表すもので，会社が資金をどのように調達し，どのように運用しているか，を表すもの。
資金の運用状態を表すもの…資産の部
資金の調達状態を表すもの…負債の部（他人資本）
資本の部（自己資本）

◎資産の部	◎負債の部	◎資本の部
流動資産 固定資産 繰延資産	流動負債 固定負債	自己資本 他人資本

（1）損益計算書

損益計算書は英語で profit & loss statement（P/L）と呼ばれるように，企業の最終会計目的である「利益」がどのように計算されるかをステップごとに，その計算プロセスを示す会計帳票で，売上から商品の材料費，人件費，経費を差し引き，「粗利益」を計上し，それからさらに役員賞与，税金そして株主配当を差し引き，当期の「純利益」を計算するプロセスを示す会計帳票となる。その構成を表 17-5 に示す。

（2）給食における収入項目

原価管理で原価を削減すること以上に効果があるのは売上を伸ばす（高める）ことである。ただし，給食は健康増進法や医療保険制度，介護保険制度，学校給食法などの法令で定価が定められているケースが多く，勝手に売値を上げて売り上げを伸ばすことはできないのが現状である。給食事業における売上可能なものには，提供する給食（食事）の他に，職員の食事提供，会議やパーティーなどのケータリングサービス，海外の医療機関などで盛んに行われている vending sale（自動販売機売上），さらには栄養教育・指導，講座の開催，出張講座，書籍パンフレットなどの販売など給食目的以外の収入源が可能であり，管理栄養士は経営戦略を練り，商品開発やマーケティングを駆使し売上向上策を推し進めることが，結果的に顧客や利用者のサービス向上につながるのである。それこそが，コストマネジメントである。

4. 6　食数管理とは：分類法・分析の手法・食単価

食数管理とは，正確に食数を予測し，必要な食事を提供することにある。ところが，食数は常に変動するため，多くの給食施設では多めに予測し，発注をかけて仕込んでしまう。そのため余分となる食数分がむだとなる可能性が生じる。そこで，統計学を駆使し，過去（10 回分位）の食数統計から「食数予測システム」を構築すると，統計学的な食数予測が可能となる。医療現場などでは急な入院退院の変動要因に対応するために入院退院管理を事前に把握する仕組みを構築する，急な入院の場合の「入院時食」を設け，在庫食品で対応できる献立にするなどの処置がとられる。

食数管理を医療食でたとえると，治療食には一般治療食の他に，特別治療食と加算

表17-5　損益計算書

- 事業年度の経営成績を表し，事業活動によって利益（または損益）がどの程度生じたのかを表すものである。
- その項目が毎期経営的に発生するかどうかで，経営損益の部と特別損益の部に大別される。
- 経営損益の部は会社本来の営業活動に関する営業損益の部と資金調達の付随的な活動に関する営業外損益の部に区分される。

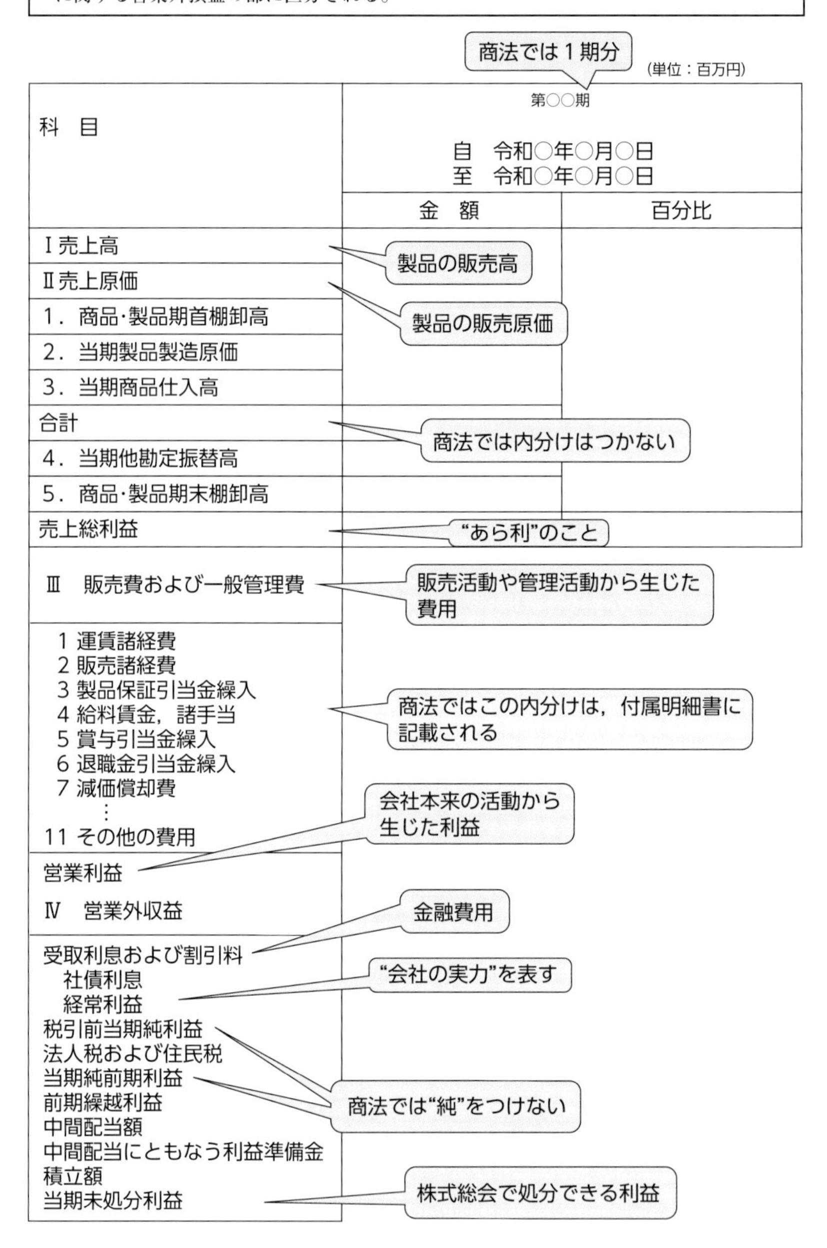

特別食に分類する方法を「第12章　献立管理」で解説したが，この分類ごとの食単価や職員食の食単価，ケータリングサービスの食単価を算定することで比較が可能となる。また，食品群ごとに食単価を計算したり，主菜・主食・副菜・果物など献立ごとに食単価を計算したりすると，どの献立の食単価が高いかがわかる。こうした食単価を計上し，科内のスタッフと情報を共有することがコストマネジメントとなる。また，上司や組織内で給食の現状として，会計報告とともに分析結果を報告することで，管理栄養士に対する信頼を向上させることとなる。

5. 監査対策と品質管理

5.1　品質とは

一般的にいう品質とは，単に製品の質を表す規格（サイズ・数量・重量）やグレード（等級）・品質の高さの他に，適切な納期，価格をも含む総合的なものである。

品質管理の主眼は経済発展と関係する。戦後日本の例で説明すると，①物のない時代に外国の優れた製品を手本に不良品を出さずに同じものをつくることを求めた，戦後から1960年代に至る「How Toの時代」，②その後，1970～1980年代になると，企業は技術力をつけ，何が良い製品やサービスなのかを模索し，どのような製品やサービスを提供すべきかを求めた「Whatの時代」に入る。そして，③1990年代以降になると，価値の高い，必要とされる製品やサービスとは何か，なぜ必要かを考えて製品やサービスを提供する「Whyの時代」に至る経緯を経ている。Whyの時代である現代は，満足や価値の高い製品づくりやサービスの提供，不満足のない範囲で価格の低減化を図る，差異化した製品やサービスの提供を図ることなど，企業は競合のなかで品質戦略を選択する時代である。図17-6と図17-7に品質管理の着眼点の変遷を示す。

HOW TOの時代　1950～1960年代

・不満足の解消
　戦後

外国の優れた製品を手本に，不良品を出さずに同じものをつくることを求めた時代

WHATの時代　1970～1980年代

・満足を高める

技術力をつけ，何が良いかを考え，どのような製品やサービスを提供すべきかを求め，競争力を高めた時代

WHYの時代　1990年代以降

・満足・価値の追求
・不満足のない範囲で徹底的に安く
・差異化した製品やサービス

価値の高い本当に必要な製品やサービスとは何か，なぜ良いものをつくり，市場に提供することが必要かを考える時代

図17-6　品質管理の着眼点の変遷（1）

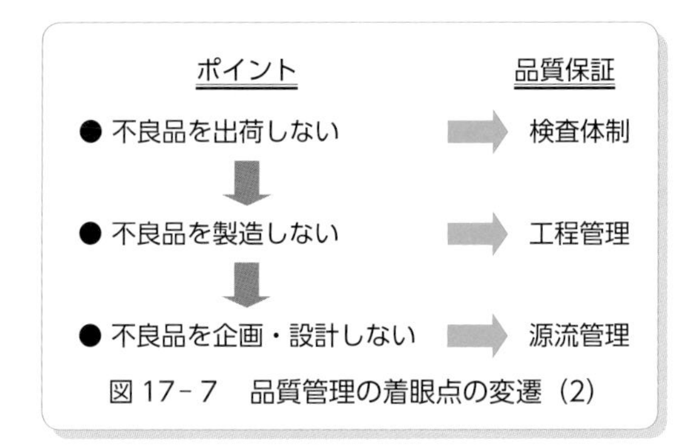

図17-7　品質管理の着眼点の変遷（2）

5.2　品質管理の目的と対象

品質管理は上記でも示したように，消費者や顧客の要求（ニーズ）にあった質の高い製品（品物）やサービスを安く，欲しいときにタイミングよく提供するための管理活動である。品質管理活動の目的には，①製品やサービスの品質を一定以上に確保し，顧客に提供する品質保証（quality assurance）と，②品質の向上や問題解決を図る改善の2つの活動がある。改善は，品質の改善や向上を図る品質改善と，業務上で発生した問題を解決し，有効な方策を模索する問題解決の2通りの改善活動がある。

5.3　給食における品質とは

給食における品質には，①給食（食事），②献立，③食材料，④配膳配食，⑤適時適温給食，⑥栄養管理（栄養基準・栄養アセスメントなど），⑦栄養カウンセリング，⑧栄養教育・指導や講座など，給食管理項目と栄養・食事管理項目が含まれるため，管理栄養士・栄養士は幅広い品質管理の知識が求められる。

5.4　給食の監査

特定給食施設における給食は，健康増進法や食品衛生法の他に給食施設の所轄省庁の示す基準に合わせた監査を受けることになる。その他に国際基準となるISO（国際標準化機構）や医療機関の第三者機関である日本医療機能評価機構などの認定制度があり，各給食業者はこうした認定を受けることで外部からの「お墨付き」を得て，競合他社に有利になれるような戦略をとっている。一方で，民間の給食業者とは違い，他社との競合のない公共の給食施設である学校給食や自衛隊，更生保護施設での認定取得が進んでいない現状がある。課題として品質保証活動を取り入れ，“身内の管理”から第三者の目でみられる品質管理活動を導入する必要があげられよう。そのようななかで，公共の給食施設においても「内部監査」といわれる，組織での積極的な監査を実施し，業務改善につなげる動きもある。

第18章 マーケティング

学習のポイント

マーケティングは事業戦略に欠かせない重要な項目である。経済の成長とマーケティングの発展は相関しており，その主眼も変遷している。給食におけるマーケティング活動の目的，対象を理解し，多様化する給食へのニーズと要望に対応する方策を学ぶ。

1. マーケティングの原理

マーケティングとは単なる市場調査やプロモーション活動のことではなく，「企業および他の組織がグローバルな視野に立ち，顧客との相互理解を得ながら，公正な競争を通じて行う市場創造のための総合的活動である」（日本マーケティング協会）と定義されている。

給食経営管理論が確立される以前は，給食は病院給食や学校給食のように，特定の顧客に商品を提供するため，マーケティングは無関係と考えられてきたが，近年では個別対応の必要性や対象者のニーズ（needs），ウォンツ（wants）（表18-1）に対する満足度向上が当然の時代になり，マーケティングの必要性が示されるようになった。特に社員食堂などは外食産業との競合もあり，売り上げ向上の必要性も相まって，給食経営管理においてマーケティングは，必須項目になっている。

表18-1　ニーズとウォンツ

ニーズ（基本的欲求）	ウォンツ（具体的欲求）
生活のなかにおける基本的な欲求 例）「お腹が空いた」「眠りたい」など	欲求を満たすための具体的な欲求 例）「ラーメンが食べたい」「自分のベッドで横になりたい」など

2. マーケティングの種類と特徴

2.1　マーケティングリサーチ

マーケティングリサーチとは，顧客が真に求めている商品・サービスを開発するために，顧客のニーズ・ウォンツを探るための活動である。

商品やサービスの売り上げから利潤をあげるために，消費者の動向や嗜好を調査・分析をすることである。それらの調査・分析の結果に基づいて商品やサービスの提供を行う行為の意味で使われることもある。

しかし，前者はマーケティングリサーチと呼ばれるマーケティング活動の作業プロセスの一部であるが，必ずしも必要不可欠のものではない。ただし，消費者の動向や嗜好を調査・分析をすることそのものは，調査の実査であり，もともとのリサーチは「調査」と訳されることよりも広く「研究」や「探求」という意味が当てはまる。

したがって，日本語の「マーケティングリサーチ」は「マーケティングサーベイリサーチ」の意味に特化されていると考えたほうが適切である。

また，マーケティングリサーチをもってマーケティングそのものであるとイメージしてしまう向きはビジネス社会においても多く，例えると販売ルート等を理論的に最適化して収益構造を改善するという行為が，マーケティング全般ではマーケティングサーベイリサーチに比して，重要であると考えられることが多い。

2.2 マーケティングミックス

マーケティングの基本的なフレームワークとしてマーケティングミックスがあり，マーケティングの4Pといわれている。これは1960年代前半にアメリカのエドモンド・ジェローム・マッカーシーにより提唱されたものである。近年ではこれを顧客の視点からみたマーケティングの4Cとして提唱されることも多い（表18-2）。

① **プロダクト（Product）；製品**　製品開発はビジネスの根幹であり，サービスやアフターメンテナンスなども含まれ，単純に良い製品づくりをするということではなく，顧客のニーズに添った製品開発が最も重要である。

② **プライス（Price）；価格**　価格決定はマーケティングのなかでもとても重要な位置付けである。高すぎても販売数は伸びず，安すぎれば利益が上がらない。価格決定には地域特性（対象者の年齢・家族構成や収入など）に配慮することも重要である。

③ **プレイス（Place）；流通**　流通は顧客の利便性に配慮する必要がある。首都圏と過疎地では交通機関のインフラの整備状況が全く異なる。

④ **プロモーション（Promotion）；促進**　顧客に対して，どのような方法で製品を伝え，購買意欲につなげるのかはマーケティングにおいて最も重要である。プロモーションにはポスター，チラシ，動画，テレビほかマス・メディアなど様々な方法がある。現在ではターゲットによりSNSなどを利用した新たな方法も始まっている。

表18-2 マーケティングの4Pと4C

販売側視点（プロダクトアウト）	顧客視点（マーケットイン）
4P	4C
Product 製品	Customer Value 顧客価値
Price 価格	Cost 顧客の経費
Place 流通	Convenience 顧客の利便性
Promotion 促進	Communication 顧客とのコミュニケーション

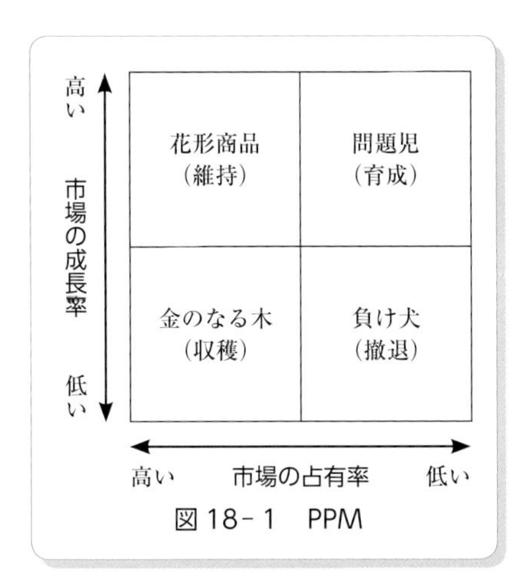

図 18－1　PPM

2.3　プロダクト・ポートフォリオ・マネジメント（PPM）

商品販売をする際に，縦軸の市場の成長率と横軸の競合する企業との市場占有率で，商品の位置を4つに区分し，選択的投資をする方法をプロダクト・ポートフォリオ・マネジメント（PPM）という（図 18－1）。

4つの区分は「花形商品（成長期）」「金のなる木（成熟期・安定期）」「問題児（競争激化期）」「負け犬（停滞期・衰退期）」である。

3. マーケティング戦略

戦略とは，目標を達成するための方針や道筋のことである。マーケティング戦略で表現すると，どんな価値を・誰に・どのように差別化していくかという大きな方針である。給食では新メニューをヒットさせるために，商品コンセプトはどうするのか，ターゲットは誰にするか，いつ発売をするのか，どのように周知するのかなどである。

マーケティング戦略では，はじめにターゲット・マーケティングが必要といわれている。リサーチの対象となるターゲットを絞り込み，そのターゲットのニーズやウォンツを探ることが重要になる。従来は大まかに○○歳代の男女，未婚・既婚，家族構成，などをターゲットに想定していたが，近年では35歳女性，専業主婦，既婚，8歳の男の子ども，通信手段はスマートフォンなどという具体的な人物の想定を行う「ペルソナ」が用いられている。

3.1　標的市場策定のためのSTP

マーケティングの目的である，組織が誰に対してどのような価値を提供するのかを明確にするための要素として，S：セグメンテーション，T：ターゲティング，P：ポジショニングを決めることが必要である。マーケティング戦略策定のプロセスとして，通常マーケティングリサーチとセットで行われる。

（1）セグメンテーション（segmentation，セグメント化）

顧客のニーズごとに市場をグループ化する，つまり市場をセグメントすることをいう。様々な角度から市場調査し，ユーザ層や購買層といったかたちであぶり出し，これらを明確化していくことであり，簡単にいうと切り口という意味である。

（2）ターゲティング（targeting，ターゲット選定）

セグメント化した結果，競争優位を得られる可能性が高い，自らの参入すべき市場セグメントを選定する。選定には，複数のセグメンテーションの軸を組み合わせて行うことが一般的である。その際には，ターゲットの経済的価値（市場規模，成長性）やニーズを分析することが重要である。

（3）ポジショニング（positioning）

顧客に対する利益（ベネフィット）を検討し，自らのポジションを確立する。そのためには，顧客のニーズを満たし，機能やコスト面での独自性が受け入れられるかがポイントとなる。

このようにして，STPにより戦略の基本的方向性が定まると，次にはマーケティングミックスにより実際の各個別戦略が策定される。

コラム

P.F. ドラッカーは「マーケティングの理想は販売を不要にすること」と『断絶の時代』のなかで述べている。この本を出版したのは1968年（邦訳：ダイヤモンド社，1969年）であり，時代を超えて「販売を不要にする理想的なマーケティング」を予見していた。さらにドラッカーはイノベーションにおける重要なこととして，デジタルマーケティングにおける効果測定も，複雑にしようとすれば限りなくできるが，重要な指標は多くなく，本当に優れたマーケターは，本質的な一部の情報からマーケティング戦略を設計し，それは往々にしてシンプルであると，著書『イノベーションと企業家精神』（邦訳：ダイヤモンド社，1985年）のなかで述べている。また，『プロフェッショナルの条件』（邦訳：ダイヤモンド社，2000年）では，成果を上げる人は「最も重要なことから始める」と，繰り返し指摘している。

『現代の経営』（邦訳：ダイヤモンド社，1965年）では，企業の目的は「顧客を創造すること」であると述べ，「アップル」の創始者であるスティーブ・ジョブズがいわゆる市場調査をしなかったことは有名であるが，マーケターはまだ見ぬ顧客を想像し，創造していかなくてはならない。かつて，コンピュータは科学者が使うもので，一般には普及しないと考えられたが，今では全世界でスマートフォンが普及し，老若男女問わず普及している。顧客自身でさえ，欲しいものがわからないときは往々にしてあるが，マーケターが新たな製品やサービスで顧客を創造する必要がある。

4．給食におけるマーケティングの活用

給食施設における顧客へのサービスは特定の利用者が対象になり，外食産業のように不特定多数の顧客が対象にはならないので，ターゲットを定めることは容易であるがマンネリ化を避けるためにもリサーチ（市場調査，ミールラウンド，嗜好調査など）を繰り返し行い，時代の変化を常に意識する必要がある。給食施設の顧客サービスに必要な視点は，①安全・衛生管理，②栄養管理，③食材料管理，④献立管理，⑤生産（調理）・提供管理，⑥原価（コスト）管理，⑦情報提供管理である（**表 18–3**）。

表 18－3　顧客サービスに必要な管理

管理項目	内容
安全・衛生管理	給食従事者の健康管理や人材育成，施設設備の整備，食材料の衛生的な保管と調理・提供
栄養管理	成長促進，健康増進，体力増進，疾病予防，疾病の治療，疾病の重症化予防，高齢者のフレイル予防・低栄養予防
食材料管理	季節の食材料活用，流行の食材料活用，年齢摂食状況に合った食材料活用
献立管理	季節に合わせた料理，新素材を活用した料理，年齢摂食状況に合った料理，利用者のニーズに合った料理
生産（調理）・提供管理	適温調理，適温配膳，適時調理，適時配膳，味付けの工夫，料理に合った器の選択
原価（コスト）管理	原価，食材料・労務・経費の管理
情報提供管理	利用者への料理・献立の情報提供，料理・献立の栄養素表示とその特性の情報提供

第19章 危機管理対策

学習のポイント

わが国は地震大国であり，マグニチュード6以上の地震発生率は世界の20%に及ぶ。豪雨，台風，大雪など1年を通じて自然災害も多い。災害時は，電気・ガス・水道のライフライン，通信，搬送，人的資源の需要が破綻し需要と供給のアンバランスが起こる。状況を把握後，優先順位を決定し資源の供給を行うことが危機管理である。迅速かつ的確な情報収集と日ごろのリスク管理体制，訓練が重要になる。これらのことを踏まえて，リスクの概念とマネジメント方法，災害時の対策，食中毒発生時の対応について理解する。

1. リスクの概念

国際標準化機構（ISO，p.203参照）のリスクマネジメント規格ISO 31000では，リスクとは「目的に対する不確かさの影響」と定義している。リスクは「危機」という意味だと考えがちだが，危機とは「すでに起きていること」であり，リスクは「まだ起きていない不確実なもの」を示す。

2. リスクマネジメントとは

リスクマネジメントとは「これから起こる可能性のある危機・危険に備えておくための活動」であり，想定されるあらゆるリスクを洗い出し，そのリスクが発生したらどのような影響があるかを分析し，それぞれのリスクについて発生を抑止するための方策を検討し優先順位をつけリスク防止策を実行することである。

一方，危機管理（crisis management）は，「すでに起きてしまった事態への対応」であり，危機が発生した場合に，その負の影響を最小限にするとともに，いち早く危機状態からの脱出・回復を図ることが基本であり，起こり得る危機やリスクをリストアップし，災害や影響を最小化できる方法，危機からの早期回復の手立てを検討する。危機は「いつか必ず起きる」という大前提に立って検討をすることが危機管理の第一歩である。

給食施設の栄養・給食部門においては，食の安全が脅かされる事故や災害を回避し，安全で品質管理がなされた食事の提供が行われなければならない。給食施設の危機としては食中毒や感染症，異物混入などの事故につながる誤配膳や衛生管理，災害時における配食の対応などがあげられる。

3. 災害時の給食の役割と対策

災害には地震や風水害，津波などの自然災害と，火災などの人為災害がある。地震による被害には，津波，建物の倒壊，火災の発生，土砂崩れ，液状化現象などがある。災害発生により，私たちの生活を支えている生活インフラといわれる「ライフライン」が途絶える可能性がある。そのような環境でも食事の提供，災害段階に応じた栄養管理を行うことは必須である。

3.1 火　　災

火災発生リスクの軽減のため，消防法第17条第1項，同法施行令第7条に基づき，各施設では防火対策をとるとともに，危機管理として火災発生時の対応について明確にする。防火対策には，①防火避難設備，②消火設備，③火気管理，④警報設備などの管理がある。給食施設で特に注意すべき事項を以下に述べる。

1）防火避難設備

厨房内の防火扉の位置と機能は良好か，廊下や避難通路，避難場所に障害となる物や可燃物等が置かれていないかを確認する。非常口の扉の開閉，誘導灯の点灯，避難器具（救助袋）が使用可能かなどを点検する。

2）消火設備

消火器がフライヤー，コンロや回転釜，オーブンなど加熱機器の近くに配置してあるか，また消火器の設置表示があるか，消火器の損傷の有無，有効期限，消火栓の扉は開閉ができるか，消火栓箱にホース・筒先が収納されているか，などを点検する。

3）火気管理

敷地内は禁煙か，指定の場所で喫煙されているかを確認する。厨房内では火気が使用され，火・煙・湯気などが発生する。設備器具の使用時の換気は十分であるか，ガスコンロのゴム管に劣化・破損はないか，電気機器・器具のコンセントの破損の有無，コンセントがタコ足配線になっていないか，などの確認をする。引火しやすい油類・カセットコンロ用ガス等の保管にも注意する。

4）警報設備

自動火災報知設備は「ベル停止」になっていないか，施設内に一斉放送ができるか，などを点検する。

3.2 水　　害

行政によるハザードマップにより，豪雨による河川の氾濫や下水道の処理能力過剰による浸水や津波などの水害のおそれの有無など，職場や自宅周辺の浸水等の危険区域の把握，独自の危険箇所も洗い出しておく。

近隣の川の堤防が決壊したと想定し，①施設にはどこから水が入ってくるのか，②どこに止水対策をすればよいのか，③浸水から守らなければならないものはどこに移動すればよいのかなども平常時より確認しておく。また，大型水のう，止水板，土のう，備蓄食品，長靴や浮き輪，救命胴衣，ボート，排水ポンプ，ロープや工具などを施設で用意し安全な場所に保管する。また，保管場所も職員に周知する。

3.3　地　　震

地震による被害には，津波，建物の倒壊，火災の発生，土砂崩れなどがある。前述した水害や火災についても配慮しなければならない。災害発生により，ライフラインが途絶える可能性があり，生活インフラには水道，電気，ガス，通信，交通の5つが該当する。

リスクマネジメントとしては，ライフラインに対する現状把握を行い，施設または給食部門の能力を理解しておくことから始まる。

水道は，貯水タンクの水量と使用時間，水道水なのか井戸水なのか，切替はできるのか，などを確認しておく。

電気・ガスは，電力の自家発電は可能なのか，またどのくらいの期間利用できるのか，LPガス（LP；liquefied petroleum）に切り替えて使用できるのか，またLPガスはどのくらい使用できるのか。さらに，ボイラーなどの熱源があるのかなどを確認しておく。

通信手段である電話，SNSや電子メールをはじめラジオ，テレビ，インターネットを介して，施設内外の生活インフラの状況把握，職員の安否確認と人員確保の可否，施設周辺の被害状況，被害範囲を情報収集することで，施設の危機対応能力を評価し，生活インフラへの対策の計画・変更を進めていくことができる。一方，施設の被害状況を行政等へ報告することで人や物資の支援が可能となる。インフラ対策のため施設内外の電話や電子メールなどの通信手段の確認を行い，利用できる手段を確保しなければならない。施設内では，災害状況の情報，病院であれば電子カルテや部門システムの運用の可否を確認し，状況により紙運用，電話・ファクス対応に切り替える必要がある場合は，紙媒体の配布と運用方法を周知しておく。また，食事内容などの個人情報は毎日・毎食更新され，バックアップはできているのか，緊急時のデータ出力が可能かも確認しておく。

交通には大きく4つ，道路・鉄道・空港・港湾がある。いずれも人流・物流ともに考慮しなければならない。各職員の通勤道路が寸断されるなどの情報収集とともに，迂回路の確認，物資の調達ルートや流通方法を確認し決定する。

物流停止に備え，日ごろより災害非常食や備蓄食を確保しておかなければならない。これら水を含む食品類は3日以上，できれば1週間程度の備蓄が推奨されている。備蓄食品の保管場所の周知と在庫管理も行わなければならない。また，必要によりカセットコンロやディスポーザル食器やスプーン，箸なども用意する。

震災などの緊急時に低下する業務遂行能力を補う非常時優先業務遂行のための指揮命令系統を確立し，業務遂行に必要な人材・資源，その配分を準備・計画し，タイムラインに乗せて確実に遂行するためのものを「事業継続計画，BCP；business continuity plan」という。

栄養・食事管理部門においては食事の提供を継続させる計画を立てる必要がある。発災直後からの初動期，急性期，亜急性期の栄養・食事管理部門における時間経過と災害の各段階（フェイズ）に対して継ぎ目なく業務が可及的円滑に行われることが重要である。フェイズに準じた業務運用のための対応項目を**表19-1**に示した。

スタッフの安否確認，被災状況確認にて生活インフラの状況確認を行い，対策本部等に報告（**表19-2**）の上，物流停止など食材料の確保をどのようにするか，災害時の機器使用可能状況，搬送運搬能力を判断し，優先順位を決め，備蓄食品の利用に切り替えるなど，食材料の確保，食事提供方法を進めていく。

厨房設備については，熱源の確保が重要になる。電気使用不可—停電時は，ガスまたはボイラーなどの調理機器の加熱熱源の確認を行い調理する。配膳車や保温庫，冷蔵庫なども停電時は運用が困難であり，調理から速やかに盛りつけ，運搬できる態勢を整える。エレベーターも停止するため搬送時と下膳時の協力・食器洗浄態勢づくりをしておく必要がある。人的資源や水の確保も合わせ決定する。冷蔵庫，冷凍庫は非常電源への運用切替えを可能にしておく。非常用電源については年1回程度の保守点検を実施する。

3.4 備蓄食品

ライフラインが停止した場合に備え，非常時用の備蓄食品を用意しておかなければならない。そのままの状態で食べられるもの，個包装で容易に開封できるもの，容易に搬送・配膳できるものがよいが，給食部門からの搬送状況，個包装の対応が可能かなど，施設や施設利用者のADLや状況を把握し調整する。

備蓄食品の提供には，普通食だけでなく，軟菜・分粥食，嚥下調整食（**表19-3**，災害時嚥下調整食献立例）などの食事形態の対応，アレルギー食の対応，治療食への対応，濃厚流動食や乳児用ミルクと調乳にかかわる資材の準備が必要である。また，飲料水の確保が重要である。さらに箸やスプーン，ディスポーザル食器などの準備をしておく必要がある。施設能力に合わせ調理用の水の確保も準備しなければならない。

備蓄食品においても入替え，定期的な購入，品質管理を行わなければならない。備蓄用に購入して保管する方法と，平常時にも備蓄食品を消費し，消費した分を補充するローリングストック（ランニングストックともいう）がある。

4. 災害以外の危機管理

4.1 医療施設のリスク管理

医療施設においては，医療安全対策委員会，感染対策委員会，その実働として感染対策チーム（ICT：infection control team），リスクマネジメント委員会などの活動，災害対策委員会など，医療安全，感染予防，災害時の対応について危機管理を行ってい

表19-1　災害の各段階（フェイズ）に対応した業務の運用例

	第1段階（フェイズ1）	第2段階（フェイズ2）	第3段階（フェイズ3）	第4段階（フェイズ4）
	発災直後：発災～6時間	超急性期：72時間まで	急性期：1週間程度まで	亜急性期：2週間～1か月程度まで
確認・実施事項	□自身の安全確保 □スタッフの安全確認 □被災状況により避難するか待機かを決定指示 □出火の確認と消火 □災害対策本部への被災状況報告書（第1報）の提出 □緊急連絡網にて栄養管理部門職員の応援要請 □水道の使用について状況確認 □通電状況を確認 □電話・FAX・PHS使用の可否について確認 □電子カルテ使用の可否確認，使用不可の場合，紙運用を連絡 □配膳用エレベータの使用確認 □被災状況をもとに災害対策本部への被災状況報告書（第2報）の提出	□スタッフの勤務シフトの調整 □スタッフは調理施設，調理機器の被災状況の再確認 □食料品納入業者に対し搬入可能かを確認 □代替食提供業者に対し支援可能かの有無を確認 □情報収集より優先順位を設けて対応検討 □入院患者及び受入患者，帰宅困難者について食事提供内容を検討 □エレベータの状況によって本部に応援態勢依頼 □献立作成と食器の準備，残飯廃棄方法の確認を通達	□スタッフの体調確認 □スタッフの休息方法の検討 □スタッフのシフトの検討 □調理施設，調理機器の被災状況について再確認 □必要物品，不足物品の取りまとめ，支援物資を本部に依頼要請 □栄養士に食料品納入業者搬入可能かの確認 □代替食提供業者に支援可能かの確認 □今後の食事提供についてスタッフと検討 □発災直後からの問題点を整理し優先順位を設け対応 □病棟別食数確認と帰宅困難者等の食数一覧表作成 □献立作成と食器等の準備，残飯の廃棄など衛生管理の徹底を通達	□スタッフの体調確認 □スタッフの休息方法の検討 □スタッフのシフトの検討 □調理施設，調理機器の被災状況について再確認 □必要物品，不足物品の取りまとめ，支援物資を本部に依頼要請 □栄養士に食料品納入業者搬入可能かの確認 □代替食提供業者に支援可能かの確認 □今後の食事提供についてスタッフと検討 □発災直後からの問題点を整理，優先順位を設け対応 □再度各病棟別食数確認，帰宅困難者等の食数一覧表作成 □献立作成と食器等の準備，残飯の廃棄など衛生管理の徹底を通達 □スタッフに今後の食事提供方法について指示，通達
食事提供方法	通常調理可能時 □通常調理を栄養士，調理師に通達 □保管状況，納品状況を考慮し栄養士は献立変更	通常調理可能時 □食料品の保存状況を配慮し献立表作成 □調理スタッフに調理開始を指示 □スタッフは問題点等をリーダーに報告		
	非常食を使用する場合 □栄養士に非常食献立を，調理担当者に調理食数を通達 □調理スタッフは非常用倉庫より，非常食，飲料水，ディスポ食器を搬出 □栄養士は病棟別食数確認と一覧表作成 □人員不足があれば本部に協力を要請 □入院患者への食事提供を実施 □次回の食事提供について検討開始 □問題点について災害対策本部へ報告・相談	非常食を使用する場合 □非常食の提供について準備 □栄養士は非常食献立及び調理食数を調理担当者に説明 □調理スタッフは非常用倉庫より，非常食，飲料水，ディスポ食器等必要数を搬出		
		代替食支援による食事提供の場合 □代替支援による食事提供を本部に報告，了承を得る □代替食提供会社に，食数，到着時刻を連絡 □食事運搬のための応援，病棟への連絡を本部に要請	代替食支援による食事提供の場合 □代替食提供会社に実施可能時期，必要な情報について確認 □代替支援による食事提供の実施をスタッフに報告 □代替食提供会社に，食種別食数，到着時刻についての連絡，調整 □代替食の搬入と食事運搬のための応援，病棟連絡を本部に要請 □配膳終了を本部に報告	代替食支援による食事提供の場合 □代替食提供会社に食種別食数を連絡 □食数，到着時間の確認 □受け入れ準備 □人員配置，役割分担を指示 □スタッフは配膳表をもとに代替食を運搬 □本部からの応援スタッフに病棟配膳を指示 □配膳終了を本部に報告
			支援物資による食事提供を行う場合 □支援物資による食事提供準備 □支援物資一覧表をもとに献立作成 □献立作成及び調理食数を調理スタッフに説明 □スタッフは非常用倉庫より，飲料水，ディスポ食器等を搬出	支援物資による食事提供を行う場合 □支援物資一覧表をもとに献立作成 □献立作成及び調理食数をスタッフに説明 □スタッフは非常用倉庫より，飲料水，ディスポ食器等を搬出
栄養管理上の対応	必要水分量の確保・栄養バランスを考慮した最低限の食事の確保 乳幼児・嚥下困難者・アレルギー食の対応	必要水分量の確保・栄養バランスを考慮した最低限の食事の確保 乳幼児・嚥下困難者・アレルギー食の対応	乳幼児・嚥下困難者・アレルギー食の対応 熱量・たんぱく質・ビタミン・ミネラル不足の改善 慢性疾患患者に対する食事の対応	乳幼児・嚥下困難者・アレルギー食の対応 熱量・たんぱく質・ビタミン・ミネラル不足の改善 慢性疾患患者に対する食事の対応

表19-2　被災状況報告書（栄養部）の例

災害発生　　月　　日　　時　　分　　　　　　　　災害対策本部へ提出

第　　報　　月　　日　　時　　分　　　　　　　　報告者：

職員被災状況

	職　名	勤務者数
出勤者	栄養士（うち管理栄養士）	（　）名
	調理師	名
	調理補助職員	名
	洗浄職員	名
	計	名
週休者	栄養士（うち管理栄養士）	（　）名
	調理師	名
	調理補助職員	名
	洗浄職員	名
	計	名
出勤可能者	栄養士（うち管理栄養士）	（　）名
	調理師	名
	調理補助職員	名
	洗浄職員	名
	計	名

氏　名	安否確認できた場合は「○」	外傷　有・無どちらかに○する	外傷等の部位・状況	歩行　可・不可どちらかに○する
		有・無		可・不可
		有・無		可・不可
		有・無		可・不可
		有・無		可・不可
		有・無		可・不可
		有・無		可・不可
		有・無		可・不可
		有・無		可・不可
		有・無		可・不可
		有・無		可・不可
		有・無		可・不可
		有・無		可・不可
		有・無		可・不可
		有・無		可・不可
		有・無		可・不可
		有・無		可・不可

被災状況

壁・天井の破損	無・有（　　　　）	調理への支障：無・有（　　　　）
落下物の危険	無・有（　　　　）	調理への支障：無・有（　　　　）
漏水・排管破損	無・有（　　　　）	調理への支障：無・有（　　　　）
調理機器の被害	無・有（　　　　）	調理への支障：無・有（　　　　）
冷凍・冷蔵庫の被害	無・有（　　　　）	調理への支障：無・有（　　　　）
温冷配膳車の被害	無・有（　　　　）	調理への支障：無・有（　　　　）

使用可○
一部使用可△
使用不可×

調理室	エレベーター	電　気	ガ　ス	水　道	ボイラー

使用可○
一部使用可△
使用不可×

事務室	電　気	電　話	FAX	PHS	電子カルテ・部門システム	プリンタ

食材料備蓄状況
数量（または人分）

精　米	冷蔵食品	冷凍食品	流動食	調味料	飲料水	非常食

食事提供　　　月　　日（　　）食　　通常どおり　　非常食　　代替食（調整内容：　　　　）

食事オーダー
何れかに「○」をする　　　通常どおり　　電話　　FAX　　電話＆FAX

連絡事項
＊本部・病棟への連絡　　　配膳時の応援要請　　無・有　（場所：　　　　　人員数：　　名）

【栄養部】（内線）9000　（FAX）9090　　　【災害対策本部】（内線）1234　（FAX）9876

表19-3 アレルギー表示 非常・災害時の献立例 嚥下調整食

		食品名	主な原材料	内容量	エネルギー kcal	水分 mL	たんぱく質 g	脂質 g	炭水化物 g	食塩相当量 g	卵	乳	小麦	そば	落花生	えび	かに		ゼラチン	大豆		りんご
1日目	朝	市販 ミキサーかゆ(レトルト)	米粉・砂糖・ゲル化剤・乳酸カルシウム	200 g	76	181	1.2	0.4	16.8	0.1												
		うめびしお 小袋	梅肉，リンゴ果肉，砂糖，調味料（アミノ酸），アントシアニン色素，香料	8 g	4.8		0.048	0.064	1	0.61												○
		市販 卵豆腐	鶏卵，食塩，調味料（アミノ酸等），ピロリン酸四カリウム，〈スープ〉しょうゆ，食塩，砂糖，みりん，かつおエキス，酒精，調味料（アミノ酸等），酸味料	100 g	79	85.2	6.4	5	3	0.9	○		○							○		
		飲むゼリー飲料	砂糖，りんご果汁，乳酸菌飲料（殺菌），ホエイタンパク，デキストリン，植物油，ゼラチン，水溶性食物繊維，寒天，香料，増粘多糖類，乳化剤	215 g	200	167.7	8.2	4.4	33.2	0.08		○							○			○
		水 500 mL×24 本入り	−	500 mL		500																
		市販とろみ食品	デキストリン，キサンタンガム，乳酸カルシウム	3 g	7.9	0.3	0.05	0.03	1.9	0.04												
	昼	市販 ミキサーかゆ(レトルト)	米粉・砂糖・ゲル化剤・乳酸カルシウム	200 g	76	181	1.2	0.4	16.8	0.1												
		のり佃煮 小袋	しょうゆ，砂糖，水飴，干しヒトエグサ，馬鈴薯でんぷん，はちみつ，カラメル色素，増粘多糖類	8 g	12		0.32	0.048	2.6	0.47			○							○		
		市販 ムース状 豆腐風味 栄養補助食品	豆乳，還元澱粉分解物，大豆粉，植物油脂，コラーゲンペプチド，粉末状大豆たん白，でん粉，ゼラチン，乾燥酵母，さとうきび抽出物，ブドウ糖，ゲル化剤（増粘多糖類），クエン酸 Na，乳化剤	128 g	200	83	8.2	5.9	28.6	0.5									○	○		
		袋塩 0.5 g	−	0.5 g	0	0	0	0	0	0.5												
		ヨーグルト	生乳，乳製品，砂糖，乳たんぱく質	70 g	63	54	3	0.6	10.2	0.1		○							○			
	夕	市販 ミキサーかゆ(レトルト)	米粉・砂糖・ゲル化剤・乳酸カルシウム	200 g	76	181	1.2	0.4	16.8	0.1												
		袋塩 0.5 g	−	0.5 g	0	0	0	0	0	0.5												
		市販 茶碗蒸し風 栄養補助食品	デキストリン，鶏卵，コラーゲンペプチド，かつお節調味液，植物油，ゲル化剤，調味料（アミノ酸等），香料，乳化剤	80 g	120	58.6	6	3.3	12.6	0.5	○								○	○		
		カップゼリー 栄養補助食品	砂糖，コラーゲンペプチド，ブドウ果汁，乾燥酵母，乳酸 Ca，ゲル化剤，酸味料，香料，V.C，	77 g	180	57.7	6.2	0	13.8	0.11									○			
		水 500 mL × 24	−	500 mL		500																
		市販とろみ食品	デキストリン，キサンタンガム，乳酸カルシウム	3 g	7.9	0.3	0.05	0.03	1.9	0.04												
					1,103	2,050	42.1	20.6	159.2	4.7	※											

※この欄には，食物アレルギー特定原材料7品目および表示推奨21品目の食品名が記載される（紙幅の都合で一部略）

る。

毎月，医療安全ラウンド，医療安全情報の発信，医療安全委員会を開催し，インシデント・アクシデント報告，オカレンス報告を行う。また，インシデント事例検討会なども開催しスタッフの意識向上を進めている。さらに病院間での医療安全相互チェックが実施されている。

インシデントとは，「誤った医療行為などが患者に実施される前に発見されたもの」あるいは「誤った医療行為が実施されたが，結果として患者に影響をおよぼすに至らなかったもの」をいい，ヒヤリ・ハットといわれる。アクシデントは，「医療事故」を意味し，医療行為のなかで患者に傷害がおよび，すでに損害が発生しているものをいう。オカレンスとは 医療行為に関連した合併症や副作用のことをいう。

医療安全委員会が定期的に開催され，各部門からインシデント・アクシデントレポート報告をもとに，その分析を行い，様々な事故の発生を検討し，予防策を立て，その内容を周知徹底する。さらに院内での情報を共有化し，事故を未然に防ぐ取り組みを行う。給食部門インシデント発生事例としては，異物混入や誤配膳，アレルゲンの提供などが多く報告され，これらの事故を防ぐための対策として活用している。

トピック

2020 年新型コロナウイルス感染症

2020 年 1 月に中国での感染流行をはじめとして，瞬く間に世界中で新型コロナウイルス感染症が発生した。わが国における感染症対策としての診療の対応，特に給食管理における食事提供について述べる。

医療では「帰国者・接触者外来」「新型コロナウイルス感染患者入院受入れ」について都道府県からの要請や「発熱外来」の設置を検討しなければならない。臨時感染対策委員会を開催し病院機能，機器設備や薬剤・備品の確保，人員それらの余剰を踏まえ，対応が決定される。新型コロナウイルス陽性患者の入院受入れは，軽度，中等度，重症者など病院機能に合わせたものとなる。委員会により病院の方針が決定され，それに従い進められる。また対応の解除についても審議される。

疑い患者の対応フローの作成，患者の受入れまでの予防策の周知等については，ここでは省略する。

栄養管理部門内の職員の衛生・体調管理

職員によるクラスター（集団感染）の発生は避けなければならない。建物への入室時，作業前，1 つの作業終了ごとの手洗い，1 日数回のドアノブや取っ手などのアルコールによる拭き取り清掃を徹底する。職員の日々の体調管理と検温を実施する。体温 37.5℃以上または平熱より高い場合は，職場長に報告を行う。原則，自宅での待機にて経過観察と報告を受け，受診などの対応を指示する。PCR 検査で陽性者が判明した場合は，濃厚接触者も同様に検査を実施し，結果により治療または 2 週間の経過観察を行うことになる。集団感染の発生を想定し，給食会社や近隣の病院と代行保証の契約を結んでおく。

栄養指導・病棟訪問

栄養指導や病棟訪問などでは滞在時間が長くならないように配慮する。指導の際は，指導者もマスクを着用し，アクリルシートなどで飛沫感染を防止する。外来栄養食事指導料の令和 2 年度診療報酬改定では，情報通信機器を用いた場合（180 点）にも算定可能とあり，新型コロナウイルス感染症予防のためにも，よりオンラインでの指導が進むであろう。

食事提供

新型コロナウイルス感染症の主要な感染経路は，飛沫感染と接触感染であり，食品（生で喫食する野菜・果実や鮮魚介類を含む）を介して新型コロナウイルス感染症に感染したとされる事例は報告されていないため，製造，流通，納品，調理，配膳等の各段階で，食品取扱者の体調管理やこまめな手洗い，手指消毒用アルコール等による手指の消毒，咳エチケットなど，通常の食中毒予防のために行っている一般的な衛生管理が実施されていれば心配する必要はない。大量調理施設衛生管理マニュアルに準じて対応する。万が一感染者が職場で発生しても食材の廃棄は不要である。

食事の引き渡し

食事を病棟まで搬送し，衛生エリア内の所定の位置で引き渡しを行う。患者の横を通っただけでは感染はしないが，患者搬送経路の確認，患者専用エレベーターとは別のエレベーターを利用し，調理室から病棟までの搬送経路を明確にする。

引き渡し場所や配膳方法をあらかじめ病棟スタッフ，栄養管理部門スタッフに周知しておく。

①温冷配膳車を利用しディスポ食器にて盛りつけ配膳。
②調理室出発，コロナ専門病棟清潔エリア所定位置まで搬送。
③清潔エリア担当看護師が，配膳車搬送所定位置前に到着，配膳担当者は声かけし，その場を去る。
④清潔エリア担当看護師は，配膳車からトレーを取り出し，汚染エリア内のワゴン上にある消毒された病棟内専用トレーに食札・ディスポ食器を載せ替える。運んできたトレーは配膳車内に差込み返却する。
⑤汚染エリア担当看護師は，④の食事を配膳する。
⑥後ほど病棟へ下膳担当者は配膳車を取りにいく。
⑦調理室に戻った配膳車は，通常通り，次亜塩素酸ナトリウムで消毒，トレーは洗浄後，消毒保管庫で加熱消毒される。

下膳・洗浄・保管

新型コロナウイルスは熱（80℃以上 10 分）および塩素系消毒剤（次亜塩素酸ナトリウム，亜塩素酸水，次亜塩素酸水等濃度が 0.05%）やアルコール（濃度 70% 以上 95% 以下のエタノール）に弱いことがわかっている。患者が喫食後，食器やトレーなどは，洗浄室に搬送され洗浄後，熱風消毒庫での乾燥保管を行う。熱風消毒庫がない場合などは，アルコールや次亜塩素酸ナトリウムで消毒する。中性洗剤で洗浄することも有効である。

スタッフは配膳・下膳時も陽性患者や患者が食した後の残食やトレー・食器などにより感染リスクがある。ディスポ食器を使用し，残飯ごとビニール袋に入れ，ビニール袋の外面をアルコールで拭き上げて病棟より廃棄物として出すほうが安全といえる。配膳・下膳に利用するトレーやワゴンは病棟内専用で使用する。栄養管理部門から病棟までの下膳に使用するワゴンも洗浄室前にて消毒を行う。これらは感染防止のため徹底する必要がある。

2020 年世界中に広まった新型コロナウイルス感染症に対応した給食管理，食事提供について説明したが，これまで 2002 年 SARS コロナウイルスによる重症急性呼吸器症候群，2012 年 MERS コロナウイルスによる中東呼吸器症候群により，重症や死に至る肺炎の大規模な発生が起こっている。今後も同様の世界規模のウイルス感染の発生が予測される。この対処事例が一助となることを願う。

4.2 偽装表示

食品偽装表示には，賞味期限や消費期限を偽装して廃棄すべき食品を販売して利益を上げることや食品の産地や原材料を偽装し，本来の品質にふさわしくない値段で販売し，利益を上げることがあげられる。食品の賞味期限や消費期限は，JAS法に基づいて消費者が安全においしく食べられるように食品会社が科学的根拠をもとに設定しなければならない。また，食品の産地や原材料についても，食品表示法によって国内で販売されているすべての食品に表示が義務付けられている。

食材料の検収では，検収簿に記載された品名，規格，数量，鮮度等と，納品された食材料が相違ないか点検，確認する。簡易放射温度計にて食材料の温度を計測し，適正な温度かを確認し，検収簿に品温を記入する。また，食材料の賞味（消費）期限，異物の混入や品質に問題がないかを確認し，期限切れや異常が認められた場合は返品交換とする。

4.3 食中毒

発生防止の努力にもかかわらず，施設において食中毒が発生した場合には，速やかに保健所へ連絡し，保健所の指示に基づいて対応するとともに，施設利用者への影響を最小限に止め最善の措置を講じる。食中毒発生時の対応について**図19-1**に示す。

下痢や嘔吐症状などの患者が発症し食中毒が疑われる場合には，発生時関係部門，病院であれば入院患者と看護部門に聞き取り調査を実施し，状況を把握する。食中毒が確定される場合には，感染対策委員会が招集され，診療・治療を開始し，情報収集後，保健所へ届け出ることになる。栄養・食事管理部門では直ちに保存検食の廃棄を中止し，管轄保健所の指示に従う。

管轄保健所の拭き取り検査終了後は，直ちに清掃・消毒に入り，保健所の指示があるまでの間は，衣服・手洗いの完全消毒実施の上，すべて調理は加熱調理とすることが原則である。検査終了後，管轄保健所の指示に従い，患者食の確保を行うが，施設内の調理室や病棟配膳室の使用の有無，非常食の提供または配膳車・食器，他の機器の使用や調理師の就業等が可能かを確認する。

保健所から数日間，調理室および調理機器の使用禁止，調理師の調理作業の停止を指示された場合は，調理または配膳場所の確保，ディスポーザル食器の使用，他施設からの人的応援，災害備蓄食の利用，パンや牛乳などの出入り業者からの搬入の有無，仕出し弁当などの外注や給食会社に依頼することも想定し代行保証を行っておかなければならない。食中毒等危機管理体制における確認事項を参照し，食事の提供，再開に向け準備を行う。

4.4 異物混入

異物混入には，動物性・植物性・鉱物性がある（**表19-4**）。

金属片・木片等の硬いものや植物の有毒成分・病原菌を媒介するネズミの糞・ゴキ

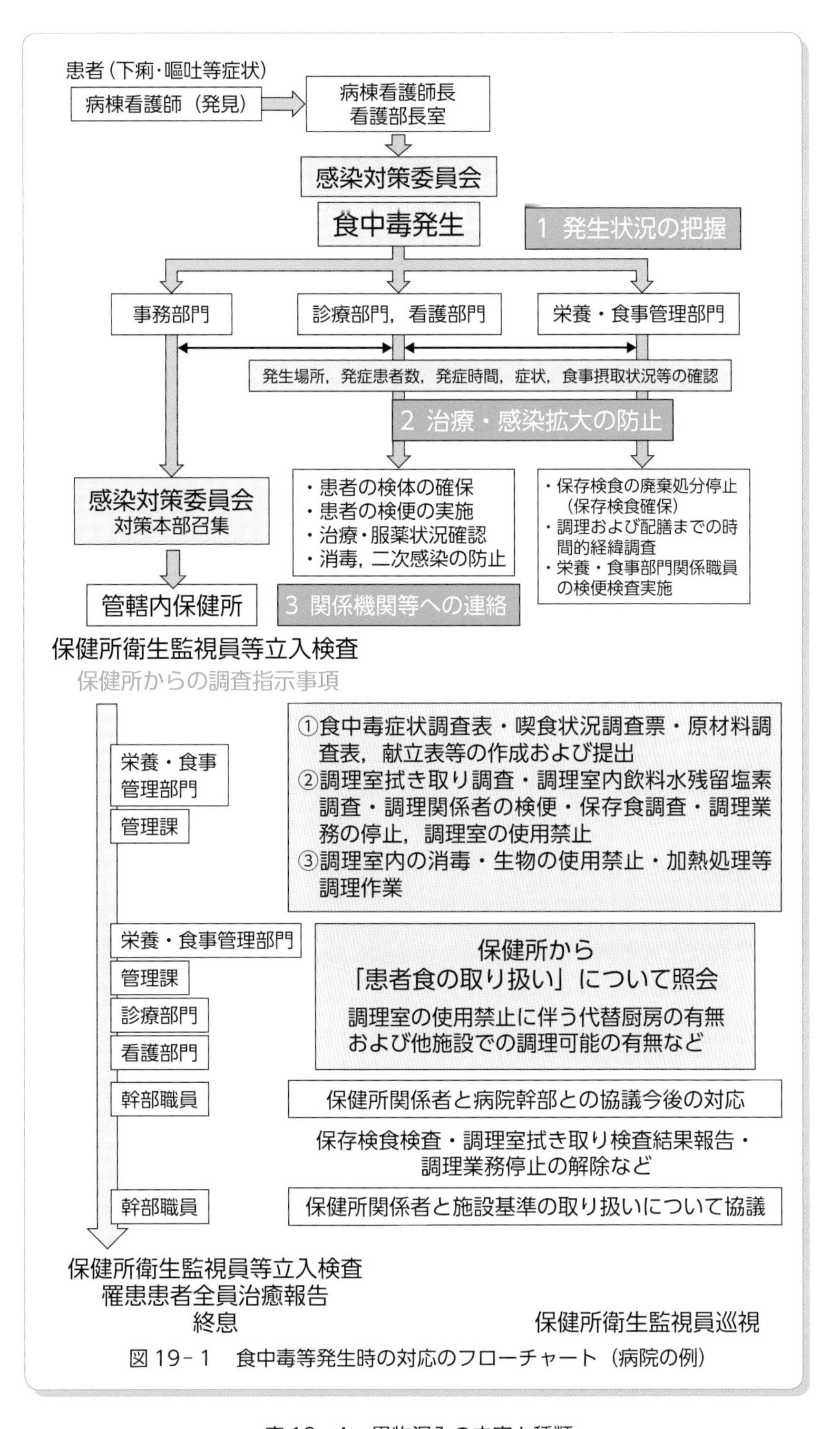

図 19-1　食中毒等発生時の対応のフローチャート（病院の例）

表 19-4　異物混入の内容と種類

動物性異物混入	植物性異物混入	鉱物性異物混入
人の毛髪・爪・歯等身体の一部，ネズミや動物の体の一部やその排泄物，昆虫類やその排泄物	食さない植物（木片・もみがら・植物の有毒成分部分等），紙類，カビ類，ゴム片	小石や砂，貝殻片，金属片，ガラス片等

ブリ，ハエなどの昆虫の危険異物混入は食すと健康被害に直結する。健康被害を免れても虫体や毛髪類等の不快異物混入は不衛生感をもたらすだけではなく，目視や触感により確認しやすいために，利用者の食欲減退や拒否，苦情につながる。

調理室における異物混入防止対策として，食材料の検収が重要である。納品時間，数量，賞味期限，消費期限，鮮度，品温，包装，ロットや製造年月日，原産地，異物の混入を確認する。さらに保管方法にも注意しなければならない。保存中の変質，ネズミやハエ，ゴキブリ等からの汚染，使用前の異味，異臭，変色，カビの発生の有無，容器の破損，糞の混入，賞味期限が切れていないか，異常はないかを確認して使用する。調理室内の作業書類に添付したセロハンテープやステップラーの芯，野菜などの小包装のゴム，ビニールの袋などを調理室内に持ち込まないことが原則である。

調理室入室前には着衣の点検，確認を行う。清潔な白衣，マスクや帽子を正しく身に付けているか，白衣に糸くずや髪の毛などが付着していないか，爪の伸び過ぎやピアスを使用していないかを点検し，問題があれば対応する。作業時の予防は，フィルターの使用，機械設備の点検，金属探知機の使用，目視による確認を行う。最近は混入時に目視で発見しやすいため，鮮やかな青色の絆創膏や手袋などが使用される。

根菜類，葉野菜類や干ししいたけ，海藻類など自然物乾燥品は製造工程等で異物の混入のおそれの高い食品であり，下処理では水洗いは複数回行い，湯で戻して使用する食品も十分に水洗いし，異物や昆虫等の混入がないかを確認する。調理，盛りつけ，配膳段階ごとに異物や昆虫等の付着・混入がないかを確認しながら作業する。異物や昆虫等の混入が認められた場合は，使用を中止する。

機器の一部や器材などはナットの緩みを確認し操作する。スライサーやミキサーの刃の破損の確認と試運転を行い，異音などの点検を行う。これらの項目に対して点検表を作成し，入室時，作業開始時，終了時に確認する。注意していても異物混入が発生することがある。発生時は利用者の安全，被害状況の確認，対応，十分な説明が責務である。事例について，混入経路の確認，排除方法などを検証し再発予防に努めなければならない。大量混入のおそれ，危険な異物混入が発生した場合は，対象者の被害状況を確認し，施設内での安全対策委員会対策室を設立し，被害拡大の対策を講じる。

5. 法律遵守（コンプライアンス）

危機を回避するために，食品衛生法，HACCPシステム，国際規格ISO認証制度，PL（Product Liability）法などの法令等による規制がある。

食品衛生法は，わが国において飲食によって生ずる危害の発生を防止するための法律である。食品と添加物などの基準・表示・検査などの原則を定める。食器，割ぽう具，容器，包装，乳児用おもちゃについても規制の対象となっている。2018（平成30）年6月に公布された食品衛生法等の一部改正により，すべての食品等事業者にHACCPに沿った衛生管理の取組みが義務化された。HACCPは，危害分析に基づく重要管理点を定めるための管理手法であり，微生物汚染や異物混入を防止するための工程管理がHACCPの目的である。運営手順など詳細は，第9章を参照されたい。

ISOとは，スイスのジュネーブに本部を置く非政府機関で，International Organization for Standardization（国際標準化機構）の略称である。ISOが制定した規格をISO規格といい，国際的な取引をスムーズにするために，製品やサービスに関して「世界中で同じ品質，同じレベルのものを提供できるようにしよう」という国際的な基準である。国際基準ISO 31000が2009（平成21）年11月に総合的なリスクマネジメントに関する規格としてはじめて示された。危機管理を単なる現場レベルのリスク対応枠にとどめず，組織を指揮統制レベルに引き上げ，危機管理を経営機能の1つに位置付けされた。手法は，具体的なプロセスが示され，①コミュニケーションおよび協議，②組織の状況の確定，③リスクアセスメント（リスク特定・リスク分析・リスク評価），④リスク対応，⑤モニタリングおよびレビューが基本的な流れである。

PL法は製造責任法のことであり，製品の欠陥によって生じた損害を製造業者に賠償させることができることを定めた法律である。工場製品や食品加工だけでなく，提供した料理による食中毒なども調理をした側が責任を負い，裁判事例も存在する。

引用・参考文献

- 内閣府：平成22年版　防災白書（2010）
- 日本規格協会：ISO31000　2018リスクマネジメント―指針　第2版　平成31年1月21日改正日本工業標準調査会審議（2018）
- 厚生労働省：ISO 31000：2009リスクマネジメント解説と適用ガイド（Management System ISOリスクマネージメントマニュアル作成指針（2009）
- 厚生労働省医政局指導課：病院におけるBCPの考え方に基づいた災害対策マニュアルについて　BCPの考え方に基づいた病院災害対応計画作成の手引き　平成25年3月医政指発0904第2号，平成25年9月4日
- 国立大学法人東北大学東北大学病院：防災・業務継続計画（略称：病院BCP）第2版（2019）
- 沖縄市教育委員会：沖縄市学校給食センター異物混入対応マニュアル（2018）
- 厚生省保健医療局国立病院部政策医療課：リスクマネージメントマニュアル作成指針　リスクマネージメントスタンダード　マニュアル作成委員会　https://www.mhlw.go.jp/www1/topics/sisin/tp1102-1_12.htmL#no2（閲覧2019年8月）
- 新型コロナウイルスの消毒・除菌方法について（厚生労働省・経済産業省・消費者庁特設ページ）　https://www.mhlw.go.jp/stf/seisakunitsuite/bunya/syoudoku_00001.html（閲覧2020年6月）

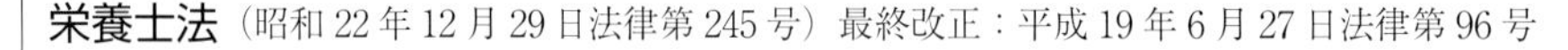

栄養士法（昭和22年12月29日法律第245号）最終改正：平成19年6月27日法律第96号

第1条　この法律で栄養士とは，都道府県知事の免許を受けて，栄養士の名称を用いて栄養の指導に従事することを業とする者をいう。

②　この法律で管理栄養士とは，厚生労働大臣の免許を受けて，管理栄養士の名称を用いて，傷病者に対する療養のため必要な栄養の指導，個人の身体の状況，栄養状態等に応じた高度の専門的知識及び技術を要する健康の保持増進のための栄養の指導並びに特定多数人に対して継続的に食事を供給する施設における利用者の身体の状況，栄養状態，利用の状況等に応じた特別の配慮を必要とする給食管理及びこれらの施設に対する栄養改善上必要な指導等を行うことを業とする者をいう。

第2条　栄養士の免許は，厚生労働大臣の指定した栄養士の養成施設（以下「養成施設」という。）において2年以上栄養士として必要な知識及び技能を修得した者に対して，都道府県知事が与える。

②　養成施設に入所することができる者は，学校教育法（昭和22年法律第26号）第90条に規定する者とする。

③　管理栄養士の免許は，管理栄養士国家試験に合格した者に対して，厚生労働大臣が与える。

第3条　次の各号のいずれかに該当する者には，栄養士又は管理栄養士の免許を与えないことがある。

一　罰金以上の刑に処せられた者

二　前号に該当する者を除くほか，第1条に規定する業務に関し犯罪又は不正の行為があつた者

第3条の2　都道府県に栄養士名簿を備え，栄養士の免許に関する事項を登録する。

②　厚生労働省に管理栄養士名簿を備え，管理栄養士の免許に関する事項を登録する。

第4条　栄養士の免許は，都道府県知事が栄養士名簿に登録することによつて行う。

②　都道府県知事は，栄養士の免許を与えたときは，栄養士免許証を交付する。

③　管理栄養士の免許は，厚生労働大臣が管理栄養士名簿に登録することによつて行う。

④　厚生労働大臣は，管理栄養士の免許を与えたときは，管理栄養士免許証を交付する。

第5条　栄養士が第3条各号のいずれかに該当するに至つたときは，都道府県知事は，当該栄養士に対する免許を取り消し，又は1年以内の期間を定めて栄養士の名称の使用の停止を命ずることができる。

②　管理栄養士が第3条各号のいずれかに該当するに至つたときは，厚生労働大臣は，当該管理栄養士に対する免許を取り消し，又は1年以内の期間を定めて管理栄養士の名称の使用の停止を命ずることができる。

③　都道府県知事は，第1項の規定により栄養士の免許を取り消し，又は栄養士の名称の使用の停止を命じたときは，速やかに，その旨を厚生労働大臣に通知しなければならない。

④　厚生労働大臣は，第2項の規定により管理栄養士の免許を取り消し，又は管理栄養士の名称の使用の停止を命じたときは，速やかに，その旨を当該処分を受けた者が受けている栄養士の免許を与えた都道府県知事に通知しなければならない。

第5条の2　厚生労働大臣は，毎年少なくとも1回，管理栄養士として必要な知識及び技能について，管理栄養士国家試験を行う。

第5条の3　管理栄養士国家試験は，栄養士であつて次の各号のいずれかに該当するものでなければ，受けることができない。

一　修業年限が2年である養成施設を卒業して栄養士の免許を受けた後厚生労働省令で定める施設において3年以上栄養の指導に従事した者

二　修業年限が2年である養成施設を卒業して栄養士の免許を受けた後厚生労働省令で定める施設において2年以上栄養の指導に従事した者

三　修業年限が4年である養成施設を卒業して栄養士の免許を受けた後厚生労働省令で定める施設において1年以上栄養の指導に従事した者

四　修業年限が4年である養成施設であつて，学校（学校教育法第1条の学校並びに同条の学校の設置者が設置している同法第124条の専修学校及び同法第134条の各種学校をいう。以下この号において同じ。）であるものにあつては文部科学大臣及び厚生労働大臣が，学校以外のものにあつては厚生労働大臣が，政令で定める基準により指定したもの（以下「管理栄養士養成施設」という。）を卒業した者

第5条の4　管理栄養士国家試験に関して不正の行為があつた場合には，当該不正行為に関係のある者について，その受験を停止させ，又はその試験を無効とすることができる。この場合においては，なお，その者について，期間を定めて管理栄養士国家試験を受けることを許さないことができる。

第5条の5　管理栄養士は，傷病者に対する療養のため

必要な栄養の指導を行うに当たつては，主治の医師の指導を受けなければならない。
第6条　栄養士でなければ，栄養士又はこれに類似する名称を用いて第1条第1項に規定する業務を行つてはならない。
②　管理栄養士でなければ，管理栄養士又はこれに類似する名称を用いて第1条第2項に規定する業務を行つてはならない。
第6条の2　管理栄養士国家試験に関する事務をつかさどらせるため，厚生労働省に管理栄養士国家試験委員を置く。
第6条の3　管理栄養士国家試験委員その他管理栄養士国家試験に関する事務をつかさどる者は，その事務の施行に当たつて厳正を保持し，不正の行為がないようにしなければならない。
第6条の4　この法律に規定する厚生労働大臣の権限は，厚生労働省令で定めるところにより，地方厚生局長に委任することができる。
②　前項の規定により地方厚生局長に委任された権限は，厚生労働省令で定めるところにより，地方厚生支局長に委任することができる。
第7条　この法律に定めるもののほか，栄養士の免許及び免許証，養成施設，管理栄養士の免許及び免許証，管理栄養士養成施設，管理栄養士国家試験並びに管理栄養士国家試験委員に関し必要な事項は，政令でこれを定める。
第7条の2　第6条の3の規定に違反して，故意若しくは重大な過失により事前に試験問題を漏らし，又は故意に不正の採点をした者は，6月以下の懲役又は50万円以下の罰金に処する。
第8条　次の各号のいずれかに該当する者は，30万円以下の罰金に処する。
一　第5条第1項の規定により栄養士の名称の使用の停止を命ぜられた者で，当該停止を命ぜられた期間中に，栄養士の名称を使用して第1条第1項に規定する業務を行つたもの
二　第5条第2項の規定により管理栄養士の名称の使用の停止を命ぜられた者で，当該停止を命ぜられた期間中に，管理栄養士の名称を使用して第1条第2項に規定する業務を行つたもの
三　第6条第1項の規定に違反して，栄養士又はこれに類似する名称を用いて第1条第1項に規定する業務を行つた者
四　第6条第2項の規定に違反して，管理栄養士又はこれに類似する名称を用いて第1条第2項に規定する業務を行つた者

健康増進法（平成14年8月2日法律第103号）最終改正：令和元年6月7日法律第26号

（目的）
第1条　この法律は，我が国における急速な高齢化の進展及び疾病構造の変化に伴い，国民の健康の増進の重要性が著しく増大していることにかんがみ，国民の健康の増進の総合的な推進に関し基本的な事項を定めるとともに，国民の栄養の改善その他の国民の健康の増進を図るための措置を講じ，もって国民保健の向上を図ることを目的とする。
（市町村による生活習慣相談等の実施）
第17条　市町村は，住民の健康の増進を図るため，医師，歯科医師，薬剤師，保健師，助産師，看護師，准看護師，管理栄養士，栄養士，歯科衛生士その他の職員に，栄養の改善その他の生活習慣の改善に関する事項につき住民からの相談に応じさせ，及び必要な栄養指導その他の保健指導を行わせ，並びにこれらに付随する業務を行わせるものとする。　（第2項略）
（都道府県による専門的な栄養指導その他の保健指導の実施）
第18条　都道府県，保健所を設置する市及び特別区は，次に掲げる業務を行うものとする。
一　住民の健康の増進を図るために必要な栄養指導その他の保健指導のうち，特に専門的な知識及び技術を必要とするものを行うこと。
二　特定かつ多数の者に対して継続的に食事を供給する施設に対し，栄養管理の実施について必要な指導及び助言を行うこと。
三　前2号の業務に付随する業務を行うこと。
2　都道府県は，前条第1項の規定により市町村が行う業務の実施に関し，市町村相互間の連絡調整を行い，及び市町村の求めに応じ，その設置する保健所による技術的事項についての協力その他当該市町村に対する必要な援助を行うものとする。
（栄養指導員）
第19条　都道府県知事は，前条第1項に規定する業務（同項第1号及び第3号に掲げる業務については，栄養指導に係るものに限る。）を行う者として，医師又は管理栄養士の資格を有する都道府県，保健所を設置する市又は特別区の職員のうちから，栄養指導員を命ずるものとする。
（特定給食施設の届出）
第20条　特定給食施設（特定かつ多数の者に対して継続的に食事を供給する施設のうち栄養管理が必要なものとして厚生労働省令で定めるものをいう。以下同じ。）を設置した者は，その事業の開始の日から1月以内に，その施設の所在地の都道府県知事に，厚生労働省令で定める事項を届け出なければならない。

2　前項の規定による届出をした者は，同項の厚生労働省令で定める事項に変更を生じたときは，変更の日から1月以内に，その旨を当該都道府県知事に届け出なければならない。その事業を休止し，又は廃止したときも，同様とする。

（特定給食施設における栄養管理）

第21条　特定給食施設であって特別の栄養管理が必要なものとして厚生労働省令で定めるところにより都道府県知事が指定するものの設置者は，当該特定給食施設に管理栄養士を置かなければならない。

2　前項に規定する特定給食施設以外の特定給食施設の設置者は，厚生労働省令で定めるところにより，当該特定給食施設に栄養士又は管理栄養士を置くように努めなければならない。

3　特定給食施設の設置者は，前2項に定めるもののほか，厚生労働省令で定める基準に従って，適切な栄養管理を行わなければならない。

（指導及び助言）

第22条　都道府県知事は，特定給食施設の設置者に対し，前条第1項又は第3項の規定による栄養管理の実施を確保するため必要があると認めるときは，当該栄養管理の実施に関し必要な指導及び助言をすることができる。

（勧告及び命令）

第23条　都道府県知事は，第21条第1項の規定に違反して管理栄養士を置かず，若しくは同条第3項の規定に違反して適切な栄養管理を行わず，又は正当な理由がなくて前条の栄養管理をしない特定給食施設の設置者があるときは，当該特定給食施設の設置者に対し，管理栄養士を置き，又は適切な栄養管理を行うよう勧告をすることができる。

2　都道府県知事は，前項に規定する勧告を受けた特定給食施設の設置者が，正当な理由がなくてその勧告に係る措置をとらなかったときは，当該特定給食施設の設置者に対し，その勧告に係る措置をとるべきことを命ずることができる。

（立入検査等）

第24条　都道府県知事は，第21条第1項又は第3項の規定による栄養管理の実施を確保するため必要があると認めるときは，特定給食施設の設置者若しくは管理者に対し，その業務に関し報告をさせ，又は栄養指導員に，当該施設に立ち入り，業務の状況若しくは帳簿，書類その他の物件を検査させ，若しくは関係者に質問させることができる。

2　前項の規定により立入検査又は質問をする栄養指導員は，その身分を示す証明書を携帯し，関係者に提示しなければならない。

3　第1項の規定による権限は，犯罪捜査のために認められたものと解釈してはならない。

（受動喫煙の国及び地方公共団体の責務）

第25条　国及び地方公共団体は，望まない受動喫煙が生じないよう，受動喫煙に関する知識の普及，受動喫煙の防止に関する意識の啓発，受動喫煙の防止に必要な環境の整備その他の受動喫煙を防止するための措置を総合的かつ効果的に推進するよう努めなければならない。

（罰則）

第72条　次の各号のいずれかに該当する者は，50万円以下の罰金に処する。

一　第23条第2項の規定に基づく命令に違反した者

二　第43条第1項の規定に違反した者

三　第57条第2項の規定による命令に違反した者

第74条　次の各号のいずれかに該当する者は，30万円以下の罰金に処する。

一　第24条第1項の規定による報告をせず，若しくは虚偽の報告をし，又は同項の規定による検査を拒み，妨げ，若しくは忌避し，若しくは同項の規定による質問に対して答弁をせず，若しくは虚偽の答弁をした者

二　第61条第1項（第63条第2項において準用する場合を含む。）の規定による検査又は収去を拒み，妨げ，又は忌避した者

健康増進法施行規則（平成15年4月30日厚生労働省令第86号）最終改正：令和元年5月7日厚生労働省令第1号

（特定給食施設）

第5条　法第20条第1項の厚生労働省令で定める施設は，継続的に1回100食以上又は1日250食以上の食事を供給する施設とする。

（特定給食施設の届出事項）

第6条　法第20条第1項の厚生労働省令で定める事項は，次のとおりとする。

一　給食施設の名称及び所在地

二　給食施設の設置者の氏名及び住所（法人にあっては，給食施設の設置者の名称，主たる事務所の所在地及び代表者の氏名）

三　給食施設の種類

四　給食の開始日又は開始予定日

五　1日の予定給食数及び各食ごとの予定給食数

六　管理栄養士及び栄養士の員数

（特別の栄養管理が必要な給食施設の指定）

第7条　法第21条第1項の規定により都道府県知事が指定する施設は，次のとおりとする。

一　医学的な管理を必要とする者に食事を供給する特定給食施設であって，継続的に1回300食以上又は1日750食以上の食事を供給するもの

二　前号に掲げる特定給食施設以外の管理栄養士による

特別な栄養管理を必要とする特定給食施設であって，継続的に1回500食以上又は1日1500食以上の食事を供給するもの

（特定給食施設における栄養士等）

第8条　法第21条第2項の規定により栄養士又は管理栄養士を置くように努めなければならない特定給食施設のうち，1回300食又は1日750食以上の食事を供給するものの設置者は，当該施設に置かれる栄養士のうち少なくとも一人は管理栄養士であるように努めなければならない。

（栄養管理の基準）

第9条　法第21条第3項の厚生労働省令で定める基準は，次のとおりとする。

一　当該特定給食施設を利用して食事の供給を受ける者（以下「利用者」という。）の身体の状況，栄養状態，生活習慣等（以下「身体の状況等」という。）を定期的に把握し，これらに基づき，適当な熱量及び栄養素の量を満たす食事の提供及びその品質管理を行うとともに，これらの評価を行うよう努めること。

二　食事の献立は，身体の状況等のほか，利用者の日常の食事の摂取量，嗜好等に配慮して作成するよう努めること。

三　献立表の掲示並びに熱量及びたんぱく質，脂質，食塩等の主な栄養成分の表示等により，利用者に対して，栄養に関する情報の提供を行うこと。

四　献立表その他必要な帳簿等を適正に作成し，当該施設に備え付けること。

五　衛生の管理については，食品衛生法（昭和22年法律第223号）その他関係法令の定めるところによること。

学校給食法（昭和29年6月3日法律第160号）最終改正：平成27年6月24日法律第46号

（この法律の目的）

第1条　この法律は，学校給食が児童及び生徒の心身の健全な発達に資するものであり，かつ，児童及び生徒の食に関する正しい理解と適切な判断力を養う上で重要な役割を果たすものであることにかんがみ，学校給食及び学校給食を活用した食に関する指導の実施に関し必要な事項を定め，もつて学校給食の普及充実及び学校における食育の推進を図ることを目的とする。

（学校給食の目標）

第2条　学校給食を実施するに当たつては，義務教育諸学校における教育の目的を実現するために，次に掲げる目標が達成されるよう努めなければならない。

一　適切な栄養の摂取による健康の保持増進を図ること。

二　日常生活における食事について正しい理解を深め，健全な食生活を営むことができる判断力を培い，及び望ましい食習慣を養うこと。

三　学校生活を豊かにし，明るい社交性及び協同の精神を養うこと。

四　食生活が自然の恩恵の上に成り立つものであることについての理解を深め，生命及び自然を尊重する精神並びに環境の保全に寄与する態度を養うこと。

五　食生活が食にかかわる人々の様々な活動に支えられていることについての理解を深め，勤労を重んずる態度を養うこと。

六　我が国や各地域の優れた伝統的な食文化についての理解を深めること。

七　食料の生産，流通及び消費について，正しい理解に導くこと。

（定義）

第3条　この法律で「学校給食」とは，前条各号に掲げる目標を達成するために，義務教育諸学校において，その児童又は生徒に対し実施される給食をいう。

2　この法律で「義務教育諸学校」とは，学校教育法（昭和22年法律第26号）に規定する小学校，中学校，義務教育学校，中等教育学校の前期課程又は特別支援学校の小学部若しくは中学部をいう。

（義務教育諸学校の設置者の任務）

第4条　義務教育諸学校の設置者は，当該義務教育諸学校において学校給食が実施されるように努めなければならない。

（国及び地方公共団体の任務）

第5条　国及び地方公共団体は，学校給食の普及と健全な発達を図るように努めなければならない。

（2以上の義務教育諸学校の学校給食の実施に必要な施設）

第6条　義務教育諸学校の設置者は，その設置する義務教育諸学校の学校給食を実施するための施設として，2以上の義務教育諸学校の学校給食の実施に必要な施設（以下「共同調理場」という。）を設けることができる。

（学校給食栄養管理者）

第7条　義務教育諸学校又は共同調理場において学校給食の栄養に関する専門的事項をつかさどる職員（第10条第3項において「学校給食栄養管理者」という。）は，教育職員免許法（昭和24年法律第147号）第4条第2項に規定する栄養教諭の免許状を有する者又は栄養士法（昭和22年法律第245号）第2条第1項の規定による栄養士の免許を有する者で学校給食の実施に必要な知識若しくは経験を有するものでなければならない。

（学校給食実施基準）

第8条　文部科学大臣は，児童又は生徒に必要な栄養量その他の学校給食の内容及び学校給食を適切に実施する

ために必要な事項（次条第1項に規定する事項を除く。）について維持されることが望ましい基準（次項において「学校給食実施基準」という。）を定めるものとする。
2　学校給食を実施する義務教育諸学校の設置者は，学校給食実施基準に照らして適切な学校給食の実施に努めるものとする。
（学校給食衛生管理基準）
第9条　文部科学大臣は，学校給食の実施に必要な施設及び設備の整備及び管理，調理の過程における衛生管理その他の学校給食の適切な衛生管理を図る上で必要な事項について維持されることが望ましい基準（以下この条において「学校給食衛生管理基準」という。）を定めるものとする。
2　学校給食を実施する義務教育諸学校の設置者は，学校給食衛生管理基準に照らして適切な衛生管理に努めるものとする。
3　義務教育諸学校の校長又は共同調理場の長は，学校給食衛生管理基準に照らし，衛生管理上適正を欠く事項があると認めた場合には，遅滞なく，その改善のために必要な措置を講じ，又は当該措置を講ずることができないときは，当該義務教育諸学校若しくは共同調理場の設置者に対し，その旨を申し出るものとする。
第10条　栄養教諭は，児童又は生徒が健全な食生活を自ら営むことができる知識及び態度を養うため，学校給食において摂取する食品と健康の保持増進との関連性についての指導，食に関して特別の配慮を必要とする児童又は生徒に対する個別的な指導その他の学校給食を活用した食に関する実践的な指導を行うものとする。この場合において，校長は，当該指導が効果的に行われるよう，学校給食と関連付けつつ当該義務教育諸学校における食に関する指導の全体的な計画を作成することその他の必要な措置を講ずるものとする。
2　栄養教諭が前項前段の指導を行うに当たつては，当該義務教育諸学校が所在する地域の産物を学校給食に活用することその他の創意工夫を地域の実情に応じて行い，当該地域の食文化，食に係る産業又は自然環境の恵沢に対する児童又は生徒の理解の増進を図るよう努めるものとする。
3　栄養教諭以外の学校給食栄養管理者は，栄養教諭に準じて，第1項前段の指導を行うよう努めるものとする。この場合においては，同項後段及び前項の規定を準用する。
（経費の負担）
第11条　学校給食の実施に必要な施設及び設備に要する経費並びに学校給食の運営に要する経費のうち政令で定めるものは，義務教育諸学校の設置者の負担とする。
2　前項に規定する経費以外の学校給食に要する経費（以下「学校給食費」という。）は，学校給食を受ける児童又は生徒の学校教育法第16条に規定する保護者の負担とする。
（国の補助）
第12条　国は，私立の義務教育諸学校の設置者に対し，政令で定めるところにより，予算の範囲内において，学校給食の開設に必要な施設又は設備に要する経費の一部を補助することができる。
2　国は，公立の小学校，中学校，義務教育学校又は中等教育学校の設置者が，学校給食を受ける児童又は生徒の学校教育法第16条に規定する保護者（以下この項において「保護者」という。）で生活保護法（昭和25年法律第144号）第6条第2項に規定する要保護者（その児童又は生徒について，同法第13条の規定による教育扶助で学校給食費に関するものが行われている場合の保護者である者を除く。）であるものに対して，学校給食費の全部又は一部を補助する場合には，当該設置者に対し，当分の間，政令で定めるところにより，予算の範囲内において，これに要する経費の一部を補助することができる。

学校給食実施基準

（平成21年3月31日文部科学省告示第61号）最終改正：令和3年2月12日文部科学省告示第10号

（学校給食の実施の対象）
第1条　学校給食（学校給食法第3条第1項に規定する「学校給食」をいう。以下同じ。）は，これを実施する学校においては，当該学校に在学するすべての児童又は生徒に対し実施されるものとする。
（学校給食の実施回数等）
第2条　学校給食は，年間を通じ，原則として毎週5回，授業日の昼食時に実施されるものとする。
（児童生徒の個別の健康状態への配慮）
第3条　学校給食の実施に当たっては，児童又は生徒の個々の健康及び生活活動等の実態並びに地域の実情等に配慮するものとする。
（学校給食に供する食物の栄養内容）
第4条　学校給食に供する食物の栄養内容の基準は，別表に掲げる児童又は生徒1人1回当たりの学校給食摂取基準とする。

※別表は，本文p.28に掲載

大量調理施設衛生管理マニュアル

（平成9年3月24日衛食第85号）最終改正：平成29年6月16日生食発0616第1号

Ⅰ　趣　旨

本マニュアルは，集団給食施設等における食中毒を予防するために，HACCPの概念に基づき，調理過程における重要管理事項として，

①　原材料受入れ及び下処理段階における管理を徹底すること。

②　加熱調理食品については，中心部まで十分加熱し，食中毒菌等（ウイルスを含む。以下同じ。）を死滅させること。

③　加熱調理後の食品及び非加熱調理食品の二次汚染防止を徹底すること。

④　食中毒菌が付着した場合に菌の増殖を防ぐため，原材料及び調理後の食品の温度管理を徹底すること。

等を示したものである。

集団給食施設等においては，衛生管理体制を確立し，これらの重要管理事項について，点検・記録を行うとともに，必要な改善措置を講じる必要がある。また，これを遵守するため，更なる衛生知識の普及啓発に努める必要がある。

なお，本マニュアルは同一メニューを1回300食以上又は1日750食以上を提供する調理施設に適用する。

Ⅱ　重要管理事項

1. 原材料の受入れ・下処理段階における管理

(1)　原材料については，品名，仕入元の名称及び所在地，生産者（製造又は加工者を含む。）の名称及び所在地，ロットが確認可能な情報（年月日表示又はロット番号）並びに仕入れ年月日を記録し，1年間保管すること。

(2)　原材料について納入業者が定期的に実施する微生物及び理化学検査の結果を提出させること。その結果については，保健所に相談するなどして，原材料として不適と判断した場合には，納入業者の変更等適切な措置を講じること。検査結果については，1年間保管すること。

(3)　加熱せずに喫食する食品（牛乳，発酵乳，プリン等容器包装に入れられ，かつ，殺菌された食品を除く。）については，乾物や摂取量が少ない食品も含め，製造加工業者の衛生管理の体制について保健所の監視票，食品等事業者の自主管理記録票等により確認するとともに，製造加工業者が従事者の健康状態の確認等ノロウイルス対策を適切に行っているかを確認すること。

(4)　原材料の納入に際しては調理従事者等が必ず立ち合い，検収場で品質，鮮度，品温（納入業者が運搬の際，別添1に従い，適切な温度管理を行っていたかどうかを含む。），異物の混入等につき，点検を行い，その結果を記録すること。

(5)　原材料の納入に際しては，缶詰，乾物，調味料等常温保存可能なものを除き，食肉類，魚介類，野菜類等の生鮮食品については1回で使い切る量を調理当日に仕入れるようにすること。

(6)　野菜及び果物を加熱せずに供する場合には，別添2に従い，流水（食品製造用水[注1]として用いるもの。以下同じ。）で十分洗浄し，必要に応じて次亜塩素酸ナトリウム等で殺菌[注2]した後，流水で十分すすぎ洗いを行うこと。特に高齢者，若齢者及び抵抗力の弱い者を対象とした食事を提供する施設で，加熱せずに供する場合（表皮を除去する場合を除く。）には，殺菌を行うこと。

注1：従前の「飲用適の水」に同じ。（「食品，添加物等の規格基準」（昭和34年厚生省告示第370号）の改正により用語のみ読み替えたもの。定義については同告示の「第1食品　B食品一般の製造，加工及び調理基準」を参照のこと。）

注2：次亜塩素酸ナトリウム溶液又はこれと同等の効果を有する亜塩素酸水（きのこ類を除く。），亜塩素酸ナトリウム溶液（生食用野菜に限る。），過酢酸製剤，次亜塩素酸水並びに食品添加物として使用できる有機酸溶液。これらを使用する場合，食品衛生法で規定する「食品，添加物等の規格基準」を遵守すること。

2. 加熱調理食品の加熱温度管理

加熱調理食品は，別添2に従い，中心部温度計を用いるなどにより，中心部が75℃で1分間以上（二枚貝等ノロウイルス汚染のおそれのある食品の場合は85～90℃で90秒間以上）又はこれと同等以上まで加熱されていることを確認するとともに，温度と時間の記録を行うこと。

3. 二次汚染の防止

(1)　調理従事者等（食品の盛付け・配膳等，食品に接触する可能性のある者及び臨時職員を含む。以下同じ。）は，次に定める場合には，別添2に従い，必ず流水・石けんによる手洗いによりしっかりと2回（その他の時には丁寧に1回）手指の洗浄及び消毒を行うこと。なお，使い捨て手袋を使用する場合にも，原則として次に定める場合に交換を行うこと。

①　作業開始前及び用便後

②　汚染作業区域から非汚染作業区域に移動する場合

③　食品に直接触れる作業にあたる直前

④　生の食肉類，魚介類，卵殻等微生物の汚染源となるおそれのある食品等に触れた後，他の食品や器具等に触れる場合

⑤　配膳の前

(2)　原材料は，隔壁等で他の場所から区分された専用の保管場に保管設備を設け，食肉類，魚介類，野菜類等，食材の分類ごとに区分して保管すること。この場合，専用の衛生的なふた付き容器に入れ替えるなどにより，原

材料の包装の汚染を保管設備に持ち込まないようにするとともに，原材料の相互汚染を防ぐこと。

(3)　下処理は汚染作業区域で確実に行い，非汚染作業区域を汚染しないようにすること。

(4)　包丁，まな板などの器具，容器等は用途別及び食品別（下処理用にあっては，魚介類用，食肉類用，野菜類用の別，調理用にあっては，加熱調理済み食品用，生食野菜用，生食魚介類用の別）にそれぞれ専用のものを用意し，混同しないようにして使用すること。

(5)　器具，容器等の使用後は，別添2に従い，全面を流水で洗浄し，さらに80℃，5分間以上の加熱又はこれと同等の効果を有する方法[注3]で十分殺菌した後，乾燥させ，清潔な保管庫を用いるなどして衛生的に保管すること。なお，調理場内における器具，容器等の使用後の洗浄・殺菌は，原則として全ての食品が調理場から搬出された後に行うこと。

また，器具，容器等の使用中も必要に応じ，同様の方法で熱湯殺菌を行うなど，衛生的に使用すること。この場合，洗浄水等が飛散しないように行うこと。なお，原材料用に使用した器具，容器等をそのまま調理後の食品用に使用するようなことは，けっして行わないこと。

(6)　まな板，ざる，木製の器具は汚染が残存する可能性が高いので，特に十分な殺菌[注4]に留意すること。なお，木製の器具は極力使用を控えることが望ましい。

(7)　フードカッター，野菜切り機等の調理機械は，最低1日1回以上，分解して洗浄・殺菌[注5]した後，乾燥させること。

(8)　シンクは原則として用途別に相互汚染しないように設置すること。特に，加熱調理用食材，非加熱調理用食材，器具の洗浄等に用いるシンクを必ず別に設置すること。また，二次汚染を防止するため，洗浄・殺菌[注5]し，清潔に保つこと。

(9)　食品並びに移動性の器具及び容器の取り扱いは，床面からの跳ね水等による汚染を防止するため，床面から60 cm以上の場所で行うこと。ただし，跳ね水等からの直接汚染が防止できる食缶等で食品を取り扱う場合には，30 cm以上の台にのせて行うこと。

(10)　加熱調理後の食品の冷却，非加熱調理食品の下処理後における調理場等での一時保管等は，他からの二次汚染を防止するため，清潔な場所で行うこと。

(11)　調理終了後の食品は衛生的な容器にふたをして保存し，他からの二次汚染を防止すること。

(12)　使用水は食品製造用水を用いること。また，使用水は，色，濁り，におい，異物のほか，貯水槽を設置している場合や井戸水等を殺菌・ろ過して使用する場合には，遊離残留塩素が0.1 mg/L以上であることを始業前及び調理作業終了後に毎日検査し，記録すること。

注3：塩素系消毒剤（次亜塩素酸ナトリウム，亜塩素酸水，次亜塩素酸水等）やエタノール系消毒剤には，ノロウイルスに対する不活化効果を期待できるものがある。使用する場合，濃度・方法等，製品の指示を守って使用すること。浸漬により使用することが望ましいが，浸漬が困難な場合にあっては，不織布等に十分浸み込ませて清拭すること。

（参考文献）「平成27年度ノロウイルスの不活化条件に関する調査報告書」（URL省略）

注4：大型のまな板やざる等，十分な洗浄が困難な器具については，亜塩素酸水又は次亜塩素酸ナトリウム等の塩素系消毒剤に浸漬するなどして消毒を行うこと。

注5：80℃で5分間以上の加熱又はこれと同等の効果を有する方法（注3参照）。

4. 原材料及び調理済み食品の温度管理

(1)　原材料は，別添1に従い，戸棚，冷凍又は冷蔵設備に適切な温度で保存すること。また，原材料搬入時の時刻，室温及び冷凍又は冷蔵設備内温度を記録すること。

(2)　冷凍又は冷蔵設備から出した原材料は，速やかに下処理，調理を行うこと。非加熱で供される食品については，下処理後速やかに調理に移行すること。

(3)　調理後直ちに提供される食品以外の食品は，食中毒菌の増殖を抑制するために，10℃以下又は65℃以上で管理することが必要である。（別添3参照）

①　加熱調理後，食品を冷却する場合には，食中毒菌の発育至適温度帯（約20℃～50℃）の時間を可能な限り短くするため，冷却機を用いたり，清潔な場所で衛生的な容器に小分けするなどして，30分以内に中心温度を20℃付近（又は60分以内に中心温度を10℃付近）まで下げるよう工夫すること。この場合，冷却開始時刻，冷却終了時刻を記録すること。

②　調理が終了した食品は速やかに提供できるよう工夫すること。調理終了後30分以内に提供できるものについては，調理終了時刻を記録すること。また，調理終了後提供まで30分以上を要する場合は次のア及びイによること。

ア　温かい状態で提供される食品については，調理終了後速やかに保温食缶等に移し保存すること。この場合，食缶等へ移し替えた時刻を記録すること。

イ　その他の食品については，調理終了後提供まで10℃以下で保存すること。この場合，保冷設備への搬入時刻，保冷設備内温度及び保冷設備からの搬出時刻を記録すること。

③　配送過程においては保冷又は保温設備のある運搬車を用いるなど，10℃以下又は65℃以上の適切な温度管理を行い配送し，配送時刻の記録を行うこと。また，65℃以上で提供される食品以外の食品については，保冷設備への搬入時刻及び保冷設備内温度の記録を行うこと。

④　共同調理施設等で調理された食品を受け入れ，提供する施設においても，温かい状態で提供される食品以外の食品であって，提供まで30分以上を要する場合は提

供まで10℃以下で保存すること。この場合，保冷設備への搬入時刻，保冷設備内温度及び保冷設備からの搬出時刻を記録すること。
(4)　調理後の食品は，調理終了後から2時間以内に喫食することが望ましい。
5. その他
(1)　施設設備の構造
①　隔壁等により，汚水溜，動物飼育場，廃棄物集積場等不潔な場所から完全に区別されていること。
②　施設の出入口及び窓は極力閉めておくとともに，外部に開放される部分には網戸，エアカーテン，自動ドア等を設置し，ねずみや昆虫の侵入を防止すること。
③　食品の各調理過程ごとに，汚染作業区域（検収場，原材料の保管場，下処理場），非汚染作業区域（さらに準清潔作業区域（調理場）と清潔作業区域（放冷・調製場，製品の保管場）に区分される。）を明確に区別すること。なお，各区域を固定し，それぞれを壁で区画する，床面を色別する，境界にテープをはる等により明確に区画することが望ましい。
④　手洗い設備，履き物の消毒設備（履き物の交換が困難な場合に限る。）は，各作業区域の入り口手前に設置すること。
　なお，手洗い設備は，感知式の設備等で，コック，ハンドル等を直接手で操作しない構造のものが望ましい。
⑤　器具，容器等は，作業動線を考慮し，予め適切な場所に適切な数を配置しておくこと。
⑥　床面に水を使用する部分にあっては，適当な勾配（100分の2程度）及び排水溝（100分の2から4程度の勾配を有するもの）を設けるなど排水が容易に行える構造であること。
⑦　シンク等の排水口は排水が飛散しない構造であること。
⑧　全ての移動性の器具，容器等を衛生的に保管するため，外部から汚染されない構造の保管設備を設けること。
⑨　便所等
ア　便所，休憩室及び更衣室は，隔壁により食品を取り扱う場所と必ず区分されていること。なお，調理場等から3m以上離れた場所に設けられていることが望ましい。
イ　便所には，専用の手洗い設備，専用の履き物が備えられていること。また，便所は，調理従事者等専用のものが設けられていることが望ましい。
⑩　その他
　施設は，ドライシステム化を積極的に図ることが望ましい。
(2)　施設設備の管理
①　施設・設備は必要に応じて補修を行い，施設の床面（排水溝を含む。），内壁のうち床面から1mまでの部分及び手指の触れる場所は1日に1回以上，施設の天井及び内壁のうち床面から1m以上の部分は1月に1回以上清掃し，必要に応じて，洗浄・消毒を行うこと。施設の清掃は全ての食品が調理場内から完全に搬出された後に行うこと。
②　施設におけるねずみ，昆虫等の発生状況を1月に1回以上巡回点検するとともに，ねずみ，昆虫の駆除を半年に1回以上（発生を確認した時にはその都度）実施し，その実施記録を1年間保管すること。また，施設及びその周囲は，維持管理を適切に行うことにより，常に良好な状態に保ち，ねずみや昆虫の繁殖場所の排除に努めること。なお，殺そ剤又は殺虫剤を使用する場合には，食品を汚染しないようその取扱いに十分注意すること。
③　施設は，衛生的な管理に努め，みだりに部外者を立ち入らせたり，調理作業に不必要な物品等を置いたりしないこと。
④　原材料を配送用包装のまま非汚染作業区域に持ち込まないこと。
⑤　施設は十分な換気を行い，高温多湿を避けること。調理場は湿度80％以下，温度は25℃以下に保つことが望ましい。
⑥　手洗い設備には，手洗いに適当な石けん，爪ブラシ，ペーパータオル，殺菌液等を定期的に補充し，常に使用できる状態にしておくこと。
⑦　水道事業により供給される水以外の井戸水等の水を使用する場合には，公的検査機関，厚生労働大臣の登録検査機関等に依頼して，年2回以上水質検査を行うこと。検査の結果，飲用不適とされた場合は，直ちに保健所長の指示を受け，適切な措置を講じること。なお，検査結果は1年間保管すること。
⑧　貯水槽は清潔を保持するため，専門の業者に委託して，年1回以上清掃すること。なお，清掃した証明書は1年間保管すること。
⑨　便所については，業務開始前，業務中及び業務終了後等定期的に清掃及び消毒剤による消毒を行って衛生的に保つこと[注6]。
⑩　施設（客席等の飲食施設，ロビー等の共用施設を含む。）において利用者等が嘔吐した場合には，消毒剤を用いて迅速かつ適切に嘔吐物の処理を行うこと[注6]により，利用者及び調理従事者等へのノロウイルス感染及び施設の汚染防止に努めること。
注6：「ノロウイルスに関するQ＆A」（厚生労働省）を参照のこと。
(3)　検食の保存
　検食は，原材料及び調理済み食品を食品ごとに50g程度ずつ清潔な容器（ビニール袋等）に入れ，密封し，−20℃以下で2週間以上保存すること。なお，原材料は，特に，洗浄・殺菌等を行わず，購入した状態で，調理済み食品は配膳後の状態で保存すること。
(4)　調理従事者等の衛生管理

① 調理従事者等は，便所及び風呂等における衛生的な生活環境を確保すること。また，ノロウイルスの流行期には十分に加熱された食品を摂取する等により感染防止に努め，徹底した手洗いの励行を行うなど自らが施設や食品の汚染の原因とならないように措置するとともに，体調に留意し，健康な状態を保つように努めること。

② 調理従事者等は，毎日作業開始前に，自らの健康状態を衛生管理者に報告し，衛生管理者はその結果を記録すること。

③ 調理従事者等は臨時職員も含め，定期的な健康診断及び月に1回以上の検便を受けること。検便検査[注7]には，腸管出血性大腸菌の検査を含めることとし，10月から3月までの間には月に1回以上又は必要に応じて[注8]ノロウイルスの検便検査に努めること。

④ ノロウイルスの無症状病原体保有者であることが判明した調理従事者等は，検便検査においてノロウイルスを保有していないことが確認されるまでの間，食品に直接触れる調理作業を控えるなど適切な措置をとることが望ましいこと。

⑤ 調理従事者等は下痢，嘔吐，発熱などの症状があった時，手指等に化膿創があった時は調理作業に従事しないこと。

⑥ 下痢又は嘔吐等の症状がある調理従事者等については，直ちに医療機関を受診し，感染性疾患の有無を確認すること。ノロウイルスを原因とする感染性疾患による症状と診断された調理従事者等は，検便検査においてノロウイルスを保有していないことが確認されるまでの間，食品に直接触れる調理作業を控えるなど適切な処置をとることが望ましいこと。

⑦ 調理従事者等が着用する帽子，外衣は毎日専用で清潔なものに交換すること。

⑧ 下処理場から調理場への移動の際には，外衣，履き物の交換等を行うこと。
（履き物の交換が困難な場合には履き物の消毒を必ず行うこと。）

⑨ 便所には，調理作業時に着用する外衣，帽子，履き物のまま入らないこと。

⑩ 調理，点検に従事しない者が，やむを得ず，調理施設に立ち入る場合には，専用の清潔な帽子，外衣及び履き物を着用させ，手洗い及び手指の消毒を行わせること。

⑪ 食中毒が発生した時の原因究明を確実に行うため，原則として，調理従事者等は当該施設で調理された食品を喫食しないこと。ただし，原因究明に支障を来さないための措置が講じられている場合はこの限りでない。（試食担当者を限定すること等）

注7：ノロウイルスの検査に当たっては，遺伝子型によらず，概ね便1g当たり10^5オーダーのノロウイルスを検出できる検査法を用いることが望ましい。ただし，検査結果が陰性であっても検査感度によりノロウイルスを保有している可能性を踏まえた衛生管理が必要である。

注8：ノロウイルスの検便検査の実施に当たっては，調理従事者の健康確認の補完手段とする場合，家族等に感染性胃腸炎が疑われる有症者がいる場合，病原微生物検出情報においてノロウイルスの検出状況が増加している場合などの各食品等事業者の事情に応じ判断すること。

(5) その他

① 加熱調理食品にトッピングする非加熱調理食品は，直接喫食する非加熱調理食品と同様の衛生管理を行い，トッピングする時期は提供までの時間が極力短くなるようにすること。

② 廃棄物（調理施設内で生じた廃棄物及び返却された残渣をいう。）の管理は，次のように行うこと。

ア 廃棄物容器は，汚臭，汚液がもれないように管理するとともに，作業終了後は速やかに清掃し，衛生上支障のないように保持すること。

イ 返却された残渣は非汚染作業区域に持ち込まないこと。

ウ 廃棄物は，適宜集積場に搬出し，作業場に放置しないこと。

エ 廃棄物集積場は，廃棄物の搬出後清掃するなど，周囲の環境に悪影響を及ぼさないよう管理すること。

Ⅲ 衛生管理体制

1. 衛生管理体制の確立

(1) 調理施設の経営者又は学校長等施設の運営管理責任者（以下「責任者」という。）は，施設の衛生管理に関する責任者（以下「衛生管理者」という。）を指名すること。なお，共同調理施設等で調理された食品を受け入れ，提供する施設においても，衛生管理者を指名すること。

(2) 責任者は，日頃から食材の納入業者についての情報の収集に努め，品質管理の確かな業者から食材を購入すること。また，継続的に購入する場合は，配送中の保存温度の徹底を指示するほか，納入業者が定期的に行う原材料の微生物検査等の結果の提出を求めること。

(3) 責任者は，衛生管理者に別紙点検表に基づく点検作業を行わせるとともに，そのつど点検結果を報告させ，適切に点検が行われたことを確認すること。点検結果については，1年間保管すること。

(4) 責任者は，点検の結果，衛生管理者から改善不能な異常の発生の報告を受けた場合，食材の返品，メニューの一部削除，調理済み食品の回収等必要な措置を講ずること。

(5) 責任者は，点検の結果，改善に時間を要する事態が生じた場合，必要な応急処置を講じるとともに，計画的に改善を行うこと。

(6) 責任者は，衛生管理者及び調理従事者等に対して衛生管理及び食中毒防止に関する研修に参加させるなど必要な知識・技術の周知徹底を図ること。

(7) 責任者は，調理従事者等を含め職員の健康管理及び健康状態の確認を組織的・継続的に行い，調理従事者等の感染及び調理従事者等からの施設汚染の防止に努めること。

(8) 責任者は，衛生管理者に毎日作業開始前に，各調理従事者等の健康状態を確認させ，その結果を記録させること。

(9) 責任者は，調理従事者等に定期的な健康診断及び月に1回以上の検便を受けさせること。検便検査には，腸管出血性大腸菌の検査を含めることとし，10月から3月までの間には月に1回以上又は必要に応じてノロウイルスの検便検査を受けさせるよう努めること。

(10) 責任者は，ノロウイルスの無症状病原体保有者であることが判明した調理従事者等を，検便検査においてノロウイルスを保有していないことが確認されるまでの間，食品に直接触れる調理作業を控えさせるなど適切な措置をとることが望ましいこと。

(11) 責任者は，調理従事者等が下痢，嘔吐，発熱などの症状があった時，手指等に化膿創があった時は調理作業に従事させないこと。

(12) 責任者は，下痢又は嘔吐等の症状がある調理従事者等について，直ちに医療機関を受診させ，感染性疾患の有無を確認すること。ノロウイルスを原因とする感染性疾患による症状と診断された調理従事者等は，検便検査においてノロウイルスを保有していないことが確認されるまでの間，食品に直接触れる調理作業を控えさせるなど適切な処置をとることが望ましいこと。

(13) 責任者は，調理従事者等について，ノロウイルスにより発症した調理従事者等と一緒に感染の原因と考えられる食事を喫食するなど，同一の感染機会があった可能性がある調理従事者等について速やかにノロウイルスの検便検査を実施し，検査の結果ノロウイルスを保有していないことが確認されるまでの間，調理に直接従事することを控えさせる等の手段を講じることが望ましいこと。

(14) 献立の作成に当たっては，施設の人員等の能力に余裕を持った献立作成を行うこと。

(15) 献立ごとの調理工程表の作成に当たっては，次の事項に留意すること。

ア 調理従事者等の汚染作業区域からの非汚染作業区域への移動を極力行わないようにすること。

イ 調理従事者等の一日ごとの作業の分業化を図ることが望ましいこと。

ウ 調理終了後速やかに喫食されるよう工夫すること。

また，衛生管理者は調理工程表に基づき，調理従事者等と作業分担等について事前に十分な打合せを行うこと。

(16) 施設の衛生管理全般について，専門的な知識を有する者から定期的な指導，助言を受けることが望ましい。また，従事者の健康管理については，労働安全衛生法等関係法令に基づき産業医等から定期的な指導，助言を受けること。

(17) 高齢者や乳幼児が利用する施設等においては，平常時から施設長を責任者とする危機管理体制を整備し，感染拡大防止のための組織対応を文書化するとともに，具体的な対応訓練を行っておくことが望ましいこと。また，従業員あるいは利用者において下痢・嘔吐等の発生を迅速に把握するために，定常的に有症状者数を調査・監視することが望ましいこと。

(別添1) 原材料，製品等の保存温度

食　品　名	保存温度
穀類加工品（小麦粉，デンプン） 砂　糖	室　温 室　温
食肉・鯨肉 細切した食肉・鯨肉を凍結したものを容器包装に入れたもの 食肉製品 鯨肉製品 冷凍食肉製品 冷凍鯨肉製品	10℃以下 －15℃以下 10℃以下 10℃以下 －15℃以下 －15℃以下
ゆでだこ 冷凍ゆでだこ 生食用かき 生食用冷凍かき 冷凍食品	10℃以下 －15℃以下 10℃以下 －15℃以下 －15℃以下
魚肉ソーセージ，魚肉ハム及び特殊包装かまぼこ 冷凍魚肉ねり製品	10℃以下 －15℃以下
液状油脂 固形油脂（ラード，マーガリン，ショートニング，カカオ脂）	室　温 10℃以下
殻付卵 液　卵 凍結卵 乾燥卵	10℃以下 8℃以下 －18℃以下 室　温
ナッツ類 チョコレート	15℃以下 15℃以下
生鮮果実・野菜 生鮮魚介類（生食用鮮魚介類を含む。）	10℃前後 5℃以下
乳・濃縮乳 脱脂乳 クリーム	10℃以下
バター チーズ 練　乳	15℃以下
清涼飲料水（食品衛生法の食品，添加物等の規格基準に規定のあるものについては，当該保存基準に従うこと。）	室　温

（別添2）標準作業書
（手洗いマニュアル）
1. 水で手をぬらし石けんをつける。
2. 指，腕を洗う。特に，指の間，指先をよく洗う。（30秒程度）
3. 石けんをよく洗い流す。（20秒程度）
4. 使い捨てペーパータオル等でふく。（タオル等の共用はしないこと。）
5. 消毒用のアルコールをかけて手指によくすりこむ。
（本文のⅡ3（1）で定める場合には，1から3までの手順を2回実施する。）
（器具等の洗浄・殺菌マニュアル）
1. 調理機械
① 機械本体・部品を分解する。なお，分解した部品は床にじか置きしないようにする。
② 食品製造用水（40℃程度の微温水が望ましい。）で3回水洗いする。
③ スポンジタワシに中性洗剤又は弱アルカリ性洗剤をつけてよく洗浄する。
④ 食品製造用水（40℃程度の微温水が望ましい。）でよく洗剤を洗い流す。
⑤ 部品は80℃で5分間以上の加熱又はこれと同等の効果を有する方法[注1]で殺菌を行う。
⑥ よく乾燥させる。
⑦ 機械本体・部品を組み立てる。
⑧ 作業開始前に70％アルコール噴霧又はこれと同等の効果を有する方法で殺菌を行う。
2. 調理台
① 調理台周辺の片づけを行う。
② 食品製造用水（40℃程度の微温水が望ましい。）で3回水洗いする。
③ スポンジタワシに中性洗剤又は弱アルカリ性洗剤をつけてよく洗浄する。
④ 食品製造用水（40℃程度の微温水が望ましい。）でよく洗剤を洗い流す。
⑤ よく乾燥させる。
⑥ 70％アルコール噴霧又はこれと同等の効果を有する方法[注1]で殺菌を行う。
⑦ 作業開始前に⑥と同様の方法で殺菌を行う。
3. まな板，包丁，へら等
① 食品製造用水（40℃程度の微温水が望ましい。）で3回水洗いする。
② スポンジタワシに中性洗剤又は弱アルカリ性洗剤をつけてよく洗浄する。
③ 食品製造用水（40℃程度の微温水が望ましい。）でよく洗剤を洗い流す。
④ 80℃で5分間以上の加熱又はこれと同等の効果を有する方法[注2]で殺菌を行う。
⑤ よく乾燥させる。
⑥ 清潔な保管庫にて保管する。
4. ふきん，タオル等
① 食品製造用水（40℃程度の微温水が望ましい。）で3回水洗いする。
② 中性洗剤又は弱アルカリ性洗剤をつけてよく洗浄する。
③ 食品製造用水（40℃程度の微温水が望ましい。）でよく洗剤を洗い流す。
④ 100℃で5分間以上煮沸殺菌を行う。
⑤ 清潔な場所で乾燥，保管する。
注1：塩素系消毒剤（次亜塩素酸ナトリウム，亜塩素酸水，次亜塩素酸水等）やエタノール系消毒剤には，ノロウイルスに対する不活化効果を期待できるものがある。使用する場合，濃度・方法等，製品の指示を守って使用すること。浸漬により使用することが望ましいが，浸漬が困難な場合にあっては，不織布等に十分浸み込ませて清拭すること。
（参考文献）「平成27年度ノロウイルスの不活化条件に関する調査報告書」（URL省略）
注2：大型のまな板やざる等，十分な洗浄が困難な器具については，亜塩素酸水又は次亜塩素酸ナトリウム等の塩素系消毒剤に浸漬するなどして消毒を行うこと。
（原材料等の保管管理マニュアル）
1. 野菜・果物[注3]
① 衛生害虫，異物混入，腐敗・異臭等がないか点検する。異常品は返品又は使用禁止とする。
② 各材料ごとに，50 g程度ずつ清潔な容器（ビニール袋等）に密封して入れ，−20℃以下で2週間以上保存する。（検食用）
③ 専用の清潔な容器に入れ替えるなどして，10℃前後で保存する。（冷凍野菜は−15℃以下）
④ 流水で3回以上水洗いする。
⑤ 中性洗剤で洗う。
⑥ 流水で十分すすぎ洗いする。
⑦ 必要に応じて，次亜塩素酸ナトリウム等[注4]で殺菌[注5]した後，流水で十分すすぎ洗いする。
⑧ 水切りする。
⑨ 専用のまな板，包丁でカットする。
⑩ 清潔な容器に入れる。
⑪ 清潔なシートで覆い（容器がふた付きの場合を除く），調理まで30分以上を要する場合には，10℃以下で冷蔵保存する。
注3：表面の汚れが除去され，分割・細切されずに皮付きで提供されるみかん等の果物にあっては，③から⑧までを省略して差し支えない。
注4：次亜塩素酸ナトリウム溶液（200 mg/Lで5分間又は100 mg/Lで10分間）又はこれと同等の効果を有する亜塩素酸水（きのこ類を除く。），亜塩素酸ナトリウム溶液（生食用野菜に限る。），過酢酸製剤，次亜

塩素酸水並びに食品添加物として使用できる有機酸溶液。これらを使用する場合，食品衛生法で規定する「食品，添加物等の規格基準」を遵守すること。

注5：高齢者，若齢者及び抵抗力の弱い者を対象とした食事を提供する施設で，加熱せずに供する場合（表皮を除去する場合を除く。）には，殺菌を行うこと。

2. 魚介類，食肉類

① 衛生害虫，異物混入，腐敗・異臭等がないか点検する。異常品は返品又は使用禁止とする。

② 各材料ごとに，50 g程度ずつ清潔な容器（ビニール袋等）に密封して入れ，－20℃以下で2週間以上保存する。（検食用）

③ 専用の清潔な容器に入れ替えるなどして，食肉類については10℃以下，魚介類については5℃以下で保存する（冷凍で保存するものは－15℃以下）。

④ 必要に応じて，次亜塩素酸ナトリウム等[注6]で殺菌した後，流水で十分すすぎ洗いする。

⑤ 専用のまな板，包丁でカットする。

⑥ 速やかに調理へ移行させる。

注6：次亜塩素酸ナトリウム溶液（200 mg/Lで5分間又は100 mg/Lで10分間）又はこれと同等の効果を有する亜塩素酸水，亜塩素酸ナトリウム溶液（魚介類を除く。），過酢酸製剤（魚介類を除く。），次亜塩素酸水，次亜臭素酸水（魚介類を除く。）並びに食品添加物として使用できる有機酸溶液。これらを使用する場合，食品衛生法で規定する「食品，添加物等の規格基準」を遵守すること。

（加熱調理食品の中心温度及び加熱時間の記録マニュアル）

1. 揚げ物

① 油温が設定した温度以上になったことを確認する。

② 調理を開始した時間を記録する。

③ 調理の途中で適当な時間を見はからって食品の中心温度を校正された温度計で3点以上測定し，全ての点において75℃以上に達していた場合には，それぞれの中心温度を記録するとともに，その時点からさらに1分以上加熱を続ける（二枚貝等ノロウイルス汚染のおそれのある食品の場合は85～90℃で90秒間以上）。

④ 最終的な加熱処理時間を記録する。

⑤ なお，複数回同一の作業を繰り返す場合には，油温が設定した温度以上であることを確認・記録し，①～④で設定した条件に基づき，加熱処理を行う。油温が設定した温度以上に達していない場合には，油温を上昇させるため必要な措置を講ずる。

2. 焼き物及び蒸し物

① 調理を開始した時間を記録する。

② 調理の途中で適当な時間を見はからって食品の中心温度を校正された温度計で3点以上測定し，全ての点において75℃以上に達していた場合には，それぞれの中心温度を記録するとともに，その時点からさらに1分以上加熱を続ける（二枚貝等ノロウイルス汚染のおそれのある食品の場合は85～90℃で90秒間以上）。

③ 最終的な加熱処理時間を記録する。

④ なお，複数回同一の作業を繰り返す場合には，①～③で設定した条件に基づき，加熱処理を行う。この場合，中心温度の測定は，最も熱が通りにくいと考えられる場所の一点のみでもよい。

3. 煮物及び炒め物

調理の順序は食肉類の加熱を優先すること。食肉類，魚介類，野菜類の冷凍品を使用する場合には，十分解凍してから調理を行うこと。

① 調理の途中で適当な時間を見はからって，最も熱が通りにくい具材を選び，食品の中心温度を校正された温度計で3点以上（煮物の場合は1点以上）測定し，全ての点において75℃以上に達していた場合には，それぞれの中心温度を記録するとともに，その時点からさらに1分以上加熱を続ける（二枚貝等ノロウイルス汚染のおそれのある食品の場合は85～90℃で90秒間以上）。

なお，中心温度を測定できるような具材がない場合には，調理釜の中心付近の温度を3点以上（煮物の場合は1点以上）測定する。

② 複数回同一の作業を繰り返す場合にも，同様に点検・記録を行う。

調理後の食品の温度管理に係わる記録の取り方について
(調理終了後提供まで30分以上を要する場合)　（別添３）

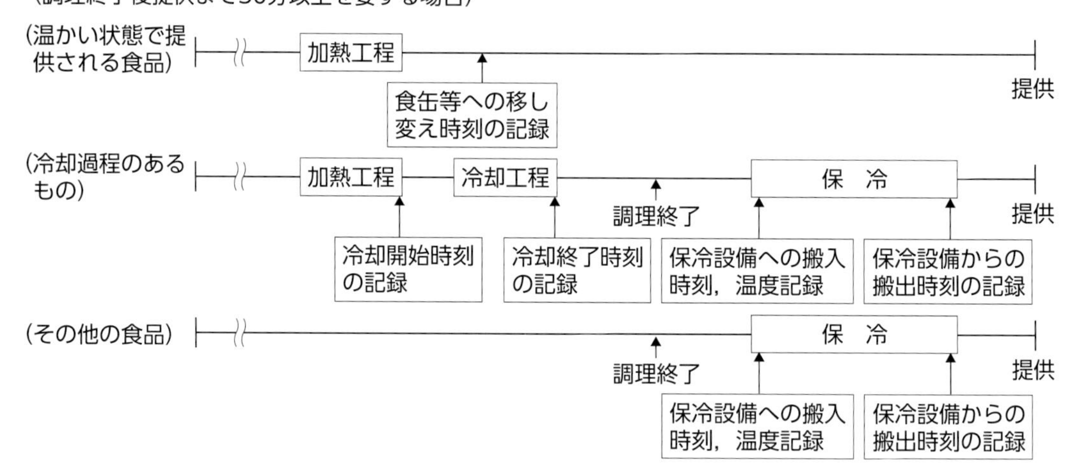

学校給食実施基準の一部改正について（令和３年２月12日２文科初第1684号）

学校給食の適切な実施については，かねてから格別の御配慮をお願いしているところですが，このたび，学校給食法（以下「法」という。）第８条第１項の規定に基づき，児童又は生徒１人１回当たりの学校給食摂取基準（以下「学校給食摂取基準」という。）を改正する学校給食実施基準（平成21年文部科学省告示第61号。以下「本基準」という。）の一部改正について，令和３年２月12日に告示され，令和３年４月１日から施行されます。

学校給食摂取基準の概要等については，下記のとおりですので，法第８条の趣旨を踏まえ，本基準に照らした適切な学校給食の実施をお願いします。

なお，各都道府県教育委員会教育長におかれては，域内の市区町村教育委員会及び所管の学校に対して，（中略）各都道府県知事におかれては，所轄の学校法人及び学校に対して，国公立大学法人学長におかれては，附属学校に対して，（中略）周知を図るとともに，適切な対応が図られるよう配慮願います。

記

1　学校給食摂取基準の概要

(1)「学校給食摂取基準」については，別表にそれぞれ掲げる基準によること。

(2)「学校給食摂取基準」については，厚生労働省が策定した「日本人の食事摂取基準（以下「食事摂取基準」という。）(2020年版)」を参考とし，その考え方を踏まえるとともに，厚生労働科学研究費補助金により行われた循環器疾患・糖尿病等生活習慣病対策総合研究事業「食事摂取基準を用いた食生活改善に資するエビデンスの構築に関する研究」（以下「食事状況調査」という。）及び「食事状況調査」の調査結果より算出した，小学３年生，５年生及び中学２年生が昼食である学校給食において摂取することが期待される栄養量（以下「昼食必要摂取量」という。）等を勘案し，児童又は生徒（以下「児童生徒」という。）の健康の増進及び食育の推進を図るために望ましい栄養量を算出したものである。したがって，本基準は児童生徒の１人１回当たりの全国的な平均値を示したものであるから，適用に当たっては，児童生徒の個々の健康状態及び生活活動等の実態並びに地域の実情等に十分配慮し，弾力的に運用すること。

(3)「学校給食摂取基準」についての基本的な考え方は，本基準の一部改正に先立ち，文部科学省に設置した，学校給食における児童生徒の食事摂取基準策定に関する調査研究協力者会議がとりまとめた「学校給食摂取基準の策定について（報告）」（令和２年12月）を参照すること。

https://www.mext.go.jp/content/20201228-mxt_kenshoku-100003354_01.pdf

2　学校給食における食品構成について

食品構成については，「学校給食摂取基準」を踏まえ，多様な食品を適切に組み合わせて，児童生徒が各栄養素をバランス良く摂取しつつ，様々な食に触れることができるようにすること。また，これらを活用した食に関する指導や食事内容の充実を図ること。なお，多様な食品とは，食品群であれば，例えば，穀類，野菜類，豆類，果実類，きのこ類，藻類，魚介類，肉類，卵類及び乳類などであり，また，食品名であれば，例えば穀類については，精白米，食パン，コッペパン，うどん，中華めんなどである。また，各地域の実情や家庭における食生活の実態把握の上，日本型食生活の実践，我が国の伝統的な食文化の継承について十分配慮すること。さらに，「食事状況調査」の結果によれば，学校給食のない日はカルシウム不足が顕著であり，カルシウム摂取に効果的である牛乳等についての使用に配慮すること。なお，家庭の食事においてカルシウムの摂取が不足している地域にあっては，積極的に牛乳，調理用牛乳，乳製品，小魚等についての使用に配慮すること。

3　学校給食の食事内容の充実等について

(1)　学校給食の食事内容については，学校における食育の推進を図る観点から，学級担任や教科担任と栄養教諭等とが連携しつつ，給食時間はもとより，各教科等において，学校給食を活用した食に関する指導を効果的に行えるよう配慮すること。また，食に関する指導の全体計画と各教科等の年間指導計画等とを関連付けながら，指導が行われるよう留意すること。

①　献立に使用する食品や献立のねらいを明確にした献立計画を示すこと。

②　各教科等の食に関する指導と意図的に関連させた献立作成とすること。

③　学校給食に地場産物を使用し，食に関する指導の「生きた教材」として使用することは，児童生徒に地域の自然，文化，産業等に関する理解や生産者の努力，食に関する感謝の念を育む上で重要であるとともに，地産地消の有効な手段であり，食料の輸送に伴う環境負荷の低減等にも資するものであることから，その積極的な使用に努め，農林漁業体験等も含め，地場産物に係る食に関する指導に資するよう配慮すること。

④　我が国の伝統的食文化について興味・関心を持って学び，郷土に関心を寄せる心を育むとともに，地域の食文化の継承につながるよう，郷土に伝わる料理を積極的に取り入れ，児童生徒がその歴史，ゆかり，食材などを学ぶ取組に資するよう配慮すること。また，地域の食文化等を学ぶ中で，世界の多様な食文化等の理解も深めることができるよう配慮すること。

⑤　児童生徒が学校給食を通して，日常又は将来の食事作りにつなげることができるよう，献立名や食品名が明確な献立作成に努めること。

⑥　食物アレルギー等のある児童生徒に対しては，校内において校長，学級担任，栄養教諭，学校栄養職員，養護教諭，学校医等による指導体制を整備し，保護者や主治医との連携を図りつつ，可能な限り，個々の児童生徒の状況に応じた対応に努めること。なお，実施に当たっては，公益財団法人日本学校保健会で取りまとめられた「学校生活管理指導表（アレルギー疾患用）」及び「学校のアレルギー疾患に対する取り組みガイドライン」並びに文部科学省が作成した「学校給食における食物アレルギー対応指針」を参考とすること。

(2)　献立作成に当たっては，常に食品の組合せ，調理方法等の改善を図るとともに，児童生徒のし好の偏りをなくすよう配慮すること。

①　魅力あるおいしい給食となるよう，調理技術の向上に努めること。

②　食事は調理後できるだけ短時間に適温で提供すること。調理に当たっては，衛生・安全に十分配慮すること。

③　家庭における日常の食生活の指標になるように配慮すること。

(3)　学校給食に使用する食品については，食品衛生法（昭和22年法律第233号）第11条第1項に基づく食品中の放射性物質の規格基準に適合していること。

(4)　食器具については，安全性が確保されたものであること。また，児童生徒の望ましい食習慣の形成に資するため，料理形態に即した食器具の使用に配慮するとともに，食文化の継承や地元で生産される食器具の使用に配慮すること。

(5)　喫食の場所については，食事にふさわしいものとなるよう改善工夫を行うこと。

(6)　給食の時間については，給食の準備から片付けを通して，計画的・継続的に指導することが重要であり，そのための必要となる適切な給食時間を確保すること。

(7)　望ましい生活習慣を形成するため，適度な運動，調和のとれた食事，十分な休養・睡眠という生活習慣全体を視野に入れた指導に配慮すること。また，ナトリウム（食塩相当量）の摂取過剰や鉄の摂取不足など，学校給食における対応のみでは限界がある栄養素もあるため，望ましい栄養バランスについて，児童生徒への食に関する指導のみならず，家庭への情報発信を行うことにより，児童生徒の食生活全体の改善を促すことが望まれること。

4　特別支援学校における食事内容の改善について

(1)　特別支援学校の児童生徒については，障害の種類と程度が多様であり，身体活動レベルも様々であることから，「学校給食摂取基準」の適用に当たっては，児童生徒の個々の健康や生活活動等の実態並びに地域の実情等に十分配慮し，弾力的に運用するとともに次の点に留意すること。

①　障害のある児童生徒が無理なく食べられるような献立及び調理について十分配慮すること。

②　食に関する指導の教材として，学校給食が障害に応じた効果的な教材となるよう創意工夫に努めること。

(2)　特別支援学校における児童生徒に対する食事の管理については，家庭や寄宿舎における食生活や病院における食事と密接に関連していることから，学級担任，栄養教諭，学校栄養職員，養護教諭，学校医，主治医及び保護者等の関係者が連携し，共通理解を図りながら，児童生徒の生活習慣全体を視野に入れた食事管理に努めること。

5　従前の通知の廃止

「学校給食実施基準の一部改正について（通知）」（平成30年7月31日付け30文科初第643号）については，廃止すること。

学校給食衛生管理基準（平成21年3月31日文部科学省告示第64号）

第1　総則

1　学校給食を実施する都道府県教育委員会及び市区町村教育委員会（以下「教育委員会」という。），附属学校を設置する国立大学法人及び私立学校の設置者（以下「教育委員会等」という。）は，自らの責任において，必要に応じて，保健所の協力，助言及び援助（食品衛生法に定める食品衛生監視員による監視指導を含む。）を受けつつ，HACCP（コーデックス委員会（国連食糧農業機関／世界保健機関合同食品規格委員会）総会において採択された「危害分析・重要管理点方式とその適用に関するガイドライン」に規定されたHACCP（危害分析・重要管理点）をいう。）の考え方に基づき単独調理場，共同調理場（調理等の委託を行う場合を含む。以下「学校給食調理場」という。）並びに共同調理場の受配校の施設及び設備，食品の取扱い，調理作業，衛生管理体制等について実態把握に努め，衛生管理上の問題がある場合には，学校医又は学校薬剤師の協力を得て速やかに改善措置を図ること。

第2　学校給食施設及び設備の整備及び管理に係る衛生管理基準

1　学校給食施設及び設備の整備及び管理に係る衛生管理基準は，次の各号に掲げる項目ごとに，次のとおりとする。

(1)　学校給食施設

①共通事項

一　学校給食施設は，衛生的な場所に設置し，食数に適した広さとすること。また，随時施設の点検を行い，その実態の把握に努めるとともに，施設の新増築，改築，修理その他の必要な措置を講じること。

二　学校給食施設は，別添の「学校給食施設の区分」に従い区分することとし，調理場（学校給食調理員が調理又は休憩等を行う場所であって，別添中区分の欄に示す「調理場」をいう。以下同じ。）は，二次汚染防止の観点から，汚染作業区域，非汚染作業区域及びその他の区域（それぞれ別添中区分の欄に示す「汚染作業区域」，「非汚染作業区域」及び「その他の区域（事務室等を除く。）」をいう。以下同じ。）に部屋単位で区分すること。ただし，洗浄室は，使用状況に応じて汚染作業区域又は非汚染作業区域に区分することが適当であることから，別途区分すること。また，検収，保管，下処理，調理及び配膳の各作業区域並びに更衣休憩にあてる区域及び前室に区分するよう努めること。

三　ドライシステムを導入するよう努めること。また，ドライシステムを導入していない調理場においてもドライ運用を図ること。

四　作業区域（別添中区分の欄に示す「作業区域」をいう。以下同じ。）の外部に開放される箇所にはエアカーテンを備えるよう努めること。

五　学校給食施設は，設計段階において保健所及び学校薬剤師等の助言を受けるとともに，栄養教諭又は学校栄養職員（以下「栄養教諭等」という。）その他の関係者の意見を取り入れ整備すること。

②作業区域内の施設

一　食品を取り扱う場所（作業区域のうち洗浄室を除く部分をいう。以下同じ。）は，内部の温度及び湿度管理が適切に行える空調等を備えた構造とするよう努めること。

二　食品の保管室は，専用であること。また，衛生面に配慮した構造とし，食品の搬入及び搬出に当たって，調理室を経由しない構造及び配置とすること。

三　外部からの汚染を受けないような構造の検収室を設けること。

四　排水溝は，詰まり又は逆流がおきにくく，かつ排水が飛散しない構造及び配置とすること。

五　釜周りの排水が床面に流れない構造とすること。

六　配膳室は，外部からの異物の混入を防ぐため，廊下等と明確に区分すること。また，その出入口には，原則として施錠設備を設けること。

③その他の区域の施設

一　廃棄物（調理場内で生じた廃棄物及び返却された残菜をいう。以下同じ。）の保管場所は，調理場外の適切な場所に設けること。

二　学校給食従事者専用の便所は，食品を取り扱う場所及び洗浄室から直接出入りできない構造とすること。また，食品を取り扱う場所及び洗浄室から3m以上離れた場所に設けるよう努めること。さらに，便所の個室の前に調理衣を着脱できる場所を設けるよう努めること。

(2)　学校給食設備

①共通事項

一　機械及び機器については，可動式にするなど，調理過程に合った作業動線となるよう配慮した配置であること。

二　全ての移動性の器具及び容器は，衛生的に保管するため，外部から汚染されない構造の保管設備を設けること。

三　給水給湯設備は，必要な数を使用に便利な位置に設置し，給水栓は，直接手指を触れることのないよう，肘等で操作できるレバー式等であること。

四　共同調理場においては，調理した食品を調理後2時間以内に給食できるようにするための配送車を必要台数確保すること。

②調理用の機械，機器，器具及び容器

一　食肉類，魚介類，卵，野菜類，果実類等食品の種類ごとに，それぞれ専用に調理用の器具及び容器を備えること。また，それぞれの調理用の器具及び容器は，下処理用，調理用，加熱調理済食品用等調理の過程ごとに区別すること。
二　調理用の機械，機器，器具及び容器は，洗浄及び消毒ができる材質，構造であり，衛生的に保管できるものであること。また，食数に適した大きさと数量を備えること。
三　献立及び調理内容に応じて，調理作業の合理化により衛生管理を充実するため，焼き物機，揚げ物機，真空冷却機，中心温度管理機能付き調理機等の調理用の機械及び機器を備えるよう努めること。
③シンク
一　シンクは，食数に応じてゆとりのある大きさ，深さであること。また，下処理室における加熱調理用食品，非加熱調理用食品及び器具の洗浄に用いるシンクは別々に設置するとともに，三槽式構造とすること。さらに，調理室においては，食品用及び器具等の洗浄用のシンクを共用しないこと。あわせて，その他の用途用のシンクについても相互汚染しないよう努めること。
④冷蔵及び冷凍設備
一　冷蔵及び冷凍設備は，食数に応じた広さがあるものを原材料用及び調理用等に整備し，共用を避けること。
⑤温度計及び湿度計
一　調理場内の適切な温度及び湿度の管理のために，適切な場所に正確な温度計及び湿度計を備えること。また，冷蔵庫・冷凍庫の内部及び食器消毒庫その他のために，適切な場所に正確な温度計を備えること。
⑥廃棄物容器等
一　ふた付きの廃棄物専用の容器を廃棄物の保管場所に備えること。
二　調理場には，ふた付きの残菜入れを備えること。
⑦学校給食従事者専用手洗い設備等
一　学校給食従事者の専用手洗い設備は，前室，便所の個室に設置するとともに，作業区分ごとに使用しやすい位置に設置すること。
二　肘まで洗える大きさの洗面台を設置するとともに，給水栓は，直接手指を触れることのないよう，肘等で操作できるレバー式，足踏み式又は自動式等の温水に対応した方式であること。
三　学校食堂等に，児童生徒等の手洗い設備を設けること。
(3)　学校給食施設及び設備の衛生管理
一　学校給食施設及び設備は，清潔で衛生的であること。
二　冷蔵庫，冷凍庫及び食品の保管室は，整理整頓すること。また，調理室には，調理作業に不必要な物品等を置かないこと。
三　調理場は，換気を行い，温度は25℃以下，湿度は80％以下に保つよう努めること。また，調理室及び食品の保管室の温度及び湿度並びに冷蔵庫及び冷凍庫内部の温度を適切に保ち，これらの温度及び湿度は毎日記録すること。
四　調理場内の温度計及び湿度計は，定期的に検査を行うこと。
五　調理場の給水，排水，採光，換気等の状態を適正に保つこと。また，夏期の直射日光を避ける設備を整備すること。
六　学校給食施設及び設備は，ねずみ及びはえ，ごきぶり等衛生害虫の侵入及び発生を防止するため，侵入防止措置を講じること。また，ねずみ及び衛生害虫の発生状況を1ヶ月に1回以上点検し，発生を確認したときには，その都度駆除をすることとし，必要な場合には，補修，整理整頓，清掃，清拭，消毒等を行い，その結果を記録すること。なお，殺そ剤又は殺虫剤を使用する場合は，食品を汚染しないようその取扱いに十分注意すること。さらに，学校給食従事者専用の便所については，特に衛生害虫に注意すること。
七　学校給食従事者専用の便所には，専用の履物を備えること。また，定期的に清掃及び消毒を行うこと。
八　学校給食従事者専用の手洗い設備は，衛生的に管理するとともに，石けん液，消毒用アルコール及びペーパータオル等衛生器具を常備すること。また，布タオルの使用は避けること。さらに，前室の手洗い設備には個人用爪ブラシを常備すること。
九　食器具，容器及び調理用の器具は，使用後，でん粉及び脂肪等が残留しないよう，確実に洗浄するとともに，損傷がないように確認し，熱風保管庫等により適切に保管すること。また，フードカッター，野菜切り機等調理用の機械及び機器は，使用後に分解して洗浄及び消毒した後，乾燥させること。さらに，下処理室及び調理室内における機械，容器等の使用後の洗浄及び消毒は，全ての食品が下処理室及び調理室から搬出された後に行うよう努めること。
十　天井の水滴を防ぐとともに，かびの発生の防止に努めること。
十一　床は破損箇所がないよう管理すること。
十二　清掃用具は，整理整頓し，所定の場所に保管すること。また，汚染作業区域と非汚染作業区域の共用を避けること。
2　学校薬剤師等の協力を得て（1）の各号に掲げる事項について，毎学年1回定期に，（2）及び（3）の各号に掲げる事項については，毎学年3回定期に，検査を行い，その実施記録を保管すること。
第3　調理の過程等における衛生管理に係る衛生管理基準
1　調理の過程等における衛生管理に係る衛生管理基準は，次の各号に掲げる項目ごとに，次のとおりとする。
(1)　献立作成
一　献立作成は，学校給食施設及び設備並びに人員等の能力に応じたものとするとともに，衛生的な作業工程及び作業動線となるよう配慮すること。
二　高温多湿の時期は，なまもの，和えもの等については，細菌の増殖等が起こらないように配慮すること。
三　保健所等から情報を収集し，地域における感染症，食中毒の発生状況に配慮すること。
四　献立作成委員会を設ける等により，栄養教諭等，保護者その他の関係者の意見を尊重すること。
五　統一献立（複数の学校で共通して使用する献立をいう。）を作成するに当たっては，食品の品質管理又は確実な検収を行う上で支障を来すことがないよう，一定の地域別又は学校種別等の単位に分けること等により適正な規模での作成に努めること。
(2)　学校給食用食品の購入
①共通事項
一　学校給食用食品（以下「食品」という。）の購入に当たっては，食品選定のための委員会等を設ける等により，栄養教諭等，保護者その他の関係者の意見を尊重すること。また，必要に応じて衛生管理に関する専門家の助言及び協力を受けられるような仕組みを整えること。
二　食品の製造を委託する場合には，衛生上信用のおける製造業者を選定すること。また，製造業者の有する設備，人員等から見た能力に応じた委託とすることとし，委託者において，随時点検を行い，記録を残し，事故発生の防止に努めること。
②食品納入業者
一　保健所等の協力を得て，施設の衛生面及び食品の取扱いが良好で衛生上信用のおける食品納入業者を選定すること。
二　食品納入業者又は納入業者の団体等との間に連絡会を設け，学校給食の意義，役割及び衛生管理の在り方について定期的な意見交換を行う等により，食品納入業者の衛生管理の啓発に努めること。
三　売買契約に当たって，衛生管理に関する事項を取り決める等により，業者の検便，衛生環境の整備等について，食品納入業者に自主的な取組を促すこと。
四　必要に応じて，食品納入業者の衛生管理の状況を確認すること。
五　原材料及び加工食品について，製造業者若しくは食品納入業者等が定期的に実施する微生物及び理化学検査の結果，又は生産履歴等を提出させること。また，検査等の結果については，保健所等への相談等により，原材料として不適と判断した場合には，食品納入業者の変更等適切な措置を講じること。さらに，検査結果を保管すること。
③食品の選定
一　食品は，過度に加工したものは避け，鮮度の良い衛生的なものを選定するよう配慮すること。また，有害なもの又はその疑いのあるものは避けること。
二　有害若しくは不必要な着色料，保存料，漂白剤，発色剤その他の食品添加物が添加された食品，又は内容表示，消費期限及び賞味期限並びに製造業者，販売業者等の名称及び所在地，使用原材料及び保存方法が明らかでない食品については使用しないこと。
　また，可能な限り，使用原材料の原産国についての記述がある食品を選定すること。
三　保健所等から情報提供を受け，地域における感染症，食中毒の発生状況に応じて，食品の購入を考慮すること。
(3)　食品の検収・保管等
一　検収は，あらかじめ定めた検収責任者が，食品の納入に立会し，品名，数量，納品時間，納入業者名，製造業者名及び所在地，生産地，品質，鮮度，箱，袋の汚れ，破れその他の包装容器等の状況，異物混入及び異臭の有無，消費期限又は賞味期限，製造年月日，品温（納入業者が運搬の際，適切な温度管理を行っていたかどうかを含む。），年月日表示，ロット（一の製造期間内に一連の製造工程により均質性を有するように製造された製品の一群をいう。以下同じ。）番号その他のロットに関する情報について，毎日，点検を行い，記録すること。また，納入業者から直接納入する食品の検収は，共同調理場及び受配校において適切に分担し実施するとともに，その結果を記録すること。
二　検収のために必要な場合には，検収責任者の勤務時間を納入時間に合わせて割り振ること。
三　食肉類，魚介類等生鮮食品は，原則として，当日搬入するとともに，1回で使い切る量を購入すること。また，当日搬入できない場合には，冷蔵庫等で適切に温度管理するなど衛生管理に留意すること。
四　納入業者から食品を納入させるに当たっては，検収室において食品の受け渡しを行い，下処理室及び調理室に立ち入らせないこと。
五　食品は，検収室において，専用の容器に移し替え，下処理室及び食品の保管室にダンボール等を持ち込まないこと。また，検収室内に食品が直接床面に接触しないよう床面から60 cm以上の高さの置台を設けること。
六　食品を保管する必要がある場合には，食肉類，魚介類，野菜類等食品の分類ごとに区分して専用の容器で保管する等により，原材料の相互汚染を防ぎ，衛生的な管理を行うこと。また，別紙「学校給食用食品の原材料，製品等の保存基準」に従い，棚又は冷蔵冷凍設備に保管すること。
七　牛乳については，専用の保冷庫等により適切な温度管理を行い，新鮮かつ良好なものが飲用に供されるよう品質の保持に努めること。
八　泥つきの根菜類等の処理は，検収室で行い，下処理室を清潔に保つこと。
(4)　調理過程
①共通事項

一　給食の食品は，原則として，前日調理を行わず，全てその日に学校給食調理場で調理し，生で食用する野菜類，果実類等を除き，加熱処理したものを給食すること。また，加熱処理する食品については，中心部温度計を用いるなどにより，中心部が75℃で1分間以上（二枚貝等ノロウイルス汚染のおそれのある食品の場合は85℃で1分間以上）又はこれと同等以上の温度まで加熱されていることを確認し，その温度と時間を記録すること。さらに，中心温度計については，定期的に検査を行い，正確な機器を使用すること。

二　野菜類の使用については，二次汚染防止の観点から，原則として加熱調理すること。また，教育委員会等において，生野菜の使用に当たっては，食中毒の発生状況，施設及び設備の状況，調理過程における二次汚染防止のための措置，学校給食調理員の研修の実施，管理運営体制の整備等の衛生管理体制の実態，並びに生野菜の食生活に果たす役割等を踏まえ，安全性を確認しつつ，加熱調理の有無を判断すること。さらに，生野菜の使用に当たっては，流水で十分洗浄し，必要に応じて，消毒するとともに，消毒剤が完全に洗い落とされるまで流水で水洗いすること。

三　和えもの，サラダ等の料理の混ぜ合わせ，料理の配食及び盛りつけに際しては，清潔な場所で，清潔な器具を使用し，料理に直接手を触れないよう調理すること。

四　和えもの，サラダ等については，各食品を調理後速やかに冷却機等で冷却を行った上で，冷却後の二次汚染に注意し，冷蔵庫等で保管するなど適切な温度管理を行うこと。また，やむを得ず水で冷却する場合は，直前に使用水の遊離残留塩素が0.1 mg/L以上であることを確認し，確認した数値及び時間を記録すること。さらに，和える時間を配食の直前にするなど給食までの時間の短縮を図り，調理終了時に温度及び時間を記録すること。

五　マヨネーズは，つくらないこと。

六　缶詰は，缶の状態，内壁塗装の状態等を注意すること。

②使用水の安全確保

一　使用水は，学校環境衛生基準（平成21年文部科学省告示第60号）に定める基準を満たす飲料水を使用すること。また，毎日，調理開始前に十分流水した後及び調理終了後に遊離残留塩素が0.1 mg/L以上であること並びに外観，臭気，味等について水質検査を実施し，その結果を記録すること。

二　使用水について使用に不適な場合は，給食を中止し速やかに改善措置を講じること。また，再検査の結果使用した場合は，使用した水1Lを保存食用の冷凍庫に－20℃以下で2週間以上保存すること。

三　貯水槽を設けている場合は，専門の業者に委託する等により，年1回以上清掃すること。また，清掃した証明書等の記録は1年間保管すること。

③二次汚染の防止

一　献立ごとに調理作業の手順，時間及び担当者を示した調理作業工程表並びに食品の動線を示した作業動線図を作成すること。また，調理作業工程表及び作業動線図を作業前に確認し，作業に当たること。

二　調理場における食品及び調理用の器具及び容器は，床面から60 cm以上の高さの置台の上に置くこと。

三　食肉，魚介類及び卵は，専用の容器，調理用の機器及び器具を使用し，他の食品への二次汚染を防止すること。

四　調理作業中の食品並びに調理用の機械，機器，器具及び容器の汚染の防止の徹底を図ること。また，包丁及びまな板類については食品別及び処理別の使い分けの徹底を図ること。

五　下処理後の加熱を行わない食品及び加熱調理後冷却する必要のある食品の保管には，原材料用冷蔵庫は使用しないこと。

六　加熱調理した食品を一時保存する場合又は調理終了後の食品については，衛生的な容器にふたをして保存するなど，衛生的な取扱いを行い，他からの二次汚染を防止すること。

七　調理終了後の食品は，素手でさわらないこと。

八　調理作業時には，ふきんは使用しないこと。

九　エプロン，履物等は，色分けする等により明確に作業区分ごとに使い分けること。また，保管の際は，作業区分ごとに洗浄及び消毒し，翌日までに乾燥させ，区分して保管するなど，衛生管理に配慮すること。

④食品の適切な温度管理等

一　調理作業時においては，調理室内の温度及び湿度を確認し，その記録を行うこと。また，換気を行うこと。

二　原材料の適切な温度管理を行い，鮮度を保つこと。また，冷蔵保管及び冷凍保管する必要のある食品は常温放置しないこと。

三　加熱調理後冷却する必要のある食品については，冷却機等を用いて温度を下げ，調理用冷蔵庫で保管し，食中毒菌等の発育至適温度帯の時間を可能な限り短くすること。また，加熱終了時，冷却開始時及び冷却終了時の温度及び時間を記録すること。

四　配送及び配食に当たっては，必要に応じて保温食缶及び保冷食缶若しくは蓄冷材等を使用し，温度管理を行うこと。

五　調理後の食品は，適切な温度管理を行い，調理後2時間以内に給食できるよう努めること。また，配食の時間を毎日記録すること。さらに，共同調理場においては，調理場搬出時及び受配校搬入時の時間を毎日記録するとともに，温度を定期的に記録すること。

六　加熱調理食品にトッピングする非加熱調理食品は，衛生的に保管し，トッピングする時期は給食までの時間が極力短くなるようにすること。

⑤廃棄物処理
一　廃棄物は，分別し，衛生的に処理すること。
二　廃棄物は，汚臭，汚液がもれないように管理すること。また，廃棄物のための容器は，作業終了後速やかに清掃し，衛生上支障がないように保持すること。
三　返却された残菜は，非汚染作業区域に持ち込まないこと。
四　廃棄物は，作業区域内に放置しないこと。
五　廃棄物の保管場所は，廃棄物の搬出後清掃するなど，環境に悪影響を及ぼさないよう管理すること。
(5)　配送及び配食
①配送
一　共同調理場においては，容器，運搬車の設備の整備に努め，運搬途中の塵埃等による調理済食品等の汚染を防止すること。また，調理済食品等が給食されるまでの温度の管理及び時間の短縮に努めること。
②配食等
一　配膳室の衛生管理に努めること。
二　食品を運搬する場合は，容器にふたをすること。
三　パンの容器，牛乳等の瓶その他の容器等の汚染に注意すること。
四　はし等を児童生徒の家庭から持参させる場合は，不衛生にならないよう指導すること。
五　給食当番等配食を行う児童生徒及び教職員については，毎日，下痢，発熱，腹痛等の有無その他の健康状態及び衛生的な服装であることを確認すること。また，配食前，用便後の手洗いを励行させ，清潔な手指で食器及び食品を扱うようにすること。
六　教職員は，児童生徒の嘔吐物のため汚れた食器具の消毒を行うなど衛生的に処理し，調理室に返却するに当たっては，その旨を明示し，その食器具を返却すること。また，嘔吐物は，調理室には返却しないこと。
(6)　検食及び保存食等
①検食
一　検食は，学校給食調理場及び共同調理場の受配校において，あらかじめ責任者を定めて児童生徒の摂食開始時間の30分前までに行うこと。また，異常があった場合には，給食を中止するとともに，共同調理場の受配校においては，速やかに共同調理場に連絡すること。
二　検食に当たっては，食品の中に人体に有害と思われる異物の混入がないか，調理過程において加熱及び冷却処理が適切に行われているか，食品の異味，異臭その他の異常がないか，1食分としてそれぞれの食品の量が適当か，味付け，香り，色彩並びに形態等が適切か，及び，児童生徒の嗜好との関連はどのように配慮されているか確認すること。
三　検食を行った時間，検食者の意見等検食の結果を記録すること。
②保存食
一　保存食は，毎日，原材料，加工食品及び調理済食品を食品ごとに50g程度ずつビニール袋等清潔な容器に密封して入れ，専用冷凍庫に－20℃以下で2週間以上保存すること。また，納入された食品の製造年月日若しくはロットが違う場合又は複数の釜で調理した場合は，それぞれ保存すること。
二　原材料は，洗浄，消毒等を行わず，購入した状態で保存すること。ただし，卵については，全て割卵し，混合したものから50g程度採取し保存すること。
三　保存食については，原材料，加工食品及び調理済食品が全て保管されているか並びに廃棄した日時を記録すること。
四　共同調理場の受配校に直接搬入される食品についても共同調理場で保存すること。また，複数の業者から搬入される食品については，各業者ごとに保存すること。
五　児童生徒の栄養指導及び盛りつけの目安とする展示食を保存食と兼用しないこと。
③残食及び残品
一　パン等残食の児童生徒の持ち帰りは，衛生上の見地から，禁止することが望ましい。
二　パン，牛乳，おかず等の残品は，全てその日のうちに処分し，翌日に繰り越して使用しないこと。
2　学校薬剤師等の協力を得て1の各号に掲げる事項について，毎学年1回（(3)，(4) ②及び (6) ①，②にあっては毎学年3回），定期に検査を行い，その実施記録を保管すること。
第4　衛生管理体制に係る衛生管理基準
1　衛生管理体制に係る衛生管理基準は，次の各号に掲げる項目ごとに，次のとおりとする。
(1)　衛生管理体制
一　学校給食調理場においては，栄養教諭等を衛生管理責任者として定めること。ただし，栄養教諭等が現にいない場合は，調理師資格を有する学校給食調理員等を衛生管理責任者として定めること。
二　衛生管理責任者は，施設及び設備の衛生，食品の衛生及び学校給食調理員の衛生の日常管理等に当たること。また，調理過程における下処理，調理，配送等の作業工程を分析し，各工程において清潔かつ迅速に加熱及び冷却調理が適切に行われているかを確認し，その結果を記録すること。
三　校長又は共同調理場の長（以下「校長等」という。）は，学校給食の衛生管理について注意を払い，学校給食関係者に対し，衛生管理の徹底を図るよう注意を促し，学校給食の安全な実施に配慮すること。
四　校長等は，学校保健委員会等を活用するなどにより，栄養教諭等，保健主事，養護教諭等の教職員，学校医，学校歯科医，学校薬剤師，保健所長等の専門家及び保護者が連携した学校給食の衛生管理を徹底するための体制を整備し，その適切な運用を図ること。

五　校長等は，食品の検収等の日常点検の結果，異常の発生が認められる場合，食品の返品，献立の一部又は全部の削除，調理済食品の回収等必要な措置を講じること。
六　校長等は，施設及び設備等の日常点検の結果，改善が必要と認められる場合，必要な応急措置を講じること。また，改善に時間を要する場合，計画的な改善を行うこと。
七　校長等は，栄養教諭等の指導及び助言が円滑に実施されるよう，関係職員の意思疎通等に配慮すること。
八　教育委員会等は，栄養教諭等の衛生管理に関する専門性の向上を図るため，新規採用時及び経験年数に応じた研修その他の研修の機会が確保されるよう努めること。
九　教育委員会等は，学校給食調理員を対象とした研修の機会が確保されるよう努めること。また，非常勤職員等も含め可能な限り全員が等しく研修を受講できるよう配慮すること。
十　教育委員会等は，設置する学校について，計画を立て，登録検査機関（食品衛生法第4条第9項に規定する「登録検査機関」をいう。）等に委託するなどにより，定期的に原材料及び加工食品について，微生物検査，理化学検査を行うこと。
十一　調理に直接関係のない者を調理室に入れないこと。調理及び点検に従事しない者が，やむを得ず，調理室内に立ち入る場合には，食品及び器具等には触らせず，(3) 三に規定する学校給食従事者の健康状態等を点検し，その状態を記録すること。また，専用の清潔な調理衣，マスク，帽子及び履物を着用させること。さらに，調理作業後の調理室等は施錠するなど適切な管理を行うこと。
(2)　学校給食従事者の衛生管理
一　学校給食従事者は，身体，衣服を清潔に保つこと。
二　調理及び配食に当たっては，せき，くしゃみ，髪の毛等が食器，食品等につかないよう専用で清潔な調理衣，エプロン，マスク，帽子，履物等を着用すること。
三　作業区域用の調理衣等及び履物を着用したまま便所に入らないこと。
四　作業開始前，用便後，汚染作業区域から非汚染作業区域に移動する前，食品に直接触れる作業の開始直前及び生の食肉類，魚介類，卵，調理前の野菜類等に触れ，他の食品及び器具等に触れる前に，手指の洗浄及び消毒を行うこと。
(3)　学校給食従事者の健康管理
一　学校給食従事者については，日常的な健康状態の点検を行うとともに，年1回健康診断を行うこと。また，当該健康診断を含め年3回定期に健康状態を把握することが望ましい。
二　検便は，赤痢菌，サルモネラ属菌，腸管出血性大腸菌血清型O157その他必要な細菌等について，毎月2回以上実施すること。
三　学校給食従事者の下痢，発熱，腹痛，嘔吐，化膿性疾患及び手指等の外傷等の有無等健康状態を，毎日，個人ごとに把握するとともに，本人若しくは同居人に，感染症の予防及び感染症の患者に対する医療に関する法律（以下「感染症予防法」という。）に規定する感染症又はその疑いがあるかどうか毎日点検し，これらを記録すること。また，下痢，発熱，腹痛，嘔吐をしており，感染症予防法に規定する感染症又はその疑いがある場合には，医療機関に受診させ感染性疾患の有無を確認し，その指示を励行させること。さらに，化膿性疾患が手指にある場合には，調理作業への従事を禁止すること。
四　ノロウイルスを原因とする感染性疾患による症状と診断された学校給食従事者は，高感度の検便検査においてノロウイルスを保有していないことが確認されるまでの間，食品に直接触れる調理作業を控えさせるなど適切な処置をとること。また，ノロウイルスにより発症した学校給食従事者と一緒に食事を喫食する，又は，ノロウイルスによる発症者が家族にいるなど，同一の感染機会があった可能性がある調理従事者について速やかに高感度の検便検査を実施し，検査の結果ノロウイルスを保有していないことが確認されるまでの間，調理に直接従事することを控えさせる等の手段を講じるよう努めること。
(4)　食中毒の集団発生の際の措置
一　教育委員会等，学校医，保健所等に連絡するとともに，患者の措置に万全を期すこと。また，二次感染の防止に努めること。
二　学校医及び保健所等と相談の上，医療機関を受診させるとともに，給食の停止，当該児童生徒の出席停止及び必要に応じて臨時休業，消毒その他の事後措置の計画を立て，これに基づいて食中毒の拡大防止の措置を講じること。
三　校長の指導のもと養護教諭等が児童生徒の症状の把握に努める等関係職員の役割を明確にし，校内組織等に基づいて学校内外の取組体制を整備すること。
四　保護者に対しては，できるだけ速やかに患者の集団発生の状況を周知させ，協力を求めること。その際，プライバシー等人権の侵害がないよう配慮すること。
五　食中毒の発生原因については，保健所等に協力し，速やかに明らかとなるように努め，その原因の除去，予防に努めること。
2　1の (1) に掲げる事項については，毎学年1回，(2) 及び (3) に掲げる事項については，毎学年3回定期に検査を行い，その実施記録を保管すること。
第5　日常及び臨時の衛生検査
1　学校給食衛生管理の維持改善を図るため，次に掲げる項目について，毎日点検を行うものとする。
(1)　学校給食の施設及び設備は，清潔で衛生的であること。また，調理室及び食品の保管室の温度及び湿度，冷蔵庫及び冷凍庫内部の温度を適切に保ち，これらの温度及び湿度が記録されていること。

(2)　食器具，容器及び調理用器具は，使用後，でん粉及び脂肪等が残留しないよう，確実に洗浄するとともに，損傷がないように確認し，熱風保管庫等により適切に保管されていること。また，フードカッター，ミキサー等調理用の機械及び機器は，使用後に分解して洗浄及び消毒した後，乾燥されていること。

(3)　使用水に関しては，調理開始前に十分流水した後及び調理終了後に遊離残留塩素が0.1 mg/L以上であること並びに外観，臭気，味等について水質検査が実施され，記録されていること。

(4)　調理室には，調理作業に不必要な物品等を置いていないこと。

(5)　食品については，品質，鮮度，箱，袋の汚れ，破れその他の包装容器等の状況，異物混入及び異臭の有無，消費期限，賞味期限の異常の有無等を点検するための検収が適切に行われていること。また，それらが記録されていること。

(6)　食品等は，清潔な場所に食品の分類ごとに区分され衛生的な状態で保管されていること。

(7)　下処理，調理，配食は，作業区分ごとに衛生的に行われていること。

(8)　生食する野菜類及び果実類等は流水で十分洗浄されていること。また，必要に応じて消毒されていること。

(9)　加熱，冷却が適切に行われていること。また，加熱すべき食品は加熱されていること。さらに，その温度と時間が記録されていること。

(10)　調理に伴う廃棄物は，分別し，衛生的に処理されていること。

(11)　給食当番等配食を行う児童生徒及び教職員の健康状態は良好であり，服装は衛生的であること。

(12)　調理終了後速やかに給食されるよう配送及び配食され，その時刻が記録されていること。さらに，給食前に責任者を定めて検食が行われていること。

(13)　保存食は，適切な方法で，2週間以上保存され，かつ記録されていること。

(14)　学校給食従事者の服装及び身体が清潔であること。また，作業開始前，用便後，汚染作業区域から非汚染作業区域に移動する前，食品に直接触れる作業の開始直前及び生の食肉類，魚介類，卵，調理前の野菜類等に触れ，他の食品及び器具等に触れる前に，手指の洗浄及び消毒が行われていること。

(15)　学校給食従事者の下痢，発熱，腹痛，嘔吐，化膿性疾患及び手指等の外傷等の有無等健康状態を，毎日，個人ごとに把握するとともに，本人若しくは同居人に感染症予防法に規定する感染症又は，その疑いがあるかどうか毎日点検し，これらが記録されていること。また，下痢，発熱，腹痛，嘔吐をしており，感染症予防法に規定する感染症又はその疑いがある場合には，医療機関に受診させ感染性疾患の有無を確認し，その指示が励行されていること。さらに，化膿性疾患が手指にある場合には，調理作業への従事が禁止されていること。

2　学校給食衛生管理の維持改善を図るため，次のような場合，必要があるときは臨時衛生検査を行うものとする。

①感染症・食中毒の発生のおそれがあり，また，発生したとき。

②風水害等により環境が不潔になり，又は汚染され，感染症の発生のおそれがあるとき。

③その他必要なとき。

　また，臨時衛生検査は，その目的に即して必要な検査項目を設定し，その検査項目の実施に当たっては，定期的に行う衛生検査に準じて行うこと。

第6　雑則

1　本基準に基づく記録は，1年間保存すること。

2　クックチル方式により学校給食を提供する場合には，教育委員会等の責任において，クックチル専用の施設設備の整備，二次汚染防止のための措置，学校給食従事者の研修の実施，衛生管理体制の整備等衛生管理のための必要な措置を講じたうえで実施すること。

入院時食事療養費に係る食事療養及び入院時生活療養費に係る生活療養の実施上の留意事項について

（平成18年3月6日保医発第0306009号）最終改正：令和2年3月5日保医発0305第14号

1　一般的事項

(1) 食事は医療の一環として提供されるべきものであり，それぞれ患者の病状に応じて必要とする栄養量が与えられ，食事の質の向上と患者サービスの改善をめざして行われるべきものである。また，生活療養の温度，照明及び給水に関する療養環境は医療の一環として形成されるべきものであり，それぞれの患者の病状に応じて適切に行われるべきものである。

(2) 食事の提供に関する業務は保険医療機関自らが行うことが望ましいが，保険医療機関の管理者が業務遂行上必要な注意を果たし得るような体制と契約内容により，食事療養の質が確保される場合には，保険医療機関の最終的責任の下で第三者に委託することができる。なお，業務の委託にあたっては，医療法及び医療法施行規則の規定によること。食事提供業務の第三者への一部委託については「医療法の一部を改正する法律の一部の施行について」（平成5年厚生省健康政策局長通知）の第3及び「病院診療所等の業務委託について」（平成5年厚生

学校給食衛生管理基準　別添

学校給食施設の区分

区分				内容
学校給食施設	調理場	作業区域	汚染作業区域	検収室—原材料の鮮度等の確認及び根菜類等の処理を行う場所 食品の保管室—食品の保管場所 下処理室—食品の選別，剥皮，洗浄等を行う場所 返却された食器・食缶等の搬入場
				洗浄室（機械，食器具類の洗浄・消毒前）
			非汚染作業区域	調理室 —食品の切裁等を行う場所 —煮る，揚げる，焼く等の加熱調理を行う場所 —加熱調理した食品の冷却等を行う場所 —食品を食缶に配食する場所 配膳室 食品・食缶の搬出場
				洗浄室（機械，食器具類の洗浄・消毒後）
		その他		更衣室，休憩室，調理員専用便所，前室等
				事務室等（学校給食調理員が通常，出入りしない区域）

学校給食衛生管理基準　別紙

学校給食用食品の原材料，製品等の保存基準

食品名		保存温度
牛　乳		10℃以下
固形油脂		10℃以下
種実類		15℃以下
豆　腐		冷　蔵
魚介類	鮮魚介	5℃以下
	魚肉ソーセージ，魚肉ハム及び特殊包装かまぼこ	10℃以下
	冷凍魚肉ねり製品	−15℃以下
食肉類	食肉	10℃以下
	冷凍食肉（細切した食肉を凍結させたもので容器包装に入れたもの）	−15℃以下
	食肉製品	10℃以下
	冷凍食肉製品	−15℃以下
卵類	殻付卵	10℃以下
	液　卵	8℃以下
	凍結卵	−15℃以下
乳製品類	バター	10℃以下
	チーズ	15℃以下
	クリーム	10℃以下
生鮮果実・野菜類		10℃前後
冷凍食品		−15℃以下

省健康政策局指導課長通知）に基づき行うこと。

(3) 患者への食事提供については病棟関連部門と食事療養部門との連絡が十分とられていることが必要である。

(4) 入院患者の栄養補給量は，本来，性，年齢，体位，身体活動レベル，病状等によって個々に適正量が算定されるべき性質のものである。従って，一般食を提供している患者の栄養補給量についても，患者個々に算定された医師の食事箋による栄養補給量又は栄養管理計画に基づく栄養補給量を用いることを原則とするが，これらによらない場合には，次により算定するものとする。なお，医師の食事箋とは，医師の署名又は記名・押印がされたものを原則とするが，オーダリングシステム等により，医師本人の指示によるものであることが確認できるものについても認めるものとする。

ア　一般食患者の推定エネルギー必要量及び栄養素（脂質，たんぱく質，ビタミンA，ビタミンB_1，ビタミンB_2，ビタミンC，カルシウム，鉄，ナトリウム（食塩）及び食物繊維）の食事摂取基準については，健康増進法第16条の2に基づき定められた食事摂取基準の数値を適切に用いるものとすること。なお，患者の体位，病状，身体活動レベル等を考慮すること。また，推定エネルギー必要量は治療方針にそって身体活動レベルや体重の増減等を考慮して適宜増減することが望ましいこと。

イ　アに示した食事摂取基準についてはあくまでも献立作成の目安であるが，食事の提供に際しては，病状，身体活動レベル，アレルギー等個々の患者の特性について十分考慮すること。

(5) 調理方法，味付け，盛り付け，配膳等について患者の嗜好を配慮した食事が提供されており，嗜好品以外の飲食物の摂取（補食）は原則として認められないこと。なお，果物類，菓子類等病状に影響しない程度の嗜好品を適当量摂取することは差し支えないこと。

(6) 当該保険医療機関における療養の実態，当該地域における日常の生活サイクル，患者の希望等を総合的に勘案し，適切な時刻に食事提供が行われていること。

(7) 適切な温度の食事が提供されていること。

(8) 食事療養に伴う衛生は，医療法及び医療法施行規則の基準並びに食品衛生法に定める基準以上のものであること。なお，食事の提供に使用する食器等の消毒も適正に行われていること。

(9) 食事療養の内容については，当該保険医療機関の医師を含む会議において検討が加えられていること。

(10) 入院時食事療養及び入院時生活療養の食事の提供たる療養は1食単位で評価するものであることから，食

事提供数は，入院患者ごとに実際に提供された食数を記録していること。

(11) 患者から食事療養標準負担額又は生活療養標準負担額（入院時生活療養の食事の提供たる療養に係るものに限る。以下同じ。）を超える費用を徴収する場合は，あらかじめ食事の内容及び特別の料金が患者に説明され，患者の同意を得て行っていること。

(12) 実際に患者に食事を提供した場合に1食単位で，1日につき3食を限度として算定するものであること。

(13) 1日の必要量を数回に分けて提供した場合は，提供された回数に相当する食数として算定して差し支えないこと（ただし，食事時間外に提供されたおやつを除き，1日に3食を限度とする。）

2　入院時食事療養又は入院時生活療養

(1) 入院時食事療養（Ⅰ）又は入院時生活療養（Ⅰ）の届出を行っている保険医療機関においては，下記の点に留意する。

① 医師，管理栄養士又は栄養士による検食が毎食行われ，その所見が検食簿に記入されている。

② 普通食（常食）患者年齢構成表及び給与栄養目標量については，必要に応じて見直しを行っていること。

③ 食事の提供に当たっては，喫食調査等を踏まえて，また必要に応じて食事箋，献立表，患者入退院簿及び食料品消費日計表等の食事療養関係帳簿を使用して食事の質の向上に努めること。

④ 患者の病状等により，特別食を必要とする患者については，医師の発行する食事箋に基づき，適切な特別食が提供されていること。

⑤ 適時の食事の提供に関しては，実際に病棟で患者に夕食が配膳される時間が，原則として午後6時以降とする。ただし，当該保険医療機関の施設構造上，厨房から病棟への配膳に時間を要する場合には，午後6時を中心として各病棟で若干のばらつきを生じることはやむを得ない。この場合においても，最初に病棟において患者に夕食が配膳される時間は午後5時30分より後である必要がある。

⑥ 保温食器等を用いた適温の食事の提供については，中央配膳に限らず，病棟において盛り付けを行っている場合であっても差し支えない。

⑦ 医師の指示の下，医療の一環として，患者に十分な栄養指導を行うこと。

(2)「流動食のみを経管栄養法により提供したとき」とは，当該食事療養又は当該食事の提供たる療養として食事の大半を経管栄養法による流動食（市販されているものに限る。以下この項において同じ。）により提供した場合を指すものであり，栄養管理が概ね経管栄養法による流動食によって行われている患者に対し，流動食とは別に又は流動食と混合して，少量の食品又は飲料を提供した場合（経口摂取か経管栄養の別を問わない。）を含むものである。

3　特別食加算

(1) 特別食加算は，入院時食事療養（Ⅰ）又は入院時生活療養（Ⅰ）の届出を行った保険医療機関において，患者の病状等に対応して医師の発行する食事箋に基づき，「入院時食事療養及び入院時生活療養の食事の提供たる療養の基準等」（平成6年厚生省告示第238号）の第2号に示された特別食が提供された場合に，1食単位で1日3食を限度として算定する。ただし，流動食（市販されているものに限る。）のみを経管栄養法により提供したときは，算定しない。なお，当該加算を行う場合は，特別食の献立表が作成されている必要がある。

(2) 加算の対象となる特別食は，疾病治療の直接手段として，医師の発行する食事箋に基づいて提供される患者の年齢，病状等に対応した栄養量及び内容を有する治療食，無菌食及び特別な場合の検査食をいうものであり，治療乳を除く乳児の人工栄養のための調乳，離乳食，幼児食等並びに治療食のうちで単なる流動食及び軟食は除かれる。

(3) 治療食とは，腎臓食，肝臓食，糖尿食，胃潰瘍食，貧血食，膵臓食，脂質異常症食，痛風食，てんかん食，フェニールケトン尿症食，楓糖尿症食，ホモシスチン尿症食，ガラクトース血症食及び治療乳をいうが，胃潰瘍食については流動食を除くものである。また治療乳とは，いわゆる乳児栄養障害（離乳を終らない者の栄養障害）に対する直接調製する治療乳をいい，治療乳既製品（プレミルク等）を用いる場合及び添加含水炭素の選定使用等は含まない。

ここでは努めて一般的な名称を用いたが，各医療機関での呼称が異なっていてもその実質内容が告示したものと同等である場合は加算の対象となる。ただし，混乱を避けるため，できる限り告示の名称を用いることが望ましい。

(4) 心臓疾患，妊娠高血圧症候群等に対して減塩食療法を行う場合は，腎臓食に準じて取り扱うことができるものである。なお，高血圧症に対して減塩食療法を行う場合は，このような取扱いは認められない。

(5) 腎臓食に準じて取り扱うことができる心臓疾患等の減塩食については，食塩相当量が総量（1日量）6g未満の減塩食をいう。ただし，妊娠高血圧症候群の減塩食の場合は，日本高血圧学会，日本妊娠高血圧学会等の基準に準じていること。

(6) 肝臓食とは，肝庇護食，肝炎食，肝硬変食，閉鎖性黄疸食（胆石症及び胆嚢炎による閉鎖性黄疸の場合も含む。）等をいう。

(7) 十二指腸潰瘍の場合も胃潰瘍食として取り扱って差し支えない。手術前後に与える高カロリー食は加算の対象としないが，侵襲の大きな消化管手術の術後において胃潰瘍食に準ずる食事を提供する場合は，特別食の加算が認められる。また，クローン病，潰瘍性大腸炎等により腸管の機能が低下している患者に対する低残渣食については，特別食として取り扱って差し支えない。

(8) 高度肥満症（肥満度が +70% 以上又はBMIが35以上）に対して食事療法を行う場合は，脂質異常症食に準じて取り扱うことができる。

(9) 特別な場合の検査食とは，潜血食をいう。

(10) 大腸X線検査・大腸内視鏡検査のために特に残渣の少ない調理済食品を使用した場合は，「特別な場合の検査食」として取り扱って差し支えない。ただし，外来患者に提供した場合は，保険給付の対象外である。

(11) てんかん食とは，難治性てんかん（外傷性のものを含む。）の患者に対し，グルコースに代わりケトン体を熱量源として供給することを目的に炭水化物量の制限及び脂質量の増加が厳格に行われた治療食をいう。ただし，グルコーストランスポーター1欠損症又はミトコンドリア脳筋症の患者に対し，治療食として当該食事を提供した場合は，「てんかん食」として取り扱って差し支えない。

(12) 特別食として提供される脂質異常症食の対象となる患者は，空腹時定常状態におけるLDL-コレステロール値が140 mg/dL以上である者又はHDL-コレステロール値が40 mg/dL未満である者若しくは中性脂肪値が150 mg/dL以上である者である。

(13) 特別食として提供される貧血食の対象となる患者は，血中ヘモグロビン濃度が10 g/dL以下であり，その原因が鉄分の欠乏に由来する患者である。

(14) 特別食として提供される無菌食の対象となる患者は，無菌治療室管理加算を算定している患者である。

(15) 経管栄養であっても，特別食加算の対象となる食事として提供される場合は，当該特別食に準じて算定することができる。

(16) 薬物療法や食事療法等により，血液検査等の数値が改善された場合でも，医師が疾病治療の直接手段として特別食に係る食事箋の発行の必要性を認めなくなるまで算定することができる。

4 食堂加算

(1) 食堂加算は，入院時食事療養（Ⅰ）又は入院時生活療養（Ⅰ）の届出を行っている保険医療機関であって，(2)の要件を満たす食堂を備えている病棟又は診療所に入院している患者（療養病棟に入院している患者を除く。）について，食事の提供が行われた時に1日につき，病棟又は診療所単位で算定する。

(2) 他の病棟に入院する患者との共用，談話室等との兼用は差し支えない。ただし，当該加算の算定に該当する食堂の床面積は，内法で当該食堂を利用する病棟又は診療所に係る病床1床当たり0.5平方メートル以上とする。

(3) 診療所療養病床療養環境加算1，精神療養病棟入院料等の食堂の設置が要件の一つとなっている点数を算定している場合は，食堂加算をあわせて算定することはできない。

(4) 食堂加算を算定する病棟を有する保険医療機関は，当該病棟に入院している患者のうち，食堂における食事が可能な患者については，食堂において食事を提供するように努めること。

5 鼻腔栄養との関係

(1) 患者が経口摂取不能のために鼻腔栄養を行った場合は下記のとおり算定する。

ア 薬価基準に収載されている高カロリー薬を経鼻経管的に投与した場合は，診療報酬の算定方法（平成20年厚生労働省告示第59号）医科診療報酬点数表区分番号「J 120」鼻腔栄養の手技料及び薬剤料を算定し，食事療養に係る費用又は生活療養の食事の提供たる療養に係る費用及び投薬料は別に算定しない。

イ 薬価基準に収載されていない流動食を提供した場合は，区分番号「J 120」鼻腔栄養の手技料及び食事療養に係る費用又は生活療養の食事の提供たる療養に係る費用を算定する。

イの場合において，流動食（市販されているものを除く。）が特別食の算定要件を満たしているときは特別食の加算を算定して差し支えない。薬価基準に収載されている高カロリー薬及び薬価基準に収載されていない流動食を併せて投与及び提供した場合は，ア又はイのいずれかのみにより算定する。

(2) 食道癌を手術した後，胃瘻より流動食を点滴注入した場合は，鼻腔栄養に準じて取り扱う。

6 特別料金の支払を受けることによる食事の提供

入院患者に提供される食事に関して多様なニーズがあることに対応して，患者から特別の料金の支払を受ける特別メニューの食事（以下「特別メニューの食事」という。）を別に用意し，提供した場合は，下記の要件を満たした場合に妥当な範囲内の患者の負担は差し支えない。

(1) 特別メニューの食事の提供に際しては，患者への十分な情報提供を行い，患者の自由な選択と同意に基づいて行われる必要があり，患者の意に反して特別メニューの食事が提供されることのないようにしなければならないものであり，患者の同意がない場合は食事療養標準負担額及び生活療養標準負担額の支払を受けることによる食事（以下「標準食」という。）を提供しなければならない。また，あらかじめ提示した金額以上に患者から徴収してはならない。なお，同意書による同意の確認を行う場合の様式は，各医療機関で定めたもので差し支えない。

(2) 患者の選択に資するために，各病棟内等の見やすい場所に特別メニューの食事のメニュー及び料金を掲示するとともに，文書を交付し，わかりやすく説明するなど，患者が自己の選択に基づき特定の日にあらかじめ特別のメニューの食事を選択できるようにする。

(3) 特別メニューの食事は，通常の入院時食事療養又は入院時生活療養の食事の提供たる療養の費用では提供が困難な高価な材料を使用し特別な調理を行う場合や標準食の材料と同程度の価格であるが，異なる材料を用いるため別途費用が掛かる場合などであって，その内容が入院時食事療養又は入院時生活療養の食事の提供たる療養の費用の額を超える特別の料金の支払を受けるのにふさわしいものでなければならない。また，特別メニューの食事を提供する場合は，当該患者の療養上支障がないことについて，当該患者の診療を担う保険医の確認を得る必要がある。なお，複数メニューの選択については，あらかじめ決められた基本となるメニューと患者の選択により代替可能なメニューのうち，患者が後者を選択した場合に限り，基本メニュー以外のメニューを準備するためにかかる追加的な費用として，1食あたり17円を標準として社会的に妥当な額の支払を受けることができること。この場合においても，入院時食事療養又は入院時生活療養の食事の提供たる療養に当たる部分については，入院時食事療養費及び入院時生活療養費が支給されること。

(4) 当該保険医療機関は，特別メニューの食事を提供することにより，それ以外の食事の内容及び質を損なうことがないように配慮する。

(5) 栄養補給量については，当該保険医療機関においては，患者ごとに栄養記録を作成し，医師との連携の下に管理栄養士又は栄養士により個別的な医学的・栄養学的管理が行われることが望ましい。また，食堂の設置，食器への配慮等食事の提供を行う環境の整備についてもあわせて配慮がなされていることが望ましい。

(6) 特別メニューの食事の提供を行っている保険医療機関は，毎年7月1日現在で，その内容及び料金などを入院時食事療養及び入院時生活療養に関する報告とあわせて地方厚生（支）局長に報告する。

7　掲示

特別のメニューの食事を提供している保険医療機関は，各々次に掲げる事項を病棟内等の患者に見えやすい場所に掲示するものとする。

(1) 当該保険医療機関においては毎日，又は予め定められた日に，予め患者に提示したメニューから，患者の自己負担により特別メニューの食事を患者の希望により選択できること。

(2) 特別メニューの食事の内容及び特別料金

具体的には，例えば1週間分の食事のメニューの一覧表（複数メニューを含む特別のメニューの食事については，基本メニューと区分して，特別料金を示したもの等）。あわせて，文書等を交付しわかりやすく説明すること。

8　その他　　（略）

医療法の一部を改正する法律の一部の施行について

（平成5年2月15日健政発第98号）最終改正：平成30年10月30日医政発1030第3号

4　患者等の食事の提供の業務（新省令第9条の10関係）

(1)　患者等の食事の提供の業務の範囲及び委託方法に関する事項

ア　業務の範囲

（ア）　患者等給食業務の範囲

医療法等の一部を改正する法律の一部の施行に伴う関係政令の整理に関する政令（平成30年政令第230号。以下「平成30年政令」という。）による改正後の医療法施行令第4条の7第2号に規定する食事の提供（以下「患者等給食」という。）の業務は，食材の調達，調理，盛付け，配膳，下膳及び食器の洗浄並びにこれらの業務を行うために必要な構造設備の管理に加えて，食器の手配，食事の運搬等をいうものであること。

（イ）　病院が自ら実施しなければならない業務の範囲

患者等給食業務のうち，病院が自ら行わなければならない業務は，別表のとおりとすること。なお，献立表の作成については，病院が定めた作成基準に基づき，病院又は患者等給食業者のいずれが作成しても差し支えないが，実際に調理作業に従事する者の意見を十分に聴取し，調理作業に無理や支障を来さないよう配慮する必要があること。

イ　委託の方法等

（ア）　院外調理

これまでは病院内の給食施設を使用して調理を行う，いわゆる代行委託のみが認められていたが，今後は病院外の調理加工施設を使用して調理を行う，いわゆる院外調理も認められるものであること。ただし，喫食直前の再加熱については，病院内の給食施設において行うべきものであること。

（イ）　複数業者への委託

患者等給食業務を病院が直接複数の業者に委託することも差し支えないものであること。また，業者は受託した業務のうち，食事の運搬，食器の洗浄等の一部の業務については，新省令第9条の10で定める基準を満たす者に再委託することも差し支えないものであること。

（ウ）　受託業務を行う場所

受託業務を行う場所とは，病院内の給食施設を使用して調理を行う場合にあっては，当該病院の給食施設のことであり，病院外の調理加工施設を使用して調理を行う場合にあっては，当該調理加工施設のことであること。

また，受託業務の内容によっては，業務を行う場所が複数箇所の場合もあり得ること。なお，業務を行う場所が複数箇所の場合には，主たる業務を行う場所に受託責任者を配置すること。

ウ　食品衛生法との関係

病院外の調理加工施設を使用して患者等給食の調理を行う場合には，食品衛生法に基づく営業の許可の対象になること。したがって，これらの調理加工施設は食品衛生法等関係法令を遵守しなければならないものであること。なお，「大規模食中毒対策等について」（平成9年生活衛生局長通知）により「大量調理施設衛生管理マニュアル」が示されているところであるが，病院外の調理加工施設を使用して患者等給食の調理を行う場合については，通知に十分留意し，適切な衛生管理を行うこと。

また，通知で定められた以外にも，必要に応じ重要管理点を定める場合には，HACCP（危害分析重要管理点）の概念に基づく適切な衛生管理を行うこと。

エ　調理方式

病院外の調理加工施設を使用して調理を行う場合には，患者等給食の特殊性に鑑み，その調理加工方式として，クックチル，クックフリーズ，クックサーブ及び真空調理（真空パック）の4方式があるが，これらの調理方法には食味の面からそれぞれに適した食品があり，いずれか1つの調理方式に限定することは好ましいものではないこと。したがって，これらの調理方式を適切に組み合せて，患者等給食業務を行うことが望ましいこと。

ただし，いずれの調理方式であっても，HACCPの概念に基づく適切な衛生管理が行われている必要があること。

オ　食事の運搬方法

病院外の調理加工施設から病院へ食事を運搬する場合には，患者等給食の特殊性に鑑み，原則として，冷蔵（3℃以下）若しくは冷凍（マイナス18℃以下）状態を保って運搬すること。

ただし，調理・加工後の食品を，2時間以内に喫食する場合にあっては，65℃以上を保って運搬しても差し支えないものであること。この場合であっても，食中毒の発生等がないよう，衛生管理に十分配慮を行うこと。なお，缶詰め等常温での保存が可能な食品については，この限りではないこと。

カ　労働関係法令の遵守

患者等給食業務の委託に際しては，病院，患者等給食業者双方とも，労働者派遣事業の適正な運営の確保及び派遣労働者の保護等に関する法律，職業安定法，労働基準法，労働安全衛生法等労働関係法令を遵守すること。特に，複数業者への委託や受託した業務の一部を再委託する場合には十分留意すること。

キ　食材

患者等給食において使用される食材については，栄養面及び衛生面に留意して選択されたものであることが当然の前提であるが，食味についての配慮もなされたものであること。

(2)　人員に関する事項

ア　受託責任者

（ア）　受託責任者について

新省令第9条の10第1号に規定する相当の知識とは，次に掲げる事項に関する知識をいうものであること。

①　病院の社会的役割，病院の組織，医療従事者の資格と業務

②　病院の栄養部門の現状と病院内のその他の組織との連携

③　疾病の診療と患者等の食事の提供の役割及び治療食の必要性

④　栄養指導の重要性

⑤　病院における患者等に対するサービスの意義と食事の提供サービスの課題

⑥　栄養管理と食事の提供の評価

⑦　食品衛生と労働安全衛生

⑧　HACCPに関する専門的知識

また，相当の経験とは，次に掲げるものをいうものであること。

①　栄養士の資格を有する者にあっては，患者等給食業務に従事した経験

②　調理師の資格を有する者にあっては，患者等給食業務に通算2年以上従事した経験

③　学校教育法に基づく高等学校卒業以上の学歴を有する者にあっては，患者等給食業務に通算3年以上従事した経験

④　前各号と同等以上の技能及び学歴を有すると認められること

（イ）　受託責任者の業務

受託責任者は，従事者の人事・労務管理，研修・訓練及び健康管理，業務の遂行管理，施設設備の衛生管理等の業務に責任を負う者であること。また，病院の管理者，担当者等と患者等給食業務の円滑な運営のために随時協議するとともに，必要な帳票を業務を行う場所に備え，開示できるように整えておくこと。

（ウ）　食品衛生責任者との関係

食品衛生責任者の配置が義務付けられている場合には，受託責任者は，これを兼務しているか，あるいは食品衛生責任者と密接に連携することができる者であること。

（エ）　複数の病院における患者等給食業務の兼務

病院外の調理加工施設を使用して調理を行い，複数の病院から業務を受託する場合にあっては，受託責任者を調理加工施設に設置し，同一人が兼務することも差し支えないこと。

イ　指導助言者

「医療法施行規則の一部を改正する省令」（平成8年厚生省令第13号）による改正後の医療法施行規則（以下「改

正後の省令」という。）第9条の10第2号に規定する指導助言者が日常的に指導及び助言を行うことができる体制を整備しておくこと。特に，委託者である病院から食事の内容に関して必要な改善措置を求められた場合に対応することができる体制を整備しておくこと。

ウ　栄養士

受託業務の責任者が栄養士である場合には，改正後の省令第9条の10第3号の規定を満たすものであること。

エ　従事者

改正後の省令第9条の10第4号に規定する必要な知識及び技能とは，食中毒の予防等受託業務の衛生水準を確保するために必要な知識及び技能をいい，調理業務に従事する者は，常勤の調理師であることが望ましいこと。

(3)　施設，設備及び食器に関する事項

ア　施設，設備及び食器の衛生管理

患者等給食に係る施設，設備及び食器については，病院内の給食施設及び病院外の調理加工施設いずれにおいても，HACCPの概念に基づく適切な衛生管理が行われ，衛生状態が常に良好に保たれている必要があること。

イ　必要な給食施設

病院内の給食施設において調理のすべてを行う必要はないが，病院外の調理加工施設を使用して調理を行う場合であっても，加熱等の病院内での調理作業は残ると考えられるので，病院内の給食施設のすべてが不要となることはないと考えられること。

ウ　病院と老人保健施設等とを併設する場合における病院の給食施設

病院と老人保健施設等とを併設する場合（同一敷地内にある場合又は公道を挟んで隣接している場合をいう。）においては，併設施設の給食施設を病院の給食施設として共用することが認められること。ただし，病院又は老人保健施設等のそれぞれの患者又は入所者等への食事の提供に支障を来すことがないよう十分に配慮されていなければならないこと。また，食事の運搬については，衛生管理に特段の留意が図られていること。

エ　食器の清潔保持

食事を盛り付ける食器は洗浄後に消毒されたものを用いること。また，食器は食事の提供に支障を生じることがないよう必要数を備えていること。なお，食器を運搬する場合には，食器が細菌等に汚染されることがないよう専用の保管庫又は保管容器を用いること。

(4)　運営に関する事項（略）

別表　病院が自ら実施すべき業務

区　分	業　務　内　容	備　　考
栄養管理	病院給食運営の総括 栄養管理委員会の開催，運営 院内関係部門との連絡・調整 献立表作成基準の作成 献立表の確認 食数の注文・管理 食事せんの管理 嗜好調査・喫食調査等の企画・実施 検食の実施・評価 関係官庁等に提出する給食関係の書類等の確認・提出・保管管理	 受託責任者等の参加を求めること。 治療食等を含む。 受託責任者等の参加を求めること。
調理管理	作業仕様書の確認 作業実施状況の確認 管理点検記録の確認	治療食の調理に対する指示を含む。
材料管理	食材の点検 食材の使用状況の確認	病院外の調理加工施設を用いて調理する場合を除く。
施設等管理	調理加工施設，主要な設備の設置・改修 使用食器の確認	病院内の施設，設備に限る。
業務管理	業務分担・従事者配置表の確認	
衛生管理	衛生面の遵守事項の作成 衛生管理簿の点検・確認 緊急対応を要する場合の指示	
労働衛生管理	健康診断実施状況等の確認	

医療保険：診療報酬—管理栄養士関連一覧

2020年4月一部改定

区分	項目	点数	内容
栄養食事指導料	外来栄養食事指導料1	初　回　260点/回 2回目以降 対面で行った場合 200点/回 情報通信機器を使用する場合 180点/回	初回月2回，その他の月は1回。初回は概ね30分以上，2回目以降は概ね30分以上/回の 医師の指示による管理栄養士の個別指導。具体的献立などを含む。対象範囲は特別食，小児食物アレルギー食（9歳未満），高血圧減塩食（食塩6g未満）。
	外来栄養食事指導料2	初　回　250点/回 2回目以降 190点/回	診療所において，当該保険医療機関以外（栄養ケアステーション・他の医療機関に限る）の管理栄養士が医師の指示を受けて対面で必要な栄養指導を行った場合に算定。
	入院栄養食事指導料1	初　回　260点/回 2回目以降 200点/回	病院に入院中の患者。入院中2回まで。他は外来栄養食事指導料と同じ。
	入院栄養食事指導料2	初　回　250点/回 2回目以降 190点/回	診療所に入院中の患者。当該保険医療機関以外（栄養ケアステーション・他の医療機関に限る）の管理栄養士が医師の指示を受け対面で必要な栄養指導を行った場合に算定。入院中2回まで。他は外来栄養食事指導料と同じ。
	集団栄養食事指導料	80点/回	高血圧減塩食・特別食を必要とする複数の患者に対し，医師の指示のもと管理栄養士による集団指導を15人/回以下で40分/回を超えて行った場合に算定。患者1人月1回に限る。入院中の患者の場合，入院期間が2か月を超えても入院期間中2回が限度。
	在宅患者訪問栄養食事指導料1	イ　530点/回（単一建物診療患者が1人） ロ　480点/回（単一建物診療患者が2〜9人） ハ　440点/回（イ・ロ以外）	特別食を提供する必要がある場合または，がん，摂食機能または嚥下機能低下，低栄養状態に該当し，管理栄養士が患家を訪問し栄養食事指導箋を患者・家族等に交付し食事の用意や摂取等に関する具体的指導を30分以上行った場合に算定。月2回。
	在宅患者訪問栄養食事指導料2	イ　510点/回（単一建物診療患者が1人） ロ　460点/回（単一建物診療患者が2〜9人） ハ　420点/回（イ・ロ以外）	診療所において，当該保険医療機関以外（栄養ケアステーション・他の医療機関に限る）の管理栄養士が上記1に準じて患家を訪問して行った場合に算定。
栄養管理実施加算	入院基本料	11点/日	全入院患者が対象。医療機関の常勤管理栄養士が必要。患者個々の栄養管理計画作成，多職種連携，診療録添付・患者説明・定期的評価が必要。入院栄養食事指導料との併算定はできない。
	栄養管理実施加算	12点/日	常勤の管理栄養士が1名以上配置され，他の医療従事者と共同し患者ごとの栄養状態・健康状態に適した栄養管理を行う。
栄養サポートチーム加算		200点/回 100点/回 （特定地域）	多職種チームによる栄養カンファレンスと回診（週1回程度），栄養治療実施計画策定とそれに基づくチーム診療を評価する。1チーム概ね30人以内/日。対象患者は一般病棟，療養病棟，結核病棟，精神病棟，特定機能病院（一般病棟，結核病棟，精神病棟），専門病院のうち7対1，10対1，13対1入院基本料病棟で栄養管理実施加算対象の入院患者，専任のチーム構成員（いずれか1人専従。ただし，患者数が15人以内/日の場合は専任でも可）は所定の研修を修了した常勤の医師，看護師，薬剤師，管理栄養士が必置。厚労大臣が定める地域の保険医療機関・施設基準に適合すると届け出たものは，上記にかかわらず特定地域として100点を加算できる。
糖尿病透析予防指導管理料		350点/回	月1回に限る。HbA1cが6.1%（JDS値）以上，6.5%（国際基準値）以上または内服薬やインスリン製剤を使用している者で，糖尿病性腎症第2期以上の患者に対し，透析予防診療チームが透析予防に係る指導管理を行った場合に月1回に限り算定。特定疾患療養管理料・外来栄養食事指導料・集団栄養食事指導料との併算定はできない。
摂食障害入院医療管理加算		200点/日 （入院30日まで） 100点/日 （入院31〜60日）	摂食障害に起因する著しい体重減少が認められBMI 15未満の者に対し，摂食障害の専門的治療の経験を有する常勤の医師・看護師・管理栄養士等による治療の計画的提供を評価する。入院日から起算して60日を限度とし入院期間に応じ所定点数に加算。

在宅患者訪問 褥瘡管理指導料	750点／月	多職種からなる在宅褥瘡対策チーム（常勤の医師・保健師・看護師等，管理栄養士は非常勤職員でも配置可能。うち1名は在宅褥瘡管理者〔所定の研修を修了した医師・看護師〕）が行う指導管理について算定。初回訪問から起算して6か月以内に限り，評価のためのカンファレンスを実施した場合に，3回を限度に所定点数を算定。当該指導料を算定した場合，初回訪問から1年以内は算定できない。
入院時支援加算	1　230点／回 2　200点／回	自宅等（他の保険医療機関から転院する患者以外）からの入院予定で，入退院支援加算を算定する患者が対象。1について，入院前の実施が求められる8つの項目をすべて実施し，療養支援計画を立てた場合。2について，8つの項目を一部実施し，療養支援計画を立てた場合。退院時1回のみ算定。入退院支援加算の届出を行っている保険医療機関で，入退院支援加算1・2・3の施設基準で求める人員に加え，病床規模に応じた必要数の入院前支援担当者の配置と，地域連携に十分な体制の整備が必要。入院中の看護・栄養状態の評価等栄養管理に係る療養支援の計画が必要。
回復期リハビリテーション病棟入院料	1　2,129点／回 2　2,066点／回 3　1,899点／回 4　1,841点／回 5　1,736点／回 6　1,678点／回	1について，リハビリテーション実施計画等の作成への管理栄養士参画，管理栄養士を含む医療従事者による計画に基づく栄養状態の定期的な評価・計画の見直しが必要。病棟には専任の常勤管理栄養士1名以上配置。2～6について，病棟に専任の常勤管理栄養士1名以上配置が望ましい。リハビリテーション実施と併せ重点的な栄養管理を要する患者への管理栄養士による個別栄養推進の観点から，入院栄養食事指導料は包括範囲から除く。
個別栄養食事管理加算	70点／日	緩和ケアを要する患者について，緩和ケアチームに管理栄養士が参加し，症状や希望に応じた栄養食事管理を行う。緩和ケア診療実施計画に基づく実施，栄養食事管理内容の診療録への記載または添付。緩和ケアに3年以上従事した管理栄養士（緩和ケアチームに係る業務の専任でも可）の参加が必要。
退院時共同指導料1	1　1,500点／回 （在宅療養支援診療所） 2　900点／回 （1以外）	在宅療養を担う医療機関と入院中の医療機関の共同で説明・指導を行い文書で情報提供した際に算定。入院中1回に限り，在宅療養を担う医療機関で算定。厚生労働大臣が定める疾病等の患者は2回まで算定可。医師・看護職員以外の管理栄養士・理学療法士等医療従事者が共同指導する場合も評価対象。
退院時共同指導料2	400点／回	入院中1回に限り，入院中の医療機関で算定。入退院支援加算を算定する患者に係る退院後の療養に必要な情報提供への評価は，自宅以外に退院する場合も可。医師・看護職員・管理栄養士・理学療法士等の医療従事者に加え，訪問看護ステーション看護師等（准看護師除く）が共同指導する場合も対象。
摂食嚥下支援加算 【令和2年改定にて経口摂取回復促進加算から名称変更，要件・評価見直し】	200点／回	摂食・嚥下機能の回復支援の専門知識を有した多職種からなる摂食嚥下支援チーム（専任常勤医師または常勤歯科医師，摂食嚥下機能障害患者の看護に5年以上従事し摂食嚥下障害看護の適切な研修を修了した専任常勤看護師，専任常勤言語聴覚士，専任常勤薬剤師，専任常勤管理栄養士，専任歯科衛生士，専任理学療法士または作業療法士）が行う指導管理に対し，週1回に限り加算。
連携充実加算 【令和2年改定にて新設】	150点／回	外来化学療法加算1のAを算定する患者に対し，医師または医師の指示に基づき薬剤師が，副作用の発現状況，治療計画等を文書で提供した上で行う指導に対し，月1回に限り加算。栄養指導の体制として，外来化学療法を実施している保険医療機関に5年以上勤務し，栄養管理（悪性腫瘍患者に対するものを含む）に3年以上従事した専任常勤管理栄養士が勤務していること。
早期栄養介入管理加算 【令和2年改定にて新設】	400点／日	特定集中治療室入室後早期からの経腸栄養等の栄養管理に対し，入室した日から起算して7日を限度とし加算。特定集中治療室に，以下の要件を満たす専任の管理栄養士が配置されていること。①栄養サポートチーム加算の施設基準にある研修を修了し，栄養サポートチームで栄養管理に3年以上従事，②特定集中治療室で栄養管理に3年以上従事，③特定集中治療室管理料を算定する一般病床の治療室の管理栄養士数は，入院患者の数が10またはその端数を増すごとに1以上であること。
栄養情報提供加算 【令和2年改定にて新設】	50点／回	入院栄養食事指導料を算定している患者について，退院後の栄養・食事管理の指導と在宅担当医療機関等の医師または管理栄養士に行う，栄養管理に関する情報の文書提供に対し，入院中1回に限り加算。

介護保険：介護報酬（障害者福祉サービス等除く）—管理栄養士関連一覧　2021年4月一部改定

施設系サービス

栄養管理体制	管理栄養士・栄養士の配置　基本サービス費に包括
療養食加算 (6単位／回)	管理栄養士または栄養士によって食事の提供が管理されていること。 糖尿病食，腎臓病食，肝臓病食，胃潰瘍食，貧血食，膵臓病食，脂質異常症食，痛風食，特別な場合の検査食，1日につき3回が限度。
経口移行加算 (28単位／日)	医師の指示に基づき，医師，歯科医師，管理栄養士，看護師，介護支援専門員その他の職種の者が共同して，経管により食事を摂取している入所者に対して経口摂取を進めるための経口移行計画を作成しており，その計画に従い，医師の指示を受けた管理栄養士または栄養士による栄養管理および言語聴覚士または看護職員による支援が行われた場合，経口移行計画が作成された日から起算して180日以内の期間に限り，1日につき所定単位数を加算する（条件により180日超も可）。
経口維持加算 (Ⅰ：400単位／月) (Ⅱ：100単位／月)	(Ⅰ) 経口摂取する者であって，摂食機能障害を有し，誤嚥が認められる入所者に対して，医師または歯科医師の指示に基づき，医師，歯科医師，管理栄養士，看護師，介護支援専門員その他の職種の者が共同して，栄養管理をするための食事の観察および会議等を行い，経口による継続的な食事の摂取を進めるための経口維持計画を作成している場合に，経口維持計画に従い，医師または歯科医師の指示を受けた管理栄養士または栄養士が栄養管理を行った場合に，1月につき所定単位数を加算する。 ※原則，6か月以内に限るとしていた算定要件は，令和3年改定で廃止。 (Ⅱ) 協力歯科医療機関を定めている指定介護老人福祉施設が，経口維持加算（Ⅰ）を算定している場合であって，入所者の経口による継続的な食事の摂取を支援するための食事の観察および会議等に，医師，歯科医師，歯科衛生士または言語聴覚士が加わった場合は，1月につき所定単位数を加算する。
再入所時栄養連携加算 (400単位／回)	介護保険施設の入所者が医療機関に入院し，施設入所時とは大きく異なる栄養管理が必要となった場合（経管栄養・嚥下調整食の新規導入）であって，介護保険施設の管理栄養士が当該医療機関での栄養食事指導に同席し，再入所後の栄養管理について当該医療機関の管理栄養士と相談の上，栄養ケア計画の原案を作成し，当該介護保険施設へ再入所した場合に，1回に限り算定できる。
栄養マネジメント強化加算 (11単位／日) 【令和3年改定にて新設】 ＊低栄養リスク改善加算は廃止	入居施設の前年度平均入居者数にあわせて常勤の管理栄養士を1名以上配置すること。 栄養アセスメントのスクリーニングで中リスク・高リスクと判断された者に対して週3回以上のミールラウンドを行う。そのうえで，施設内の他職種と栄養ケアプランについて情報を共有する。 低リスクの者でも日々の様子を確認し，状態に変化があればすぐに対応する。 ※栄養ケア・マネジメントの未実施（減算14単位/日）3年の経過措置期間

通所系サービス

栄養アセスメント加算 (50単位／月) 【令和3年改定にて新設】	当該事業所の従事者または他の介護事業所，医療機関，介護保険施設，日本栄養士会・都道府県栄養士会が設置・運営する「栄養ケア・ステーション」との連携により管理栄養士を1名以上配置していること。 管理栄養士，看護職員，介護職員，生活相談員その他の職員が共同して栄養アセスメントを実施し，利用者やその家族に説明し，対応にあたること。 ※栄養状態などの情報を厚生労働省に提出する。
栄養改善加算 (200単位／回)	栄養改善サービスの提供にあたり，必要に応じて居宅を訪問し栄養改善が必要な者に適切なサービスを行う。

認知症グループホーム

栄養管理体制加算 (30単位／月) 【令和3年改定にて新設】	管理栄養士（他の介護事業所，医療機関，介護保険施設，日本栄養士会・都道府県栄養士会が設置・運営する「栄養ケア・ステーション」との連携を含む）が，日常的な栄養ケアに係る介護職員への技術的助言や指導を行うこと。

居宅サービス，地域密着型サービス，在宅

居宅療養管理指導（Ⅰ） 　単一建物居住者1人　544単位／回 　単一建物居住者2～9人　486単位／回 　上記以外　443単位／回	通院または通所が困難な在宅の利用者に対して，指定居宅療養管理指導事業所の管理栄養士が，計画的な医学的管理を行っている医師の指示に基づき，当該利用者を訪問し，栄養管理に係る情報提供および指導または助言を行った場合に算定できる。
居宅療養管理指導（Ⅱ） 　単一建物居住者1人　524単位／回 　単一建物居住者2～9人　466単位／回 　上記以外　423単位／回 【(Ⅱ)は令和3年改定にて新設】	指定居宅療養管理指導事業所以外の管理栄養士が，当該事業所以外の医療機関，介護保険施設*，日本栄養士会・都道府県栄養士会が設置・運営する「栄養ケア・ステーション」と連携して居宅療養管理指導を実施した場合に算定。 * 介護保険施設は，常勤で1以上または栄養マネジメント強化加算の算定要件の数を超えて管理栄養士を配置している施設に限る。

（障害者福祉サービス等については，p.24 表2-10を参照）

索引

〔編著者〕　（執筆分担）

氏名	所属	執筆分担
岩井　達（いわい さとる）	元文教大学健康栄養学部　教授	序章，第12章，第16章，第17章
名倉　秀子（なぐら ひでこ）	十文字学園女子大学人間生活学部　教授	第9章，第10章，第11章
松崎　政三（まつざき まさみ）	元関東学院大学栄養学部　教授 長野県立大学健康発達学部　非常勤講師 晃陽看護栄養専門学校　非常勤講師	第2章2.・3.，第3章，第13章

〔著　者〕（五十音順）

氏名	所属	執筆分担
青木るみ子（あおき るみこ）	西南女学院大学保健福祉学部　講師	第2章1. 6
朝見　祐也（あさみ ゆうや）	龍谷大学農学部　准教授	第2章1. 5
上延　麻耶（うえのべ まや）	長野県立大学健康発達学部　講師	第5章
大池　教子（おおいけ きょうこ）	国立病院機構大阪南医療センター 栄養管理室長	第19章
大中　佳子（おおなか よしこ）	鎌倉女子大学家政学部　准教授	第2章1. 1～1. 4
岡本　節子（おかもと せつこ）	十文字学園女子大学人間生活学部　准教授	第9章
風見　公子（かざみ きみこ）	東京聖栄大学健康栄養学部　教授	第6章，第7章
齋藤　長徳（さいとう ちょうとく）	青森県立保健大学健康科学部　教授	第1章，第15章
西村　一弘（にしむら かずひろ）	駒沢女子大学人間健康学部　教授	第14章，第18章
西村　智子（にしむら さとこ）	梅花女子大学食文化学部　教授	第8章
宮原　公子（みやはら きみこ）	桐生大学医療保健学部　教授	第4章
森本　恭子（もりもと きょうこ）	美作大学生活科学部　特任准教授	第4章

Nブックス
新版 給食経営管理論〔第2版〕

2004年(平成16年) 4月15日 初版発行～第13刷
2020年(令和2年) 7月20日 新版発行
2021年(令和3年) 11月1日 新版第2版発行

編著者 岩井 達
名倉 秀子
松崎 政三

発行者 筑紫 和男

発行所 株式会社 建帛社
KENPAKUSHA

112-0011 東京都文京区千石4丁目2番15号
TEL (03)3944-2611
FAX (03)3946-4377
https://www.kenpakusha.co.jp/

ISBN 978-4-7679-0709-3 C3047 あづま堂印刷／ブロケード